Kohlhammer

Störungsspezifische Psychotherapie

Herausgegeben von
Anil Batra und Alexandra Philipsen

Weitergeführt von
Anil Batra und Fritz Hohagen

Begründet von
Anil Batra und Gerhard Buchkremer

Eine Übersicht aller lieferbaren und im Buchhandel angekündigten Bände der Reihe finden Sie unter:

 https://shop.kohlhammer.de/stoerungsspezifische-psychotherapie

Die Autoren

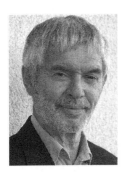

Dr. Arthur Günthner
Studium der Psychologie und der Medizin an der Eberhard-Karls-Universität Tübingen; Fulbright-Stipendiat an der University of Miami, Florida, USA (1975/76). Facharzt für Psychiatrie und Psychotherapie sowie Psychologischer Psychotherapeut. Oberarzt an der Universitätsklinik für Psychiatrie und Psychotherapie Tübingen (1993–2001). Chefarzt der Fachklinik Eußerthal der Deutschen Rentenversicherung Rheinland-Pfalz (2001–2010). Leitender Medizinaldirektor, Stabsstelle Evaluation und Begleitforschung, Deutsche Rentenversicherung Rheinland-Pfalz, Speyer (2010–2016). Seit 2016 im Ruhestand.
Schwerpunkte: Psychotherapie (Verhaltenstherapie), Suchtmedizin, Stressmedizin.

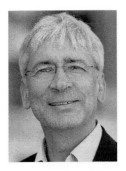

Prof. Dr. Anil Batra
Studium der Medizin an der Eberhard-Karls-Universität Tübingen. Seit 1997 Facharzt für Psychiatrie und Psychotherapie mit der Fachrichtung Verhaltenstherapie. 1999 Habilitation. Seit 2008 Stellvertretender Ärztlicher Direktor an der Universitätsklinik für Psychiatrie und Psychotherapie Tübingen. Verantwortlich für die ärztliche Weiterbildung Psychotherapie – verhaltenstherapeutisch orientiert. Herausgeber der Kohlhammer-Reihe »Störungsspezifische Psychotherapie«.

Arthur Günthner
Anil Batra

Stressmanagement und Burnout-Prävention

Der verhaltenstherapeutische Weg

Verlag W. Kohlhammer

1. Auflage 2022

Alle Rechte vorbehalten
© W. Kohlhammer GmbH, Stuttgart
Gesamtherstellung: W. Kohlhammer GmbH, Stuttgart

Print:
ISBN 978-3-17-024251-7

E-Book-Formate:
pdf: ISBN 978-3-17-024252-4
epub: ISBN 978-3-17-024253-1

Geleitwort zur Buchreihe

Wer in die Vergangenheit blickt, stellt fest: Psychotherapie ist immer im Wandel.

Nach einer Phase der methodenspezifischen Diversifizierung spielen in der heutigen ambulanten und stationären Versorgung von Patientinnen und Patienten mit psychischen Erkrankungen störungsspezifische Behandlungsansätze eine zunehmende Rolle. In vielen Fällen sind diese verhaltenstherapeutisch geprägt und multimodal aufgebaut. Dabei werden nicht nur schulenübergreifend wirksame Behandlungskomponenten, sondern auch Erkenntnisse zu Basisvariablen der psychotherapeutischen Arbeit verwendet und integriert.

Die Reihe »Störungsspezifische Psychotherapie« hat die störungsspezifische Entwicklung bereits im Jahr 2004 aufgegriffen und bietet mittlerweile für über 20 Störungsbilder evidenzbasierte Manuale an. Klassische Themen wie die Therapie von Angst- oder Essstörungen, Suchterkrankungen oder Psychosen wurden um störungsspezifische Anleitungen für die Behandlung von Symptomen, Syndromen oder speziellen Fragestellungen (Tourettesyndrom, Adipositasbehandlung, Insomnie, stationäre Behandlungsbesonderheiten u. v. m.) ergänzt und durch einzelne Manuale zu Techniken und verwandten Methoden in der Psychotherapie (Achtsamkeitstraining, Hypnotherapie, Interpersonelle Therapie) erweitert.

Die Reihe »Störungsspezifische Psychotherapie« wurde 2004 begründet von Anil Batra und Gerhard Buchkremer, in der Folge weitergeführt von Anil Batra und Fritz Hohagen und mittlerweile herausgeben von Anil Batra und Alexandra Philippsen. Die Buchreihe wird fortlaufend erweitert und aktualisiert, wobei neue Techniken, alternative Vorgehensweisen und die aktuelle Studienlage berücksichtigt werden. Damit sollen die Bände psychotherapeutisch arbeitenden Ärztinnen und Ärzten, Psychologinnen und Psychologen in der praktischen Arbeit neben einer Einführung in die besondere Problematik verschiedener Erkrankungen auch konkrete Anleitungen, online abrufbare praxisnahe Tools sowie Techniken und Vorgehensweisen auch in therapeutisch herausfordernden Situationen zur Verfügung stellen.

Wir hoffen, Ihnen mit dieser Reihe hilfreiche Anregungen für die klinische Praxis geben zu können.

Anil Batra, Tübingen
Alexandra Philipsen, Bonn

Inhaltsverzeichnis

Übersicht der Arbeitsmaterialien zum Download

Alle im Manual enthaltenen Arbeitsmaterialien sowie weitere, ergänze Materialien stehen als Online-Zusatzmaterial zur Verfügung. Die folgenden Arbeitsmaterialien[1] sind enthalten (Hinweise zum Download finden Sie vor dem Literaturverzeichnis am Ende des Buchs):

- 1_TN_INFO_Rahmenbedingungen und Regeln für den Kurs
- 2_TN_INFO_Begrüßung und Einführung
- 3_TN_INFO_Stressmanagement – Überblick über die Sitzungen
- 4_TN_ÜBUNG_Gegenseitiges Kennenlernen
- 5_TN_FRAGEBOGEN_Ziele, Erwartungen, Voraussetzungen
- 6_KL_INFO_Bedeutung der Hausaufgaben
- 7_TN_INFO_Bedeutung der Hausaufgaben
- 8_TN_HAUSAUFGABE_Eigene Stress-Situation im Alltag
- 9_TN_INFO_Stress – ein kurzer Begriff
- 10_TN_HAUSAUFGABE_Meine persönliche Stress-Situation
- 11_TN_ANLEITUNG_Meine persönliche Stress-Situation
- 12_TN_INFO_Systematische Beschreibung von Stress mit dem SORKC-Modell
- 13_TN_ANLEITUNG_Fallbeschreibungen mit SORKC
- 14_TN_INFO_Bedeutung der Fallbesprechungen
- 15_KL_INFO_Bedeutung der Fallbesprechungen
- 16_TN_Fallbesprechung_Wenn der Verkehr die Familie stresst
- 17_TN_INFO_Stress-Diagnostik
- 18_TN_INFO_Stressmanagement mit SORKC
- 19_TN_ANLEITUNG_Stressmanagement mit SORKC
- 20_TN_FALLBESPRECHUNG_Wenn der Verkehr die Familie stresst
- 21_TN_INFO_Stress - wenn der Teufel im Detail steckt
- 22_TN_INFO_Kurzfristiges Stressmanagement
- 23_TN_FALLBESPRECHUNG_Persönliche Gefährdungsbeurteilung
- 24_TN_INFO_Langfristiges Stressmanagement
- 25_TN_FALLBESPRECHUNG_Fehlende Berufsperspektive
- 26_KL_INFO_Burnout
- 27_TN_INFO_Burnout - wenn Stress zur Erschöpfung führt
- 28_TN_FALLBESPRECHUNG_Burnout Krankenpflegerin

---

1 Die Arbeitsmaterialien zum Download werden ggf. aktualisiert bzw. im Weiteren durch zusätzliche Dateien inhaltlicher oder organisatorischer Art ergänzt.

- 29_TN_INFO_Work-Life-Balance und Life-Work-Balance
- 30_TN_ANLEITUNG_Persönliches Work-Life-Balance-Profil
- 31_TN_FALLBESPRECHUNG_Arbeit Wandel Überforderung
- 32_TN_INFO_Stressmanagement in wichtigen Lebensphasen – Entwicklungsaufgaben
- 33_TN_FALLBESPRECHUNG_Seniorenheim
- 34_TN_INFO_Stressmanagement, Nachhaltigkeit und die Kunst der Lebensführung
- TN_FALLBESPRECHUNG_Fallvignetten
- KL | TABELLEN | Organisation
- KL | FOLIEN | STRESS – ein kurzer Begriff mit langer Tradition
- KL | FOLIEN | Systematische Beschreibung von Stress mit dem SORKC-Modell
- KL | FOLIEN | Stress-Diagnostik
- KL | FOLIEN | Stressmanagement mit SORKC
- KL | FOLIEN | Stress – wenn der Teufel im Detail steckt
- KL | FOLIEN | Kurzfristiges Stressmanagement
- KL | FOLIEN | Langfristiges Stressmanagement
- KL | FOLIEN | Stressmanagement, Nachhaltigkeit und die Kunst der Lebensführung

1 Vorwort

»Oh nein, nicht schon wieder. Ich weiß doch, dass ich mich gesund ernähren, ausreichend schlafen, regelmäßig eine Arbeitspause einlegen, positiv denken und was weiß ich noch alles machen sollte. Allein der Gedanke daran versetzt mich schon in puren STRESS!«

Womit wir beim Thema wären. Gute Ratschläge zur Vermeidung von Stress und zum vernünftigen Umgang mit Belastungen gibt es wie Sand am Meer. Warum also schafft es der »Homo sapiens« dennoch nicht, seiner Bestimmung (»sapiens«, lateinisch: weise, einsichtig) zu folgen? Warum sind denn Stressmanagement-Programme überhaupt notwendig, wenn die menschliche »Einsicht« völlig ausreichen würde?

Dass einsichtiges Verhalten eine menschliche Gabe und doch zugleich ein Zankapfel ist, zeigen katastrophale Entwicklungen wie die COVID-19-Pandemie, bei der das Königreich der Einsicht rasch unter verschiedenen Vasallen verteilt wird: medizinische Einsicht, wirtschaftliche Einsicht, politische Einsicht, religiöse Einsicht (bei letzterer könnte man vielleicht auch von »Offenbarung« sprechen) usw.

Einsicht und Interessen sind oft wie zänkische Geschwister, die beide nur das Beste wollen, aber eben jeweils nur für sich selbst. Natürlich können Einsicht und Vernunft, sowie entsprechende Appelle, unter bestimmten Bedingungen segensreiche Wirkungen haben. In vielen Fällen jedoch wird es sinnvoll oder gar nötig sein, aktiv diejenigen Bedingungen zu schaffen und aufrechtzuerhalten, die »einsichtiges Verhalten« überhaupt erst ermöglichen. Wir werden diese Gedanken später unter dem Aspekt der »kognitiven Kontrolle des Verhaltens« bzw. des »regelgeleiteten Verhaltens« aufgreifen.

Die letzte Überarbeitung des vorliegenden Manuals fiel zeitlich in die Phase der weltweiten *COVID-19-Pandemie* mit dem neuartigen Corona-Virus. Die Vielzahl der mit dieser Pandemie verknüpften Folgen sind für jeden Menschen spürbar, sei es auf der persönlichen, sozialen, kulturellen, wirtschaftlichen oder politischen Ebene. Die damit verbundenen *Belastungen* übersteigen nicht selten die *Bewältigungsmöglichkeiten* auf jeder dieser Ebenen. Zugleich wird deutlich, wie globale Prozesse in einer globalisierten Welt mit ihren Auswirkungen jeden einzelnen Menschen treffen können. Auch für andere globale Prozesse wie z. B. den Klimawandel sind bedrohliche Auswirkungen auf die Menschheit denkbar, die sich aber über eher längere Zeiträume erstrecken und sich schwerer fassen lassen. Im Vergleich hierzu laufen die mit der COVID-19-Pandemie verbundenen Prozesse wie im Zeitraffer ab und lassen uns auf allen Ebenen nur wenig Zeit, unser Verhalten an diese Entwicklung anzupassen.

Wie verhalten sich Menschen unter solchen globalen Belastungen? Die COVID-19-Pandemie wirkt wie ein gigantisches Feldexperiment, das im Vergleich zeigt, wie einzelne Menschen, Gruppen, Regionen, Länder, Kontinente oder die Menschheit in ihrer Gesamtheit mit Belastungen und Stress umgehen. Richten wir unser Verhalten »einsichtig« nach epidemiologisch-mathematischen Modellen der Virologen und anderer medizinischer Experten aus, oder »einsichtig« nach den Modellen und Ratschlägen der Wirtschaftsweisen? Oder glauben wir den Verschwörungstheorien oder anderen medial vermittelten »Einsichten«? Und inwieweit erlauben es unsere aktuellen Lebensbedingungen überhaupt, dass wir uns »einsichtig« verhalten?

Das Ziel dieses Manuals ist es nicht, aufzuzeigen, wie man am besten mit dem Stress und den Belastungen einer Pandemie umgeht. Dies würde den Rahmen bei Weitem sprengen. Andererseits stellt sich die Frage, ob ein Manual zum Stressmanagement und zur Burnout-Prophylaxe nicht doch auch solche globalen Entwicklungen berücksichtigen sollte, wenn deren Auswirkungen sich im Alltag jedes Menschen zeigen und in unzählig vielen Fällen mit Belastungen und Stress verbunden sind.

Deshalb wurden in das vorliegende Manual einige Beispiele aufgenommen, die auch solche globalen Belastungen zum Thema haben, in der Hoffnung, dass ein verhaltenspsychologischer Ansatz selbst in derartigen Situationen Handlungsmöglichkeiten aufzeigen kann.

Das vorliegende Manual richtet sich vorrangig an professionelle Helfer, die andere Menschen dabei unterstützen, mit Belastungs- und Überlastungssituationen im Lebensalltag besser umzugehen, sei es als Psychologe[2], Pädagoge, Arzt, Therapeut, oder (allgemeiner) »Coach«. Dabei ist eine psychologische, pädagogische, medizinische oder therapeutische Qualifikation von Nutzen, da viele Grundlagen in diesem Manual nur gestreift werden können.

Um der Vielfalt der beruflichen Ausrichtungen gerecht zu werden und auch sog. »interessierten Laien« auf diesem Gebiet den Einstieg und Umgang mit dem vorliegenden Manual zu erleichtern, wird es durch ein *Lehrbuch* ergänzt, in dem die Grundlagen, die in dem vorliegenden Manual nur komprimiert behandelt werden können, ausführlich dargestellt werden:

Arthur Günthner (2022) Stress und Burnout. Ein verhaltenstherapeutisches Lehrbuch zu Stressmanagement und Burnout-Prävention. Stuttgart: Kohlhammer Verlag.

Link zu unserem Shop: shop.kohlhammer.de/stress+burnout

---

2 Zugunsten einer lesefreundlichen Darstellung wird in der Regel die neutrale bzw. männliche Form verwendet. Diese gilt für alle Geschlechtsformen (weiblich, männlich, divers).

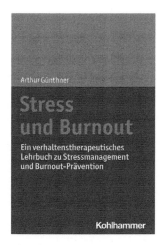

Jedoch kann dieses Manual auch als eigenständiges Werk angesehen werden, vor allem für Verhaltenstherapeuten, die bereits über entsprechende Vorkenntnisse verfügen.

Dieses Manual enthält zahlreiche *Arbeitsmaterialien*, die auch online zur Verfügung stehen, ergänzt durch weitere Materialien.

Sowohl das Manual als auch das Lehrbuch enthalten viele *Beispiele*, von realen, auch eigens erlebten Situationen über allgemeine Situationen bis hin zu einigen (aus didaktischen Gründen) fiktiven Situationen. Es entspricht dem verhaltenstheoretischen Ansatz, dass Stressmanagement, wie jedes andere Verhalten einer Person, immer ein *Verhalten-in-einer-Situation* darstellt. Diese Beispielsituationen sollen Ihnen die funktionalen Zusammenhänge zwischen der jeweiligen Situation, dem Verhalten der Person und den Konsequenzen verdeutlichen. Dabei verwenden wir das sog. *SORKC-Modell*, das in der Verhaltenstherapie als Standardmodell für die funktionale Verhaltensanalyse bei vielen Verhaltensstörungen Anwendung findet. *Aufgaben*, *Übungen* und *Fallbesprechungen* sollen Sie und die Teilnehmer Ihrer Kurse ermutigen, die aufgezeigten Prinzipien anzuwenden, auch auf die Stress-Situationen, die Ihnen selbst in Ihrem eigenen Leben oder als Therapeut oder Coach begegnen. Die *Musterlösungen* bzw. Lösungsvorschläge hierfür finden Sie online in den Arbeitsmaterialien.

Die *Leitsätze* in diesem Manual sollen Ihnen didaktisch wichtige Themen oder Aussagen griffig und prägnant vermitteln. Sie reichen von Zusammenfassungen evidenzbasierter Erkenntnisse über Zitate und Aphorismen bis hin zu (hoffentlich) humorvollen Aperçus. Daneben finden Sie ergänzende *Hinweise* zu einzelnen Themen und weiterführenden Arbeitsmaterialien.

Dem Kohlhammer Verlag und seinen Mitarbeitern gebührt an dieser Stelle ein herzlicher Dank für ihre Unterstützung, und vor allem für ihre Geduld, dass sie den Weg mitgegangen sind, die ursprüngliche Idee eines Manuals um ein zusätzliches Lehrbuch zu erweitern und damit diese Arbeit auf eine breitere und für die Leser fundiertere Basis zu stellen.

2 Einleitung

Leitsatz »Stress ist eine Infektionskrankheit«

Keine Sorge, hier soll keine virologische Verschwörungstheorie verbreitet werden, obwohl auch Viren durchaus zu Stress führen können. Gemeint ist vielmehr, dass Menschen unter Stress nicht selten auch anderen Menschen Stress bereiten können, so dass u. U. ganze Gruppen, Teams, vielleicht sogar eine ganze Nation, die von einem gestressten Politiker geführt wird, im Stress stehen.

Oder wie es bei einer Telefonberatung im Anschluss an eine Radiosendung zum Thema Stress eine Anruferin formulierte: »Können Sie mir helfen, mein Mann steckt im Stress?«

»Bleiben Sie gelassen!«, »Genießen Sie Ihr Leben!«, »Nehmen Sie sich Zeit für die schönen Dinge im Leben!«, Ernähren Sie sich richtig!«, »Schlafen Sie gut und ausreichend lange!«, »Bewegen Sie sich!« »Tun Sie etwas für Ihre körperliche Fitness!«, »Seien Sie achtsam!«, »Pflegen Sie Freundschaften!«. Kurzum: »Vermeiden Sie Stress!«

Die Reihe gutgemeinter Ratschläge ließe sich beliebig fortsetzen. Jeder von uns kennt solche oder ähnliche Aussagen, die immer wieder in den Medien zu hören oder zu lesen sind. Und oft sind sie richtig, in dem Sinne, dass sie vernünftige, ja sogar wissenschaftlich begründbare Regeln für ein gesundes, stressarmes Leben formulieren.

Gleichzeitig aber wissen wir, dass vielen Menschen die Umsetzung dieser Regeln in ihr persönliches Verhaltensprogramm schwerfällt, ähnlich den Neujahres-Vorsätzen, die oft nach wenigen Wochen im Nebel der Vergessenheit verschwinden.

Die Verhaltens- und Lernpsychologie lehrt uns, dass *Verhaltensänderungen* an bestimmte Bedingungen gebunden sind und Zeit erfordern. Diese Bedingungen liegen zum einen in den Situationen begründet, in denen ein Verhalten auftritt, weshalb wir präziser von »Verhalten-in-einer-Situation« sprechen. Zum anderen sind es immer bestimmte Personen, Individuen (allgemein: Organismen), die sich auf der Grundlage ihrer stammesgeschichtlichen und lerngeschichtlichen Entwicklung verhalten.

So sehr wir uns wünschen, dass sich Menschen »regelgeleitet verhalten«, im Sinne von Selbstkontrolle, kognitiver Steuerung oder planvollem Verhalten, so kennen wohl doch die meisten unter uns die Schwierigkeiten, von uns selbst gesetzte Regeln in eigenes Verhalten umzusetzen.

Hier setzt das vorliegende Manual zum Stressmanagement und zur Burnout-Prävention an, indem wir uns lern- und verhaltenspsychologischer Prinzipien bedienen, um Belastungs- und Überlastungssituationen systematisch zu beschreiben, zu analysieren und Wege zu einem adäquateren Umgang mit solchen Situationen zu finden. Unser Vorgehen basiert dabei auf den Prinzipien und Gesetzmäßigkeiten der »Verhaltensmodifikation«, die bei alltäglichem Verhalten in unserer Lebenswelt Anwendung findet, sowie auf den Prinzipien der »Verhaltenstherapie«, die bei der Behandlung klinisch relevanter Störungsbilder eingesetzt wird.

Die Grundlagen für diesen verhaltenspsychologischen Ansatz können in diesem Manual nur gestreift werden. Sie werden in dem begleitenden Lehrbuch »Stress und Burnout. Ein verhaltenstherapeutisches Lehrbuch zu Stressmanagement und Burnout-Prävention« ausführlich dargestellt, um sowohl Fachleuten als auch interessierten Laien auf diesem Gebiet den theoretischen und praxisbezogenen Hintergrund zu vermitteln, der auch bei der Abfassung dieses Manuals zielführend war.

3   Theoretische Grundlagen

In diesem Manual werden die theoretischen Grundlagen sehr komprimiert dargestellt. Ausführlicher und mit vielen Beispielen wird darauf im begleitenden Lehrbuch eingegangen.

»Laien werden zu Experten in eigener Sache«

Die Darstellung der Theorie verfolgt das Ziel, die Kursteilnehmer selbst zu »Ex-
perten in eigener Sache« zu machen. Hierfür stehen Ihnen als Kursleiter im
Rahmen von Informationsmodulen zahlreiche Arbeitsblätter bzw. Handouts für
Ihre Teilnehmer zur Verfügung, in denen die relevanten theoretischen Sachverhalte für Laien verständlich beschrieben sind.
Natürlich steht es Ihnen als Kursleiter frei, welche dieser Informationsblätter Sie
in welchem Umfang verwenden möchten. Dies gilt auch für die Musterfolien zur
Präsentation, die Ihnen online zusätzlich zur Verfügung stehen, um Ihren Teil-
nehmern die theoretischen Grundlagen im Vortrag zu vermitteln.

Damit Sie als Kursleiter und Ihre Teilnehmer den Begriff »Stress« einheitlich verstehen und anwenden, wird er in einem eigenen Informationsmodul für die Teilnehmer näher definiert und beschrieben. Entsprechendes gilt auch für ein eigenes
Informationsmodul zum Begriff »Burnout«.

Der Begriff »Stress« ist in unserer modernen Zivilisation zum Modewort geworden und wird in den unterschiedlichsten Zusammenhängen verwendet. Wenn
Menschen davon reden, dass sie »im Stress stecken« oder »unter Stress stehen«,
dann tun sie dies meist in Bezug auf alltägliche oder besondere *Belastungen*, die sie
unter Anspannung setzen, überfordern, außer Tritt geraten lassen oder aus ihrer
äußeren oder inneren Balance bringen. Oft wird auch Bezug genommen auf
verschiedene Lebensbereiche, die zueinander im Gleichgewicht stehen sollen, was
in Begriffen wie »work-life-balance« oder »life-work-balance« zum Ausdruck
kommt.

Im vorliegenden Rahmen wird der zentrale Begriff der *Balance* bzw. des *Gleichgewichts* aufgegriffen. Dabei wird »Stress« in Beziehung gesetzt zu Bedingungen, die
mit einer Störung dieses Gleichgewichts verbunden sind. In der folgenden Definition wird dies unter einer systemtheoretischen Perspektive formuliert:

»Stress« ist ein Ungleichgewicht in einem System, auf das Belastungen einwirken
und dessen Bewältigungsmöglichkeiten nicht ausreichen, um angesichts dieser Belastungen seine Stabilität bzw. Funktionalität aufrecht zu erhalten.

Diese Definition klingt sehr allgemein, hat aber, wie wir noch sehen werden, bestimmte Vorteile. So können wir unter »System« alles Mögliche verstehen, z. B. uns selbst als einzelne Person, unsere Partnerbeziehung oder Familie, unser Arbeitsteam oder unser Unternehmen, unser Land, oder, wenn wir noch höher skalieren, gar die Menschheit in ihrer Gesamtheit. Auf jeder dieser *System-Ebenen* kann es zu Belastungen und Stress kommen. Wir können aber auch tiefer skalieren, vom einzelnen Menschen auf seine Körperfunktionen (z. B. sein Herz-Kreislauf-System, sein Nerven-System), seine Organe, seine Zellen usw. Und bei anderen Lebensformen können wir diese tiefere Skalierung sogar bis hinab zu Einzellern vornehmen.

Im Rahmen dieses Stressmanagement-Programms steht natürlich das System »Mensch« im Fokus der Betrachtung, im Sinne einer einzelnen Person ggf. in Verbindung mit ihren sozialen Beziehungen (Partner, Familie, Arbeitsteam, usw.).

Wenn wir diese sehr allgemein gehaltene Definition auf Menschen in ihrer natürlichen Lebensumwelt anwenden, so betrachten wir zum einen deren Alltagsbelastungen, die in dieser Umwelt auf sie einwirken, zum anderen deren Bewältigungsmöglichkeiten und schließlich das (Un-)Gleichgewicht zwischen den jeweiligen Belastungen und den entsprechenden Bewältigungsmöglichkeiten.

Daraus wird klar, dass Stress ein sog. »relationaler« Begriff ist, der durch die Beziehung (Gleichgewicht – Ungleichgewicht) zwischen Belastungen einerseits und Bewältigungsmöglichkeiten andererseits definiert wird.

»Burnout« (»Ausgebranntsein«) ist eine Sonderform von Stress, die nicht selten als Endstrecke einer längeren persönlichen Entwicklung, z. B. vom Engagement bis hin zur Erschöpfung, auftritt und eng mit der jeweiligen Lebenssituation und Lebensführung verbunden ist.

Stress und Burnout können auf unterschiedlichste Weise und auf der Basis verschiedener »Stresstheorien« beschrieben werden. Hier betrachten wir diese Phänomene in einem einheitlichen *lern- und verhaltenspsychologischen Rahmen*, in dem es immer um die funktionalen Zusammenhänge zwischen dem Verhalten, der Person und der Situation geht. Dabei orientieren wir uns bei der Beschreibung, der Analyse und der Bewertung von Stress-Situationen und Stressmanagement am sog. *SORKC-Modell*, das in der Verhaltensmodifikation sowie in der Verhaltenstherapie einen Grundbaustein im Rahmen der funktionalen Verhaltensanalyse darstellt.

»Stresstheorien und Verhaltenswissenschaft«

In diesem Manual werden »Stress« und Stressmanagement im Rahmen eines generellen verhaltenswissenschaftlichen Ansatzes behandelt, der sich vor allem an der funktionalen Verhaltensanalyse und dem SORKC-Modell orientiert. Dabei können wir »Stress« als eine besondere Klasse von »Verhaltensweisen einer Person in einer Situation« ansehen, die durch die Konsequenzen einer akuten oder chronischen Überforderung oder Überlastung gekennzeichnet sind.

Dieser »generelle« Ansatz, der prinzipiell für Verhalten jeglicher Art gilt, wird hier »spezifischen« Stresstheorien oder »spezifischen« Stressmanagement-Programmen vorgezogen. Diese können jedoch für »spezifische« Settings, Populationen und

Stressbedingungen einen hohen Stellenwert haben (z. B. Gratifikationsmodelle für die Arbeitswelt oder achtsamkeitsbasierte Ansätze bei Burnout).

Oben wurde Stress als ein »Ungleichgewicht in einem System« definiert. Im vorliegenden Manual liegt der Fokus auf dem System »Mensch« im Sinne einer einzelnen Person, ggf. noch im Rahmen seiner sozialen Aktivitäten und Beziehungen. Man kann als System jedoch auch eine *soziale Gemeinschaft* zugrunde legen, sei es eine Paarbeziehung, eine Familie, eine Gemeinde, eine Region, ein Bundesland oder einen Staat, ein Volk, eine Kultur oder gar die Gemeinschaft aller Menschen dieser Erde. Jedes dieser Systeme kann in Stress geraten, d. h. in ein Ungleichgewicht, in dem angesichts der Belastungen, die auf es einwirken, seine Bewältigungsmöglichkeiten nicht ausreichen, um seine Stabilität bzw. Funktionalität aufrecht zu erhalten. Im vorliegenden Manual können wir darauf nur anhand weniger Beispiele eingehen. Aber im begleitenden Lehrbuch werden die verschiedenen *System-Ebenen*, vom einzelnen Menschen bis hin zur ganzen Menschheit, näher betrachtet, um zu zeigen, auf welche Weise sich Belastungen und Stressphänomene auf oberen Systemebenen auf darunterliegende Systemebenen auswirken können. Dabei werden wir auch einen Blick auf Phänomene wie den Klimawandel und Pandemien werfen, die uns verdeutlichen, wie sehr unser persönliches Stressmanagement abhängig ist von globalen und durch unsere Kultur globalisierten Entwicklungen und Bedingungen.

Natürlich kann auch ein einzelner Mensch, z. B. als Politiker, konfrontiert sein mit Stresssituationen und Entscheidungen, die globale Konsequenzen für die Menschheit haben, sei es als Einzelperson oder als Mitglied einer Entscheidungsgemeinschaft, z. B. einer Regierung. Für die meisten unter uns wird es aber in der Regel um die Belastungen gehen, denen wir uns in unserem Alltag stellen müssen. Hierfür soll dieses Manual uns und unseren Patienten, Klienten oder sonstigen Hilfesuchenden Handlungs- und Bewältigungsmöglichkeiten aufzeigen, egal auf welcher System-Ebene wir uns in unserem Leben bewegen.

Bevor wir zur Praxis des Stressmanagements kommen, betrachten wir noch einige allgemeine Aspekte, die für Stressmanagementprogramme eine Rolle spielen und auch in diesem Rahmen zu beachten sind.

Wenn wir andere Menschen bei der Prävention oder beim Management von Stress oder Burnout unterstützen, können wir dies prinzipiell in einem Einzel- oder aber in einem Gruppen-Setting realisieren. Dabei kann die Wahl des geeigneten Settings von mehreren Faktoren abhängig sein, z. B.:

1. Art der Belastung/Überlastung (z. B. Selbstunsicherheit in bestimmten sozialen Situationen),
2. Gemeinsamkeitsgrad der Belastung/Überlastung unter den (möglichen) Teilnehmern (z. B. Bedrohung durch Aggression oder Gewalt bei der Ausübung des Berufs),
3. Beziehung der (möglichen) Teilnehmer untereinander (z. B. Arbeitsteam),
4. Interventionsrelevante Möglichkeiten (z. B. Modell-Lernen/Lernen von Anderen in der Gruppe),

5. Persönliche Voraussetzungen auf Seiten der Teilnehmer (z. B. Wünsche, Einstellungen),
6. Persönliche und fachliche Voraussetzungen des Durchführenden (Ausbildung, Persönlichkeit),
7. Organisatorischer Rahmen (Räumlichkeiten, zeitliche Verfügbarkeit, Ökonomie etc.).

Auch die Wahl des Ortes sowie die zeitliche Gestaltung eines Stressmanagement-Trainings, -Kurses oder einzelner Sitzungen können von solchen und weiteren Faktoren abhängig sein. Hierzu gehören z. B. auch evtl. Vorgaben, Vorstellungen und Wünsche des Auftraggebers/Organisators/der Institution (ggf. im Rahmen eines Vertrags). Als Durchführender sollte man darauf achten, dass die jeweiligen Rahmenbedingungen nicht im Konflikt stehen mit den Zielen und Funktionen des Stressmanagements.

Natürlich können auch die Anforderungen eines Stressmanagement-Programms selbst belastend sein. Jedoch kann der verantwortliche Therapeut oder Verhaltenstrainer im Rahmen eines geeigneten Settings darauf achten, dass individuelle Überforderungen (z. B. beim Rollenspiel) rasch erkannt werden und ggf. gegensteuern (z. B. durch Senkung des Anforderungsniveaus).

Zum Vergleich können wir das Bild eines Fußballspielers heranziehen, der zur Verbesserung seines Umgangs mit dem Ball eine geeignete und ruhige Trainingsumgebung braucht, ggf. unterstützt durch Ratschläge, Anleitung und Rückmeldung seitens des Trainers. Im Ernstfall, z. B. im Verbandsspiel, wird er dagegen kaum die Zeit und die Möglichkeiten haben, die entsprechenden Techniken einzuüben.

Womit wir bei der Praxis wären. Hierzu betrachten wir zunächst die Vorbereitung und Organisation. Danach folgt die ausführliche Darstellung eines Stressmanagement-Programms für Gruppen, das modular aufgebaut ist und in verschiedenen Formen durchgeführt werden kann.

4 Praxis: Vorbereitung und Organisation

Der nun folgende Praxisleitfaden beschreibt die Vorbereitung, Organisation, Durchführung und Nachbereitung des Stressmanagements. Dabei geht es z. T. sehr ins Detail, um auch weniger erfahrenen Kursleitern (KL) auf der operationalen Ebene Orientierung und konkrete Handlungsanweisungen zu bieten. Konkretheit und Detailliertheit sind oft auch für die Teilnehmer des Stressmanagement-Kurses wichtig, besonders wenn diese nur wenig Erfahrungen mit Gruppen oder verhaltensorientierten Trainingskursen haben. Die »alten Hasen« unter Ihnen, für die das eine oder andere wahrscheinlich redundant oder vielleicht sogar selbstverständlich erscheinen mag, können gerne auf das eine oder andere Arbeitsblatt, einzelne Erklärungen oder gar auf manche der vorgeschlagenen Sitzungselemente verzichten, ihr eigenes bereits bewährtes Format oder Vorgehen wählen und sich mit dem Gedanken trösten, dass nicht so erfahrene Kollegen oder Anfänger über etwas mehr Unterstützung froh sein dürften.

Betrachten Sie unsere Ausführungen und Anleitungen deshalb als Empfehlungen, die Sie je nach Rahmenbedingungen und Erfahrungen an Ihren Kurs anpassen können. Wir möchten Sie sogar zu einer solchen *Anpassung* ermutigen, wenn Sie dies für Ihre Zwecke erforderlich oder zielführend erachten. Das »Hier und Jetzt« gilt auch für Sie, Ihre Teilnehmer und die Vielfalt der Rahmenbedingungen und Gruppendynamiken. Besonders wenn Sie bereits viel Erfahrung als Kurs- bzw. Gruppenleiter haben, werden Sie Ihre bewährten Vorgehensweisen pflegen wollen, das eine oder andere mit gutem Grund weglassen und den Kurs nach Ihren Vorstellungen gestalten. Die »Therapeuten«- oder »Trainer«-Variable als zentralen Wirkfaktor können wir hier nicht näher behandeln. Wir vertrauen auf Ihre Ausbildung, Ihre Kompetenz, Ihre Intelligenz und Kreativität, Ihre Empathie, Ihr Engagement und Ihre Leidenschaft, um den Gruppenkurs so durchzuführen, wie Sie es im Austausch mit Ihren Kursteilnehmern für richtig halten. Intervision, Supervision und Evaluation können Ihnen dabei helfen, Rückmeldung für Ihr Vorgehen und das Erreichte zu erhalten.

4.1 Äußere Rahmenbedingungen

Wählen Sie für die Durchführung der Sitzungen einen ruhigen, ausreichend großen, wohltemperierten und gut belüfteten, möglichst hellen und freundlichen Raum, in dem die Teilnehmer sich wohlfühlen können.

Prinzipiell erfolgt die Durchführung des Stressmanagements in der Gesamtgruppe. Sofern kleinere Räumlichkeiten oder ruhige räumliche Rückzugsmöglichkeiten in Ihrer Institution vorhanden sind, empfehlen wir Ihnen, diese ggf. für die Arbeit in *Kleingruppen* zu nutzen. Andernfalls können Kleingruppen je nach Raum manchmal auch in entsprechenden Ecken eines größeren Raumes eingerichtet werden.

Als *Sitzordnung* schlagen wir Ihnen die kreisförmige Variante vor, mit einer mehr oder minder großen Öffnung, die den Zutritt zu den Sitzen ermöglicht und ggf. noch Platz lässt für ein Flipchart oder sonstige Präsentationsmöglichkeiten. Damit schaffen Sie für alle Teilnehmer die Gelegenheit, leicht Sichtkontakt untereinander sowie mit Ihnen aufnehmen zu können. Die Stühle sollten bequem sein und ergonomischen Kriterien genügen. Bei harten Stühlen sollten Sie ggf. Sitzkissen als Option bereithalten.

Wenngleich der Schwerpunkt auf dem *direkten und persönlichen Austausch* in der Gruppe liegt, sei es auf Gesprächs- oder auf der nonverbalen Ebene (z. B. im Rollenspiel), so sollten Sie die für Sie gewohnten *technischen Ausstattungsmaterialien*, mit denen Sie bisher gute Erfahrungen gemacht haben, auch beim Stressmanagement einsetzen, z. B. Notebook, Beamer, Flipchart, Tafel, Marker etc. Falls Sie den Teilnehmern Schreibutensilien oder andere Arbeitsmaterialien zur Verfügung stellen wollen, sollten Sie daran denken, diese rechtzeitig zu besorgen.

Für die Arbeitsblätter, die Sie den Teilnehmern zur Verfügung stellen bzw. von den Teilnehmern einsammeln (z. B. Fragebogen), sollten Sie geeignete Ablageflächen oder Ablage-Boxen oder Ähnliches bereithalten.

Die *institutionellen* Rahmenbedingungen können wesentlichen Einfluss auf den Ablauf und die Auswirkungen des Stressmanagement-Kurses haben, insbesondere wenn damit ein gemeinsamer Lebensraum aller Teilnehmer verbunden ist, sei es temporär (z. B. in einer Rehabilitationseinrichtung) oder über einen längeren Zeitraum (z. B. im Rahmen eines innerbetrieblichen Gesundheitsmanagements). In solchen Fällen sollten Vorbereitung, Durchführung, Nachbereitung und ggf. Evaluation des Stressmanagements im Gesamtkontext der jeweiligen Institution gesehen und konzipiert werden, ggf. im engen Austausch mit anderen Beteiligten (z. B. in der Klinik mit Einzeltherapeuten oder Behandlungsteams, oder in Unternehmen mit dem Betriebsärztlichen Dienst oder dem Sozialdienst).

Zu diesen Rahmenbedingungen gehört auch die Festlegung der *Adressatenpopulation*, die Sie mit Ihrem Kurs ansprechen wollen. In manchen Fällen mag dies bereits durch das Setting, durch einen Auftrag, einen Arbeits- oder Werkvertrag o. ä. weitgehend definiert sein, z. B. bei einem Führungstraining in einem Unternehmen oder bei Rehabilitanden in einer Psychosomatischen Fachklinik. Doch selbst in solchen wie auch anderen Fällen sollten Sie ggf. weitere Ein- oder Ausschlusskriterien festlegen. Z. B. können bei Gruppen mit Patienten psychische Störungen je nach Ausprägung und Schweregrad die Gruppenfähigkeit oder inhaltliche Auseinandersetzung mit bestimmten Themen einschränken. Auch manche Erwartungen, z. B. mit dem Kurs eine aktuell bestehende Stresssituation rasch lösen zu wollen, können einer erfolgreichen Teilnahme u. U. entgegenstehen. Problematisch könnte auch die gemeinsame Erwartung eines Paares sein, seinen Beziehungsstress im Rahmen eines Gruppenkurses zu lösen, anstatt alternativ und vielleicht besser eine Paarberatung oder Paartherapie ins Auge zu fassen.

Wenn Sie den Wunsch oder die Möglichkeit haben, die Gruppe mit einem Co-Therapeuten/-Trainer durchzuführen, kann dies hilfreich sein. Zum einen können Sie sich die Aufgaben aufteilen und sich dadurch entlasten, zum anderen haben Sie in schwierigen Gruppensituationen jemanden an Ihrer Seite, der Sie unterstützen kann. Auch ist der gemeinsame Austausch eine wichtige Quelle für Rückmeldungen. Gerade als Anfänger in der Gruppenleitung kann es hilfreich sein, einen erfahrenen Therapeuten/Trainer als Unterstützer, Ratgeber oder Modell an seiner Seite zu haben, bevor man selbst die hauptverantwortliche Gruppenleitung übernimmt.

4.2   Vorbereitung der einzelnen Teilnehmer

Wenn es möglich ist, sollten Sie jeden Interessenten für den Kurs »Stressmanagement und Burnout-Prävention« zu einem persönlichen *Vorgespräch* bitten, vor allem wenn Sie den Kurs in einem klinischen Kontext durchführen, z. B. mit Patienten oder Rehabilitanden. Dadurch, dass Sie vorab jeden potentiellen Teilnehmer persönlich kennenlernen, können Sie die Indikation klären und sich einen ersten Eindruck verschaffen, wie sich die Gruppe zusammensetzen wird, ob die einzelnen Teilnehmer vermutlich zueinander passen oder sich gut ergänzen, usw.

Achten Sie bei einem solchen Vorgespräch auf folgende Fragen oder Punkte:

1. Welche Erwartungen und Ziele verbindet der Interessent mit seiner Teilnahme an dem Kurs?
2. Welche Voraussetzungen und Vorerfahrungen bringt er mit?
3. Ist der Interessent ein passender Teilnehmer entsprechend der Zielpopulation für diesen Kurs?
4. Gibt es mögliche problematische oder ausschließende Gründe in der Person oder Lebenssituation dieses Interessenten?
5. Sind die Rahmenbedingungen und dieser Zeitpunkt für den Interessenten geeignet?
6. Erklärt sich der Interessent mit den Rahmenbedingungen und Regeln für den Kurs einverstanden? (Informationsblatt für interessierte Teilnehmer: *TN | INFO | Rahmenbedingungen und Regeln für den Kurs*).
7. Gibt es eine alternative Intervention, die sich für den Interessenten und seine Anliegen vermutlich besser eignet als der angestrebte Kurs?

Eventuell problematische Fragen sollten Sie offen mit dem Interessenten besprechen und ihm Gelegenheit geben, auch auf Ihre möglichen Bedenken zu antworten. Auch die eventuelle Empfehlung anderer Interventionsformen sollte gut begründet werden. Ziel ist dabei, auf beiden Seiten zu einer *informierten Zustimmung* für die Teilnahme an dem Kurs zu kommen und mögliche Auswirkungen unrealistischer Erwartungen oder vorab bestehender Probleme zu minimieren.

»Vorgespräch«

Die Klärung von Erwartungen und Zielen sowie persönlicher Voraussetzungen ist auch als Thema für den Kurseinstieg vorgesehen, z. B. in der ersten Gruppensitzung (siehe unten). Während es im Vorgespräch eher um ein Screening für die Indikationsstellung geht, ob der Interessent von Seiten seiner Person, möglicher Probleme und Störungen und seiner Lebenssituation zu der Kursteilnahme überhaupt in der Lage oder hierfür geeignet ist, geht es in der ersten Gruppensitzung vor allem um die Erwartungen an den Kurs selbst sowie um den Abgleich der Ziele und Erwartungen aller Teilnehmer im Hinblick auf den weiteren Kursverlauf.

Da nicht immer Vorgespräche mit allen Teilnehmern möglich sind, sollte die Klärung der Ziele und Erwartungen, sei es im Vorgespräch oder später im Kurs selbst, flexibel gehandhabt werden.

So kann z. B. im Rahmen einer Rehabilitation die Indikation für die Teilnahme an einer indikativen Gruppe »Stressmanagement« zuvor im Einzelgespräch durch den Bezugstherapeuten geklärt werden, so dass diese Anfangsthemen in der Gruppe selbst nicht mehr abgehandelt werden müssen. In solchen Fällen können Sie auch bereits im Vorgespräch Arbeitsmaterialien verwenden, die ansonsten für die erste Sitzung vorgesehen sind (siehe unten).

Natürlich kann es auch Rahmenbedingungen geben, bei denen ein Vorgespräch nicht möglich ist oder entfallen kann, z. B. wenn der Kurs Bestandteil eines umfassenderen Trainings in einem Unternehmen ist.

TN | INFO | Rahmenbedingungen und Regeln für den Kurs

Rahmenbedingungen und Regeln für den Kurs „Stressmanagement und Burnout-Prävention"

- Kurs mit 12 Sitzungen über 12 Wochen -

Liebe Teilnehmerin / lieber Teilnehmer,

um diesen Kurs in abgestimmter und einheitlicher Form durchzuführen, bitte ich Sie, die folgenden Rahmenbedingungen und Regeln zu befolgen:

- **Kurszeitraum und Ihr persönliches Zeitmanagement:**

  Dieser Kurs besteht aus 12 Sitzungen und geht über 12 Wochen. So paradox es für Sie klingen mag: „Einen Stressmanagement-Kurs sollte man nicht im Stress durchführen!". Sie benötigen sogar extra Zeit für Hausaufgaben und um sich für die Sitzungen vorzubereiten. Bedenken Sie dies bei Ihrer Entscheidung, an diesem Kurs teilzunehmen.

- **Pünktlichkeit:**

  Da wir die Kurssitzungen pünktlich gemeinsam beginnen und auch beenden wollen, bitte ich Sie, pünktlich bzw. ein paar Minuten vor dem Sitzungsbeginn einzutreffen.

- **Anwesenheit:**

  Ihre regelmäßige Teilnahme im Kurs ist wichtig, da einzelne Kursteile aufeinander aufbauen. Wenn Sie öfter fehlen, werde ich dies mit Ihnen besprechen, damit wir entscheiden können, ob Ihre weitere Teilnahme noch sinnvoll ist oder nicht.

  Falls Sie an einer geschlossenen Gruppe teilnehmen, ist weiterhin wichtig, dass Sie möglichst an den ersten vier Sitzungen teilnehmen, um die anderen Teilnehmer sowie die einführenden Grundlagen kennenzulernen und den Anschluss nicht zu verlieren. Sollte dies für Sie schwierig sein, so sprechen Sie mich darauf an.

- **Hausaufgaben:**

  Dieser Kurs ist sehr verhaltensorientiert und mit Hausaufgaben verbunden, für die Sie Zeit brauchen. Planen Sie dies bitte für Ihren Alltag zuhause ein.

TN | INFO | Rahmenbedingungen und Regeln für den Kurs

- **Vertraulichkeit**:

  Behandeln Sie das hier Gehörte und Erlebte vertraulich und mit der gebührenden Achtung gegenüber den anderen Teilnehmern. Vertraulichkeit hat viel zu tun mit Vertrauen, und letzteres kommt uns allen zugute, wenn wir Aufgaben gemeinsam angehen wollen.

- **Wertschätzung im Umgang miteinander**:

  Wir erreichen mehr, wenn wir alle zusammenarbeiten. Bringen Sie deshalb den anderen Teilnehmern Ihre Wertschätzung entgegen, z. B. indem Sie diesen interessiert zuhören, sie ausreden lassen und bei gemeinsamen Aufgabenstellungen aktiv unterstützen, und indem Sie Absprachen und Regeln verbindlich einhalten.

- **Offene Fragen, Unklarheiten, Probleme**:

  Wenn Sie irgendwelche Fragen oder Probleme haben oder Ihnen etwas unklar ist, so wenden Sie sich bitte an mich als Ihre(n) Kursleiter(in). Zögern Sie dabei nicht und fragen Sie dabei eher zu früh als zu spät, eher zu viel als zu wenig.

Mit Ihrer Unterschrift bestätigen Sie, dass Sie diese Regeln zur Kenntnis genommen haben und sich verpflichten, diese über die Kursdauer hinweg zu befolgen.

....

Ort   Datum   Unterschrift Teilnehmer(in)

....

Ort   Datum   Unterschrift Kursleiter(in)

4.3   Vorbereitung der Gruppensitzungen

4.3.1   Allgemeine Aspekte

Prinzipiell sollte jeder Therapeut oder Trainer bzw. Kursleiter im Rahmen seiner Ausbildung oder praktischen Tätigkeit ausreichende Vorerfahrungen mit der Gruppenarbeit gesammelt haben und mit den Besonderheiten der Gruppendynamik in sozialen Situationen vertraut sein. Falls nicht oder falls Sie hier noch am Anfang stehen, so sei Ihnen die oben erwähnte Vorerfahrung als Co-Trainer oder als Hospitant empfohlen, bevor Sie eigenständig eine eigene Gruppe leiten.

Im therapeutischen Rahmen und in der Arbeit mit Patienten ist darüber hinaus eine Supervision durch einen erfahrenen Therapeuten und Supervisor empfehlenswert.

4.3.2   Gruppenformat und Gruppenzyklus

Als Gruppenformat können Sie prinzipiell geschlossene, halboffene oder offene Gruppen wählen.

Wenn der Kurs als *geschlossene* Gruppe durchgeführt wird, z. B. im Rahmen eines innerbetrieblichen Trainingskurses, bietet dies den Vorteil der Teilnehmerkontinuität und lässt didaktisch einen straffer gestuften Kursaufbau zu, da jeder Teilnehmer jeweils über den gleichen Kenntnis- bzw. Übungsstand verfügt.

Wird der Kurs als *halboffene* Gruppe durchgeführt, können ausscheidende Gruppenmitglieder prinzipiell durch neue ersetzt werden. Das halboffene Gruppenformat eignet sich speziell für Institutionen, die regelmäßig und über längere Zeiträume immer wieder bzw. ständig einen Stressmanagement-Kurs anbieten, z. B. die Praxis eines niedergelassenen Therapeuten oder eine Fachklinik. Bei neu hinzukommenden Teilnehmern sind diese entsprechend vorzubereiten, am besten durch ein vorheriges Einzelgespräch mit dem durchführenden Therapeuten/Trainer.

Sie können den Kurs in gewissen Grenzen auch als *offene* Gruppe durchführen. Allerdings ist dieses Gruppenformat für die hier verfolgten Ziele nur sehr bedingt geeignet. Bei offenen Gruppen können Teilnehmer jederzeit zur Gruppe hinzustoßen und unterschiedlich lange in der Gruppe verbleiben, auch sind variable Gruppengrößen möglich. In diesem Fall empfiehlt sich jedoch, eine Obergrenze zu setzen, so dass der Kursleiter die Teilnehmer noch im Blick haben kann. Außerdem machen einführende Themen, die den Zusammenhalt der Gruppe als »Team« (Gruppenadhäsion) zum Gegenstand haben, wie z. B. das gegenseitige Kennenlernen, die Klärung der Ziele, Erwartungen und persönlichen Voraussetzungen, in einer offenen Gruppe mit ihrer Teilnehmerfluktuation keinen großen Sinn. Stattdessen kann man aus den nachfolgend dargestellten Sitzungen einzelne Module, die zum eigenen Setting passen, auswählen und jeweils themenspezifisch für eigene Sitzungen zusammenstellen.

Für die Darstellung aller Themen und Inhalte dieses Kurses wird hier die Maximalvariante, also ein *Gruppenzyklus* mit 12 Sitzungen von je 90 Minuten Dauer, zugrunde gelegt. Falls das institutionelle Setting nur weniger Sitzungen oder nur eine kürzere Sitzungsdauer zulässt, kann dies reduziert werden, indem themenspezifische Module bedarfsorientiert für die eigene Gestaltung ausgewählt werden. Sollten sich die Teilnehmer zuvor bereits kennen, kann z. B. die erste Sitzung verkürzt oder gar gestrichen werden.

Haben Sie hinsichtlich des Gruppenformats oder des Gruppenzyklus den Mut, Ihren Stressmanagement-Kurs inhaltlich und/oder organisatorisch an die für Sie maßgeblichen Rahmenbedingungen anzupassen. Hierfür wurden für jede Sitzung die in dieser Sitzung empfohlenen Themen, Inhalte oder Ablaufkomponenten als *Module* gestaltet, die mit den Themen und Inhalten anderer Module je nach Bedarf flexibel verknüpft werden können. Da alle Arbeitsmaterialien in digitaler und veränderbarer Form zur Verfügung stehen, erleichtert dies ggf. eine solche Anpassung.

Allerdings sollte darauf geachtet werden, dass jeder Teilnehmer (auch ein neu hinzukommender) zumindest die Grundzüge des SORKC-Modells kennenlernt, da dies als Leitmodell für Fallbesprechungen auch in weiteren Sitzungen dient. Dies kann entweder im Rahmen einer individuellen Vorbereitung erfolgen (z. B. in einem Vorgespräch, zusammen mit der Übergabe der entsprechenden Informations-Arbeitsblätter), oder der Teilnehmer lernt das SORKC-Modell anhand bereitgestellter Unterlagen sowie praktischer Beispiele im weiteren Verlauf kennen (»learning-by-doing«).

> **»Kursgestaltung mit themenspezifischen Modulen«**
>
> Wer weitere Beispiele kennenlernen will, wie offene bzw. halboffene Gruppen durchgeführt werden, sei auf eine Zusammenstellung themenspezifischer Teilnehmermaterialien zu elf verschiedenen Störungs- bzw. Problembereichen verwiesen, mit entsprechenden Strukturierungshilfen (Lindenmeyer 2015).

4.3.3 Struktur und Zusammensetzung der Gruppe

Auch die Struktur und Zusammensetzung der Gruppen wird sehr von den institutionellen Rahmenbedingungen und dem Setting abhängig sein.

Als *Gruppengröße* empfehlen sich zehn plus/minus zwei Teilnehmer. Eine solche Gruppengröße erlaubt dem Kurs- bzw. Gruppenleiter zum einen, die Übersicht und die Gruppenmitglieder im Blick zu behalten. Zum anderen erlaubt diese Gruppengröße fast allen Teilnehmern, ihre eigene individuelle Stress-Situation im Verlauf ausreichend in die Gruppe einzubringen.

In der freien Praxis wird sich die Zusammensetzung der Gruppe meist danach richten, welche Teilnehmer sich in welcher Reihenfolge für den Kurs interessieren und melden. In einer Fachklinik oder fachspezifischen ambulanten Einrichtung, z. B. für Rehabilitation, werden die Teilnehmer in der Regel einer eher homogenen Population angehören, ggf. mit gleichen oder ähnlichen Behandlungszielen. Und bei einem Stressmanagement-Kurs im Rahmen des innerbetrieblichen Gesundheitsmanagements werden die Teilnehmer meist durch gemeinsame institutionelle Arbeitsbedingungen oder den gemeinsamen Arbeitsplatz miteinander verbunden sein.

Haben Sie auch hier den Mut, unsere Empfehlungen diesen unterschiedlichen Bedingungen anzupassen. So wird man in einer Gruppe mit Patienten deren Vulnerabilitäten ebenso beachten müssen wie die Schweigepflicht und die Vertraulichkeit des Wortes, während man in einer Gruppe mit Arbeitskollegen den Auftrag des Unternehmens, mögliche Zielsetzungen und eventuelle Hierarchien unter den Teilnehmern beachten muss.

4.3.4 Kurs- und Gruppenregeln

Bereits bei der Vorbereitung der einzelnen Teilnehmer, z. B. im Rahmen eines Vorgesprächs, sollte geklärt werden, ob Interessenten mit den Rahmenbedingungen und Regeln für diesen Kurs einverstanden sind.

Hierzu dient das bereits zuvor erwähnte Arbeitsblatt *(TN | INFO | Rahmenbedingungen und Regeln für den Kurs)*, das Sie mit jedem Interessenten durchgehen und dann jeweils beide am Ende unterzeichnen sollten, wenn es zu Ihrem Rahmen passt, oder aber Sie passen es an Ihre Gegebenheiten an.

4.3.5 Gruppendynamik

Auch Gruppen können mit Stress verbunden sein. Und selbst bei vorbereitenden, präventiven Maßnahmen wie Vorgesprächen, Absprache verpflichtender Regeln, Vereinbarungen, usw. kann es während des Kurses immer wieder zu gruppendynamischen Auslenkungen im Sinne von »Gruppenstress« kommen. Diese können sehr von der Zusammensetzung der Gruppe (z. B. Patienten mit bestimmten Störungen) bzw. einzelnen Personen abhängen und können hier, auch aufgrund der Grenzen der Planbarkeit, nicht näher behandelt werden.

4.4 Arbeitsmaterialien

Für das Stressmanagement sowie für die Vielzahl der hierbei möglichen Strategien, Techniken und anderen Teilaspekte gibt es in unserem Zeitalter der Medienvielfalt und des Internet eine Flut an Arbeitsmaterialien, die kaum überschaubar sind und von allgemeinen Ratschlägen bis hin zu differenzierten Problemlösungen in umschriebenen Belastungs- und Stress-Situationen reichen.

Angesichts dieser Vielfalt und Reichhaltigkeit folgt dieses Manual bei den Arbeitsmaterialien einer differentiellen Strategie:

Interne Arbeitsmaterialien, die spezifisch für diesen vorliegenden Kurs sind oder eine gemeinsame informationelle Ausgangsbasis für alle Teilnehmer darstellen sollen, sind im Manual bzw. im entsprechenden Online-Bereich des Verlags als interne Arbeitsblätter hinterlegt.

Die internen Arbeitsmaterialien bzw. Arbeitsblätter sind einheitlich gekennzeichnet, und zwar jeweils durch die Angabe einer dreigliedrigen Bezeichnung in kursiver Schrift, z. B.: *TN | INFO | Stressmanagement – Überblick über die Sitzungen.*

- »TN« kennzeichnet die Arbeitsmaterialien für die Teilnehmer, »KL« diejenigen für den Kursleiter.
- »INFO« kennzeichnet die Funktion des Arbeitsblatts als »Informationsblatt«. Andere Funktionen sind »ANLEITUNG«, »FALLBESPRECHUNG«, »FOLIEN«, »FRAGEBOGEN«, »HAUSAUFGABE« und »ÜBUNG«.
- »Stressmanagement – Überblick über die Sitzungen« bezeichnet das Thema oder den Inhalt des Arbeitsblatts.

»Anonymisierung oder Kennzeichnung von Fragebögen und anderen Arbeitsblättern«

In der Regel sind die Arbeitsmaterialien anonymisiert gestaltet, d. h. ohne Bezug zu einer bestimmten Person.
Falls Sie aus therapeutischen oder sonstigen Gründen (z. B. Forschung, Evaluation) eine Kennzeichnung benötigen, z. B. mit dem Namen der Person oder des Teilnehmers, der den betreffenden Fragebogen oder das Arbeitsblatt ausgefüllt hat, so können Sie mit einem gängigen Textverarbeitungsprogramm je nach Bedarf entsprechende Textteile in diese Fragebögen oder andere Arbeitsblätter einfügen.

Auf *externe Arbeitsmaterialien*, die sich auf bestimmte Informationen, Strategien, Techniken, Übungen oder sonstige Aspekte beziehen, und für die in anderen Medien bzw. Publikationen bereits geeignete oder ausführliche Arbeitsmaterialien verfügbar sind, wird im Manual oder in den internen Arbeitsmaterialien verwiesen. Dies kann natürlich nur beispielhaft und selektiv erfolgen.

Folgen Sie als Kursleiter oder Kursteilnehmer bei der Wahl und Verwendung von Arbeitsmaterialien dem »Steinbruch-Prinzip«: Wählen Sie die Bausteine und Materialien aus, die Ihren Zielsetzungen am ehesten entsprechen und die für Sie verständlich, einsichtig und praktikabel sind. Niemand kennt Ihre Lebensbedingungen und Belastungs- oder Stress-Situationen so gut wie Sie. Vertrauen Sie auf Ihre Kenntnisse und Erfahrungen als Experte in eigener Sache. Bei der Auswahl können Sie sich an bestimmten Kriterien orientieren, z. B. an verfügbaren Evidenznachweisen, Best-Practice-Beispielen oder Beobachtungen von erfolgreichen Vorbildern bzw. Modellen.

Alle für diesen Band verfassten Arbeitsblätter stehen online über den Verlag in digitaler Form zur Verfügung.

»Gedruckte Arbeitsmaterialien oder digitale Medien«

Neben den im Manual enthaltenen oder online verfügbaren Arbeitsblättern, die Sie in (aus)gedruckter Form verwenden können, ist natürlich auch die digitale Verwendung von Arbeitsmaterialien bzw. Medien möglich und in vielen Fällen auch vorteilhaft. Die Online-Arbeitsblätter sind mit einfach verfügbaren Office-Programmen erstellt und gespeichert worden und können von Ihnen oder von Teilnehmern ggf. frei verändert und den eigenen Bedürfnissen angepasst werden. Wenn Sie die Arbeitsmaterialien in ihrer digitalen Form verwenden, so können Sie z. B. Informationsbögen, Anleitungen oder Fragebögen

- den Teilnehmern als Datei zur Verfügung stellen,
- von den Teilnehmern bearbeiten lassen (z. B. zuhause im Rahmen einer Hausaufgabe),
- vor oder zu der nächsten Sitzung zurückerbitten,
- in der Sitzung über einen Beamer projizieren und mit den Teilnehmern besprechen.

Wenn Sie Fragebögen direkt digital durch die Teilnehmer ausfüllen lassen, erleichtert dies die Auswertung, Protokollierung oder sonstige Weiterverarbeitung. Die digitale Form ist besonders sinnvoll in Verbindung mit Evaluationen oder Studien (unter Beachtung des Datenschutzes).

Zusätzlich ist für Sie als Kursleiter online eine zentrale *Organisations- und Planungs-datei KL_TABELLEN_Organisation* verfügbar.

In dieser Organisationsdatei sind im Tabellenblatt »Arbeitsblätter_Übersicht« alle internen Arbeitsblätter aufgelistet, mit Angabe des jeweiligen Namens, des Themas (Titel) und der Datei, in dem das jeweilige Arbeitsblatt gespeichert ist. Weiterhin ist dort angegeben, in welchen Sitzungen das betreffende Arbeitsblatt eingesetzt werden kann oder soll und ebenso, zu welchem Modul dieses Arbeitsblatt gehört. Durch diese Übersicht zu Arbeitsblättern, Modulen und Sitzungen können Sie sich rasch orientieren, z. B. wenn Sie den Kurs in abgeänderter Form und mit themenspezifischen Modulen durchführen wollen statt in 12 Sitzungen.

»Tabellen als Organisationshilfe«

Sie können diese online verfügbare Datei KL_TABELLEN_Organisation mit den Tabellen für die Planung und Organisation Ihres Kurses verwenden und gemäß Ihren Bedürfnissen anpassen. So können Sie z. B. in das Tabellenblatt »Arbeits-blätter_Übersicht« ggf. auch die Namen zusätzlicher Arbeitsmaterialien aus anderen Quellen eintragen und angeben, in welcher Sitzung oder für welches Modul sie diese einsetzen wollen.

Des Weiteren enthält diese Organisationsdatei das Tabellenblatt »Sitzungen_-Überblick«, in dem alle Sitzungen mit ihren jeweiligen Modulen (Inhalte, The-

men, Fallbesprechungen, Hausaufgaben, usw.) aufgeführt sind, jeweils mit Angaben für den erforderlichen oder empfohlenen Zeitbedarf.
Weitere Tabellenblätter in dieser Organisationsdatei dienen der Unterstützung des Kursleiters. Auf diese wird im Manual an den entsprechenden Stellen verwiesen.

Ebenfalls online verfügbar sind Arbeitsdateien zur Unterstützung der Kursgestaltung, z. B. *Musterfolien* für Informationsmodule, die vom Kursleiter zur digitalen Präsentation eingesetzt werden können.

4.5 Aufbau und Ablauf der Sitzungen

Die Sitzungen sind nach einem festen Ablaufschema aufgebaut, bei dem nach einer einführenden Begrüßung der Teilnehmer mehrere Module folgen.

4.5.1 Die Sitzungen im Kursverlauf

Die *Einführungssitzung* dient vor allem dem gegenseitigen Kennenlernen und dem Aufbau einer positiven Gruppenatmosphäre sowie dem orientierenden Überblick über die Themen und Inhalte der Module des gesamten Kurses. Am Ende steht die erste Hausaufgabe, welche die Teilnehmer bis zur nächsten Sitzung bearbeiten sollen.
   Die *Folgesitzungen* laufen wie folgt ab:

- Am Anfang steht jeweils die *Begrüßung und Einführung* der Teilnehmer durch den Kursleiter.
- Falls neue Teilnehmer in der Gruppe sind, werden sie vom Kursleiter vorgestellt oder gebeten, sich selbst kurz vorzustellen.
- Danach erklärt der Kursleiter kurz den Ablauf der Sitzung sowie die Inhalte und Themen der Module, unter Verweis auf das Arbeitsblatt *TN | INFO | Stressmanagement – Übersicht über die Sitzungen,* das bereits in der Einführungssitzung ausgeteilt wurde.
- Falls noch organisatorische Fragen offen sind, werden diese besprochen bzw. vom Kursleiter geklärt.

Dann folgen die einzelnen *Module* der Sitzung.

- Das erste Modul ist in der Regel die Besprechung der »Erfahrungen bei der Hausaufgabe«, die in der vorausgegangenen Sitzung aufgegeben wurde.
- Die weiteren Module dienen entweder der Informationsvermittlung zu bestimmten Themen (z. B. »Systematische Beschreibung von Stress mit dem SORKC-Modell«) oder dem Erfahrungsaustausch im Rahmen von Fallbesprechungen.

- Das letzte Modul besteht in der Regel aus einer weiteren Hausaufgabe, welche die Teilnehmer bis zur nächsten Sitzung bearbeiten sollen.

Die *Schlusssitzung* dient der zusammenfassenden Betrachtung mit Blick auf die Nachhaltigkeit des Gelernten für die weitere Lebensführung, sowie der Rückmeldung und der Verabschiedung der Teilnehmer.

4.5.2 Module

Module sind Bausteine, aus denen die einzelnen Sitzungen aufgebaut sind. Sie bestehen aus Lerneinheiten, die in unterschiedlichen Formen auftreten und verschiedenen Funktionen dienen können, z. B. zur Informationsvermittlung, zum Erfahrungsaustausch, zu Rückmeldungen, zu Hausaufgaben.

Jedes Modul wird nach dem gleichen *Stufenschema* abgehandelt:

- *Lernziele:* Welche Ergebnisse sollen die Teilnehmer erreichen?
- *Vorbereitung:* Was ist vom Kursleiter bei der Vorbereitung zu beachten?
- *Durchführung:* Wie wird dieses Modul durchgeführt (Ablauf)?
- *Arbeitsmaterialien:* Interne und Online-Arbeitsmaterialien für dieses Modul.
- (Ggf.:) *Ergänzung:* Weiterführende Literatur oder Hinweise zu weiteren externen Arbeitsmaterialien.

Die grundlegenden Module für die Sitzungen dieses Kurses sind:

Module zur Informationsvermittlung

Diese sollen den Teilnehmern theoretische Grundlagen vermitteln und für eine gemeinsame Grundlage bei der Verwendung von Begriffen und Modellen sorgen.

Hierfür werden den Teilnehmern in der Regel Arbeitsblätter zur Verfügung gestellt *(TN | INFO | ...)*, die Sie als Kursleiter mit ihnen durchgehen und besprechen können. Für umfangreichere Informationsmodule stehen online zusätzlich Dateien mit *Präsentationsfolien* zur Verfügung *(KL | FOLIEN | ...)*, die Sie als Kursleiter so oder ergänzt durch eigene Folien mittels üblicher Präsentationsprogramme einsetzen können. Die entsprechenden Hinweise finden sich in der Beschreibung des jeweiligen Moduls.

»Informationsvermittlung«

Für die Informationsvermittlung (INFO) können Sie als Kursleiter die Vortrags- oder Präsentationsform wählen, unterstützt durch die online verfügbaren Dateien mit (anpassbaren) Musterpräsentationen, je nach Rahmenbedingungen oder Ihrem didaktischen Stil.

Für jedes Informationsmodul werden den Teilnehmern darüber hinaus Arbeitsblätter zur Verfügung gestellt, die Sie ergänzend zu Ihrem Vortrag als Handout oder aber als eigenständige Informationsblätter austeilen können. Diese Arbeitsblätter dienen als Hintergrundunterlagen zum Nachlesen und Vertiefen zuhause. Durch die Ausführlichkeit und Verschriftlichung kann dabei auch näher auf Details eingegangen werden, z. B. im Vergleich mit einer reinen Präsentation mit Kurzaussagen auf Folien.

Sie können INFO-Arbeitsblätter ggf. auch am Ende der vorherigen Sitzung ausgeben mit der Bitte an die Teilnehmer, diese bis zur kommenden Sitzung vorab durchzulesen, so dass dann in der Sitzung selbst mehr Raum für Erörterungen oder Übungen bleibt. Dies könnte sich z. B. für einen stationären Rahmen eignen, in dem die Teilnehmer genügend Zeit zwischen einzelnen Sitzungen haben.

Hausaufgaben und Erfahrungen bei der Hausaufgabe

Hausaufgaben sind Module, die den Teilnehmern jeweils am Ende einer Sitzung mitgegeben werden, damit diese ihr Stressmanagement im Alltag problem- und lösungsorientiert weiterführen. In der Regel beziehen sich die Hausaufgaben auf dasselbe Thema, das zuvor in dieser Sitzung im Rahmen des entsprechenden Informationsmoduls vermittelt wurde. Die Hausaufgaben dienen den Teilnehmern zur Vertiefung und Anwendung des Gelernten in ihrem Alltag (Transfer), vor allem in Bezug auf ihre persönliche Stress-Situation.

Die entsprechenden *Erfahrungen bei der Hausaufgabe* werden als korrespondierende Module in der Regel am Anfang der darauffolgenden Sitzung in der Gruppe besprochen, damit die Teilnehmer rasch Rückmeldungen zu ihrem Stressmanagement erhalten und ggf. am Beispiel anderer lernen können (Modell- oder Beobachtungslernen). Dabei sollte jeder Teilnehmer zumindest kurz zu Wort kommen, vorzugsweise im Rahmen einer »Blitzlichtrunde«. Sind längere Betrachtungen angezeigt, können diese in Fallvorstellungen eingebracht werden.

Die Bedeutung der Hausaufgaben wird im Arbeitsblatt *TN | INFO | Bedeutung der Hausaufgaben* erläutert, in dem für die Teilnehmer auch deren prinzipieller Ablauf dargestellt wird, sowohl beim Aufgeben als auch bei der Besprechung (in der darauffolgenden Sitzung). Das Arbeitsblatt *KL | INFO | Bedeutung der Hausaufgaben* enthält ergänzende Hinweise für Sie als Kursleiter.

Fallbesprechungen

Fallbesprechungen sind gleichfalls zentrale Module für den Stressmanagement-Kurs. Sie dienen den Teilnehmern als *Plattform*, damit diese

- ihre eigene persönliche Stress-Situation und ihr Stressmanagementverhalten als reales und konkretes Praxis-Beispiel in der Gruppe ausführlich darstellen,
- dort ihr Stressmanagement mit den anderen Teilnehmern besprechen und von diesen Rückmeldung erhalten,
- gemeinsam in der Gruppe nach Lösungsmöglichkeiten für ein verbessertes Stressmanagement suchen
- und ggf. einzelne Schritte verhaltensnah ausprobieren, z. B. im Rollenspiel.

35

Die *persönlichen Stress-Situationen* der Teilnehmer haben für Fallbesprechungen Priorität. Ggf. können aber auch, z. B. aus didaktischen Gründen, *beispielhafte* Stress-Szenarien ohne direkten Bezug zu einem der Teilnehmer Gegenstand einer Fallbesprechung sein. Beispiele hierfür finden sich in entsprechenden Arbeitsblättern für die Teilnehmer *(TN | FALLBESPRECHUNG | ......)*. Eine dritte Möglichkeit besteht aus kleinen *Fallvignetten*, bei denen die Teilnehmer kurze Beispiele zu selektiven Aspekten oder Komponenten einer Stress-Situation behandeln können (siehe hierzu im Online-Zusatzmaterial: *TN | FALLBESPRECHUNG | Fallvignetten*).

Die *flexible Gestaltung* von Fallbesprechungsmodulen erlaubt es also, innerhalb eines Moduls mehrere kleine Fallvignetten zu besprechen, oder (vorzugsweise) die persönliche Stress-Situation eines Teilnehmers oder ein beispielhaftes Stress-Szenario »aus der Retorte«. Für komplexere Fälle können auch aufeinander folgende Module zusammengefasst werden, was sich z. B. für ergänzende Rollenspiele oder Kleingruppenarbeit eignet.

Die Bedeutung der Fallbesprechungen und deren prinzipieller Ablauf wird im Arbeitsblatt *TN | INFO | Bedeutung der Fallbesprechungen* erläutert. Für den Kursleiter enthält das zusätzliche Arbeitsblatt *KL | INFO | Bedeutung der Fallbesprechungen* ergänzende Hinweise für die Durchführung.

Im Rahmen der Fallbesprechungen können die persönlichen Stress-Situationen in freier Form besprochen werden, vor allem zu Beginn des Kurses. Da die Teilnehmer im Kurs jedoch die Grundlagen des SORKC-Modells kennenlernen und für die systematische Analyse ihrer persönlichen Stress-Situation und ihres Stressmanagements auch anwenden sollen, wird empfohlen, die Teilnehmer zur Anwendung dieses Modells zu ermutigen und sie im Verlauf dabei zu unterstützen. Hierzu dienen vor allem die Arbeitsblätter *TN | INFO | Stressmanagement mit SORKC* sowie *TN | ANLEITUNG | Stressmanagement mit SORKC*, welche die Teilnehmer im Rahmen der Fallbesprechung einsetzen können, aber auch bei ihren Hausaufgaben.

Sonstige Module dienen dem sozialen Austausch, z. B. beim gegenseitigen Kennenlernen in der Anfangssitzung, oder bei der Rückmeldung und Verabschiedung in der Schlusssitzung.

Zu jedem Modul ist im Tabellenblatt »Sitzungen_Überblick« in der online verfügbaren *Organisations- und Planungsdatei »KL_TABELLEN_Organisation«* als Orientierungswert die Zeitdauer für die Durchführung im Rahmen einer Sitzung angegeben. Diese Richtwerte können von Ihnen beliebig angepasst werden.

4.6   Voraussetzungen des Kurs- und Gruppenleiters

Das vorliegende Manual wendet sich als Fachpublikation vorrangig an ärztliche und psychologische Psychotherapeuten, an Ärzte und Psychologen mit anderen Schwerpunkten sowie an andere professionelle Helfer, die eine entsprechende psychologische, pädagogische, medizinische oder therapeutische Qualifikation mitbringen. Es kann durchaus auch für andere Berufsgruppen, die als Lehrer, Trainer, Coach u. ä.

tätig sind, nützlich sein, vor allem wenn diese in Kooperation mit entsprechenden Berufsgruppen arbeiten.

Dasselbe gilt für die Qualifikation als Gruppentherapeut oder Gruppenleiter. Die Arbeit mit Gruppen erfordert besondere soziale Kompetenzen, zu denen neben einer entsprechenden Ausbildung auch Gruppenerfahrungen gehören, sowie eine Persönlichkeit, die sich in und mit Gruppen wohl fühlen kann.

Trotz aller Breite potenzieller Adressaten für dieses Manual gibt es auch Grenzen. So dürfte für Verhaltenstherapeuten eine Fallbesprechung auf der Basis des hier vorgestellten und erläuterten SORKC-Modells wohl keine allzu große Schwierigkeit bedeuten. Falls Sie als Kursleiter nicht über diese Qualifikation verfügen und sich diesbezüglich eher selbst als Laien einstufen, sei Ihnen dringend geraten, Ihre Kenntnisse diesbezüglich zu vertiefen bzw. eng mit entsprechend qualifizierten Kollegen zusammenzuarbeiten, da die Vermittlung dessen, wie man mit diesem Modell arbeitet, entsprechende Fachkenntnis und Erfahrungen erfordert.

Allerdings verbirgt sich hinter dem SORKC-Modell auch keine Geheimwissenschaft, und so sollte es auch »engagierten Kursleitern« ohne Verhaltenstherapieausbildung möglich sein, unter entsprechenden Rahmenbedingungen (z. B. im Rahmen von Kooperationen, in Reha-Teams, usw.) die Grundsystematik des SORKC-Modells zu verstehen und anhand von Beispielen anderen »interessierten Laien« zu vermitteln.

Nutzen Sie dabei ggf. auch die reichhaltige Literatur zum SORKC-Modell. Auch das begleitend zu diesem Manual erstellte Lehrbuch soll mit seinen ausführlichen Erläuterungen und vielen Beispielen zu einem tieferen Verständnis beitragen.

5   Praxis: Stressmanagement für Gruppen

Der Stressmanagement-Kurs für Gruppen kann in verschiedenen Formen durchgeführt werden:

1.   Stressmanagement in 12 Gruppensitzungen (Langform)

Diese ausführliche Langform ist im vorliegenden Manual beschrieben und eignet sich besonders für geschlossene Gruppen. Jede Sitzung besteht dabei aus einer Abfolge von Modulen, die jeweils eine einheitliche Gliederung aufweisen (Lernziele, Vorbereitung, Durchführung, Arbeitsmaterialien, Ergänzung), mit Ausnahme mancher Hausaufgaben und deren Besprechung.

2.   Stressmanagement in mehreren (n < 12) Gruppensitzungen (Kurzform)

Diese Kurzform eignet sich besonders für halboffene Gruppen und ist gegenüber der Langform verkürzt auf die gewünschte oder institutionell abgestimmte Sitzungsanzahl. So können z. B. die Module für das gegenseitige Kennenlernen der Teilnehmer und die Klärung der Ziele, Erwartungen und persönlichen Voraussetzungen entfallen, wenn die Teilnehmer sich bereits kennen, z. B. im Rahmen ihrer Rehabilitation in einer Fachklinik. Oder es werden weniger ausführliche oder kürzere Fallbesprechungen durchgeführt. Oder es werden weniger Themen behandelt. So kann man in kürzeren Kursen z. B. auf die Sitzungen und Module verzichten, die das SORKC-Modell im Detail behandeln.

3.   Stressmanagement mit themenspezifischen Modulen (Freie Form)

Die variable Form eignet sich auch für halboffene und offene Gruppen, wobei hier die Module danach ausgewählt werden, ob sie thematisch in ein bereits bestehendes Kursprogramm passen oder dieses sinnvoll ergänzen. Hierbei ist keine bestimmte Zahl von Sitzungen erforderlich, der Einsatz eines Moduls ist in solchen Fällen themenspezifisch und sitzungsunabhängig.

Jede Sitzung besteht aus einer Reihe aufeinanderfolgender *Module*. Zur raschen Orientierung ist in jeder Sitzung der jeweilige *Titel des Moduls* mit einer Umrandung versehen.

Die Struktur der drei Kursformen mit den Sitzungen und Modulen ist in Abbildung 1 dargestellt (► Abb. 1).

LANGFORM

Sitzung 1				Sitzung				Sitzung 3				...	Sitzung 11				Sitzung 12			
M	M	M	M	M	M	M	M	M	M	M	M		M	M	M	M	M	M	M	M
1	3	3	4	5	6	7	8	9	10	11	12	...	41	42	43	44	45	46	47	48

M = Modul

KURZFORM (eine von mehreren Optionen)

Sitzung 1				Sitzung 2				...	Sitzung n			
M	M	M	M	M	M	M	M		M	M	M	M
5	6	7	8	10	11	15	16	...	31	32	33	47

LAUFENDES THERAPIEPROGRAMM   (eine von mehreren Optionen)

		M	M														M	M	
		6	7														47	48	...

Für jedes Modul: 1. Lernziele

(außer Hausaufgaben)   2. Vorbereitung

3. Durchführung

4. Arbeitsmaterialien

5. Ergänzung (falls passend)

Abb. 1: Struktur der Kursformen, Sitzungen und Module (Typisierende Darstellung, d. h. die Gesamtzahl von maximal 54 Modulen in diesem Manual sowie deren Aufteilung auf eine selbst gewählte Anzahl von Sitzungen kann je nach Durchführungsform variieren)

»Kenntnis der Arbeitsblätter«

Bitte machen Sie sich zur Vorbereitung einer Sitzung mit allen Arbeitsblättern vertraut, die Sie in dieser Sitzung einsetzen.

Die Beschreibung jedes einzelnen Moduls (mit Ausnahme mancher Hausaufgaben) folgt dem gleichen *Stufenschema*:

1. **Lernziele:** Die Lernziele beschreiben das angestrebte Ergebnis.
2. **Vorbereitung:** Hier werden Ihnen für Ihre Vorbereitung als Kursleiter und als Arbeitshilfe für die spätere Durchführung ggf. Erläuterungen und Hinweise zu den Inhalten des jeweiligen Moduls gegeben. Des Weiteren werden die Titel aller Arbeitsmaterialien aufgeführt, die für diese Sitzung vorgesehen sind.
3. **Durchführung:** Hier wird der Ablauf beim Einsatz des Moduls beschrieben, mit Angabe der einzelnen Schritte und der Arbeitsmaterialien. Für einzelne Module sind optionale Leitfragen oder optionale Leitaussagen aufgeführt, um die Diskussion anzuregen. Optional sind auch die Formulierungsvorschläge für Instruktionen von Ihnen als Kursleiter, die in wörtlicher Rede formuliert und in Anführungszeichen gesetzt sind.
4. **Arbeitsmaterialien:** Kursinterne Arbeitsmaterialien, die für dieses Modul verwendet werden. (Diese sowie zusätzliche Arbeitsmaterialien stehen online zur Verfügung).
5. **Ergänzung:** Hier finden Sie Hinweise zu weiterführender Literatur und/oder zu weiteren externen Arbeitsmaterialien in anderen Publikationen oder Medien.

Durch diesen Aufbau können Sie Ihren Stressmanagement-Kurs frei gestalten:

- Sie übernehmen alle Sitzungen mit allen zugehörigen Modulen (Langform).
- Oder Sie wählen für mehrere Sitzungen thematisch passende Module aus, unter Weglassung oder Kürzung anderer Module (Kurzform).
- Oder Sie wählen je nach Lernziel ein passendes themenspezifisches Modul (Freie Form), z. B. als Baustein in einem Therapieprogramm.

Zur Unterstützung der flexiblen Handhabung und Gestaltung ist online eine zentrale *Organisationsdatei* (»KL_TABELLEN_Organisation«) verfügbar.

Denken Sie an das oben erwähnte Steinbruch-Prinzip: Dieses Manual ist als Richtschnur gedacht. D. h. alle Inhalte und Vorgehensweisen, auch innerhalb der Module, sind nur prinzipielle Empfehlungen. Je nach Qualifikation, theoretischer Ausrichtung, praktischer Erfahrung und Ihrer eigenen Persönlichkeit, je nach der Struktur und Zusammensetzung der Gruppe sowie je nach den institutionellen und sonstigen Rahmenbedingungen können Sie angepasst werden.

Im Folgenden werden für die *Langform* (12 Gruppensitzungen mit ihren zugeordneten Modulen) Hinweise und Anleitungen für die Durchführung gegeben.

5.1 Sitzung 01: Begrüßung, Übersicht, Kennenlernen

Die Einführungssitzung dient dem gegenseitigen Kennenlernen, dem Aufbau einer positiven Gruppenatmosphäre sowie dem orientierenden Überblick über die Themen und Inhalte der Module des gesamten Kurses.

Um die große Bedeutung der Hausaufgaben hervorzuheben, erhalten die Teilnehmer am Ende dieser Sitzung hierfür ein Informationsblatt zur Lektüre zuhause, zusammen mit ihrer ersten Hausaufgabe, welche sie bis zur nächsten Sitzung bearbeiten sollen.

5.1.1 Begrüßung und Einführung

Vorbereitung

Wenn ein formaler Rahmen eine strukturierte Einführung nahelegt oder wenn Sie als Anfänger hierfür ein strukturiertes Informationsblatt zur Verfügung haben wollen, können Sie die nachfolgend aufgeführten Arbeitsblätter für die Begrüßung und Einführung verwenden. Die »Alten Hasen« unter Ihnen werden sich dagegen wohl eher an ihr gewohntes und bewährtes Format halten und eher eigene Worte wählen. Ggf. können Sie den Teilnehmern das Informationsblatt zur Begrüßung und Einführung (siehe unten) auch bei der Einladung zum Kurs zusenden, als Vorbereitung für die erste Sitzung.

Halten Sie für die Durchführung ggf. folgende *Arbeitsmaterialien* bereit:

- *TN | INFO | Begrüßung und Einführung.*

Durchführung

Begrüßen Sie die Teilnehmer, geben Sie Ihnen eine kurze, orientierende *Einführung* in den Kurs und stellen Sie sich ihnen vor. Wählen Sie hierfür Ihr eigenes Format und persönliche Worte oder nutzen Sie hierfür die strukturierte Form unter Verwendung des oben genannten Arbeitsblatts. Auch die Kombination ist möglich, d. h. die Begrüßung in eigenen Worten unter Verweis auf das Informationsblatt mit ergänzenden Einführungsbemerkungen.

TN | INFO | Begrüßung und Einführung

Begrüßung und Einführung

Liebe Teilnehmerin, lieber Teilnehmer,

herzlich willkommen und danke für Ihre Bereitschaft, an diesem Stress-Management-Programm (SMP) teilzunehmen.

In dieser ersten Sitzung geht es erst einmal darum, dass wir uns alle gegenseitig **kennenlernen**.

Auch wollen wir danach die verschiedenen **Erwartungen**, mit denen Sie zum SMP kommen, gemeinsam besprechen, um zu erfahren, was Sie nach dem SMP mit nachhause nehmen möchten, um die Belastungen in Ihrem Alltag erfolgreich zu bewältigen.

Nicht selten ist es eine besondere **Lebenssituation** oder ein bestimmter **Anlass**, der Sie bewogen hat, an diesem SMP teilzunehmen. Inwieweit Ihre Teilnahme am SMP dabei helfen kann, diese Lebens- oder Belastungssituation besser zu bewältigen, wird sich wohl erst danach zeigen.

Dabei können Sie gerne diese Situation bzw. den konkreten Anlass hier in das SMP **einbringen** und besprechen, sofern Sie sich in dieser Gruppe gut aufgehoben fühlen und Vertrauen zu den anderen Anwesenden haben. Wir haben aber auch Verständnis dafür, wenn Sie sich aus persönlichen Gründen lieber etwas zurückhalten möchten. Wieviel ein Teilnehmer von sich selbst „**öffentlich**" machen möchte, soll hier stets seine eigene Entscheidung sein und von allen respektiert werden. Auch wenn wir Sie hier nicht zur Verschwiegenheit verpflichten können, bitte ich Sie sehr darum, alles hier Gesprochene und Erlebte mit **Vertraulichkeit** und **Respekt** voreinander zu behandeln.

Natürlich brauchen wir **konkrete Beispiele und Szenarien** von Stress-Situationen, mit denen wir arbeiten können. Sofern Sie also das Stressmanagementprogramm und die Gruppensituation mit all den Lebenserfahrungen der Anwesenden nutzen wollen, um sich Hilfen und Anregungen für Ihr Stressmanagement zu holen, so können Sie gerne im Verlauf dieses Kurses **eigene** Beispiele einbringen. Wählen Sie hierbei zu Beginn eher ein konkretes, umschriebenes, überschaubares und nicht zu komplexes Beispiel aus, bei dem auch Ihr persönlicher Raum bzw. Ihre Intimität gewahrt bleiben. Mit zunehmender Übung können wir dann gerne zu komplexeren Beispielen übergehen. **Stellvertretend** können Sie auch Beispiele von anderen, Ihnen bekannten Menschen einbringen, die vielleicht in einer ähnlichen Situation wie Sie selbst sind. Und schließlich können Ihnen auch die hoffentlich zahlreichen **Beispiele der anderen Teilnehmer** helfen, an deren „Modell" zu erfahren und zu lernen, wie diese mit den entsprechenden Situationen umgehen.

Sie werden in diesem Kurs viele Techniken und Strategien kennenlernen, wie man mit Anforderungen und Belastungen umgeht. Und an vielen Beispielen werden Sie sehen und üben, wie man diese Techniken und Strategien einsetzen kann. Haben Sie den Mut und die Zuversicht, dies auch nach dem Kurs weiterzuführen. **Danke und viel Erfolg!**

5.1.2 Überblick über die Sitzungen

Lernziele

Die Teilnehmer kennen im Überblick die Themen und Inhalte aller 12 Sitzungen.

Vorbereitung

Halten Sie für die Durchführung folgende *Arbeitsmaterialien* bereit:

- *TN | INFO | Stressmanagement – Überblick über die Sitzungen.*

Durchführung

- Teilen Sie das Arbeitsblatt *TN | INFO | Stressmanagement – Überblick über die Sitzungen* aus.
- Gehen Sie die einzelnen Sitzungen mit ihren jeweiligen Modulen und Themen zügig durch, es geht hier nur um einen Überblick. Halten Sie dabei Blickkontakt zu den Teilnehmern und lassen Sie unmittelbare Verständnisfragen zu.
- Sie können einzelne Themen der Übersicht kurz kommentieren, je nach Zusammensetzung der Gruppe und Qualifikation der Teilnehmer.
- Vermeiden Sie jedoch längere Ausführungen und weisen Sie ggf. darauf hin, dass alle aufgeführten Module und Themen in der jeweiligen Sitzung ausführlich behandelt werden.
- Fragen Sie am Ende nach, ob sich jeder Teilnehmer in etwa vorstellen kann, was ihn/sie erwartet und ob es hierzu noch Verständnisfragen gibt. Falls ja, gehen Sie bitte kurz darauf ein.

TN | INFO | Stressmanagement – Überblick über die Sitzungen

Stressmanagement – Überblick über die Sitzungen

Hier ist der „**Fahrplan**" für Ihren Stressmanagement-Kurs in 12 Sitzungen.

– Bringen Sie diese Übersicht bitte zu jeder Sitzung mit! –

1. Sitzung: Begrüßung, Übersicht, Kennenlernen

- Begrüßung und Einführung.
- Überblick über die Sitzungen.
- Gegenseitiges Kennenlernen.
- Bedeutung der Hausaufgaben.
- Hausaufgabe: „Eigene Stress-Situationen im Alltag."

2. Sitzung: Eigene Stress-Situationen – es geht um mich!

- Erfahrungen bei der Hausaufgabe „Eigene Stress-Situationen im Alltag".
- Stress – ein kurzer Begriff mit einer langen Tradition.
- Hausaufgabe „Meine persönliche Stress-Situation".

3. Sitzung: Stress und Belastung systematisch beschreiben

- Erfahrungen bei der Hausaufgabe „Meine persönliche Stress-Situation".
- Systematische Beschreibung von Stress mit dem SORKC-Modell.
- Hausaufgabe „Meine persönliche Stress-Situation – Beschreibung mit SORKC".

4. Sitzung: Stressmanagement mit SORKC

- Erfahrungen bei der Hausaufgabe „Meine persönliche Stress-Situation – Beschreibung mit SORKC".
- Bedeutung der Fallbesprechungen.
- Fallbesprechung 01: „Beschreibung mit SORKC".
- Stress-Diagnostik.
- Stressmanagement mit SORKC.
- Hausaufgabe „Stressmanagement mit SORKC".

5. Sitzung: Stress – wenn der Teufel im Detail steckt

- Erfahrungen bei der Hausaufgabe „Stressmanagement mit SORKC".
- Fallbesprechung 02: „Stress – der Teufel im Detail."
- Fallbesprechung 03: „Stress – der Teufel im Detail".
- Stress – wenn der Teufel im Detail steckt.

TN | INFO | Stressmanagement – Überblick über die Sitzungen

- Hausaufgabe „PSS – der Teufel im Detail".

6. Sitzung: Stress – mein Verhalten und die Konsequenzen

- Erfahrungen bei der Hausaufgabe „PSS – der Teufel im Detail".
- Fallbesprechung 04: „Stressmanagement – SOR".
- Fallbesprechung 05: „Stressmanagement – SOR".
- Stress – Konsequenzen und Kontingenzen.
- Hausaufgabe „PSS – Konsequenzen und Kontingenzen".

7. Sitzung: Kurzfristiges Stressmanagement – wenn es brennt

- Erfahrungen bei der Hausaufgabe „PSS – Konsequenzen und Kontingenzen".
- Fallbesprechung 06: „Stressmanagement – C und K".
- Fallbesprechung 07: „Stressmanagement – C und K".
- Stress – was kann ich sofort tun?
- Hausaufgabe „Kurzfristiges Stressmanagement".

8. Sitzung: Langfristiges Stressmanagement – wenn ich Zeit brauche

- Erfahrungen bei der Hausaufgabe „Kurzfristiges Stressmanagement".
- Fallbesprechung 08: „Kurzfristiges Stressmanagement."
- Fallbesprechung 09: „Kurzfristiges Stressmanagement".
- Langfristiges Stressmanagement – für welche Änderungen brauche ich Zeit?
- Hausaufgabe „Langfristiges Stressmanagement."

TN | INFO | Stressmanagement – Überblick über die Sitzungen

9. Sitzung: Burnout – wenn Stress zur Erschöpfung führt

- Erfahrungen bei der Hausaufgabe „Langfristiges Stressmanagement."
- Fallbesprechung 10: „Langfristiges Stressmanagement."
- Fallbesprechung 11: „Langfristiges Stressmanagement".
- Burnout – wenn Stress zur Erschöpfung führt.
- Hausaufgabe „Burnout-Prävention".

10. Sitzung: Mein Leben im Gleichgewicht – Work-Life-Balance und Life-Work-Balance

- Erfahrungen bei der Hausaufgabe „Burnout-Prävention".
- Fallbesprechung 12: „Burnout-Prävention".
- Work-Life-Balance und Life-Work-Balance.
- Hausaufgabe „Work-Life-Balance und Life-Work-Balance".

11. Sitzung: Stress begleitet unser Leben – Lebensphasen und Entwicklungsaufgaben

- Erfahrungen bei der Hausaufgabe „Work-Life-Balance und Life-Work-Balance".
- Fallbesprechung 13: Work-Life-Balance und Life-Work-Balance.
- Stressmanagement in wichtigen Lebensphasen – Entwicklungsaufgaben.
- Hausaufgabe „Wichtige Lebensphasen und Entwicklungsaufgaben".

12. Sitzung: Stressmanagement, Nachhaltigkeit und die Kunst der Lebensführung

- Erfahrungen bei der Hausaufgabe „Wichtige Lebensphasen und Entwicklungsaufgaben".
- Fallbesprechung 14: Wichtige Lebensphasen und Entwicklungsaufgaben.
- Stressmanagement, Nachhaltigkeit und die Kunst der Lebensführung.
- Rückmeldung und Verabschiedung.

5.1.3 Gegenseitiges Kennenlernen

Eine gute Gruppenatmosphäre und ein gemeinsames Einstimmen auf den Kurs kann sich positiv auf den weiteren Kursverlauf auswirken. Wenn die Teilnehmer sich bisher überhaupt nicht kennen, sollten sie deshalb für ihr gegenseitiges Kennenlernen ausreichend Zeit haben. Für diese »Aufwärmphase« eignet sich eine nachfolgend beschriebene *Kommunikationsübung* zur gegenseitigen Vorstellung. Bei dieser Übung machen die Teilnehmer Angaben zu ihrer *Person*, ihren *Zielen* und *Erwartungen* sowie ihren persönlichen *Voraussetzungen*.

»Falls die Teilnehmer sich bereits kennen«

Falls die Teilnehmer sich alle bereits kennen oder falls ein eher formales Setting vorliegt (z. B. in einem Unternehmen) oder falls andere Gründe es nahelegen, können sich die Teilnehmer im Rahmen einer kurzen Vorstellungsrunde auch selbst miteinander bekanntmachen. Oder es kann auf dieses Modul verzichtet werden.

»Ziele, Erwartungen, persönliche Voraussetzungen«

Falls Sie auf die Übung verzichten, jedoch von den Teilnehmern deren Ziele, Erwartungen und Voraussetzungen erfragen wollen, können Sie hierfür optional den Fragebogen *TN | FRAGEBOGEN | Ziele – Erwartungen – Voraussetzungen* verwenden (siehe Arbeitsmaterialien).

Lernziele

Die Teilnehmer haben sich in einer Kommunikationsübung zuerst in einer Zweiergruppe ihrem Gegenüber wechselseitig selbst vorgestellt und danach ihr Gegenüber jeweils allen anderen Gruppenmitgliedern vorgestellt.

Dabei hat jeder Teilnehmer Aussagen gemacht zu seiner *Person*, zu seinen *Zielen* und *Erwartungen* sowie zu seinen *persönlichen Voraussetzungen*.

Vorbereitung

Da die Kommunikationsübung zum gegenseitigen Kennenlernen durch Aufteilung der Kursgruppe in *Zweiergruppen* erfolgen soll, sollten Sie zuvor die Räumlichkeiten vor Ort kennen, um entscheiden zu können, ob diese Übung dort in mehreren Zweiergruppen durchführbar ist, sei es in mehreren Räumen oder benutzbaren ruhigen Flurabschnitten mit Sitzgelegenheit oder in einzelnen Ecken bei großen Räumen.

Die im Arbeitsblatt *TN | ÜBUNG | Gegenseitiges Kennenlernen* beschriebene Kommunikationsübung erfordert von jedem Teilnehmer sowohl *aktives Zuhören* in der Zweiergruppe als auch die nachfolgende Präsentation des Gegenübers in der Gruppe.

Wenn es die Räumlichkeiten erlauben, gehen Sie durch die Gruppen und stellen sich als Ansprechpartner für Fragen zur Verfügung.

Verlassen Sie sich nicht auf das *Zeitmanagement* der Zweiergruppen, sondern achten Sie auf die Einhaltung der vorgegebenen Zeiten. Vereinbaren Sie z. B. ein bestimmtes Signal, das den Rollenwechsel einleiten soll oder die Rückkehr in die Großgruppe ankündigt (mit einem Puffer, z. B. einer Minute).

Diese Übung kann bereits als *erster Provokationstest für sozialen Stress* dienen (aktiv einer fremden Person zuhören; sich Gehörtes merken; vor einer Gruppe das Gehörte präsentieren; das Zeitmanagement in Abstimmung mit dem Gegenüber einhalten). Falls die Übung von Teilnehmern bereits als Stress erlebt wird, können Sie diese ggf. für eine Fallbesprechung im weiteren Verlauf des Kurses vorsehen.

Halten Sie für die Durchführung folgende *Arbeitsmaterialien* bereit:

- *TN | ÜBUNG | Gegenseitiges Kennenlernen*, sowie je nach Bedarf ggf.
- *TN | FRAGEBOGEN | Ziele – Erwartungen – Voraussetzungen.*

Durchführung

Führen Sie zuerst in die Übung ein, z. B. mit folgenden Worten: *»Wir werden jetzt eine Übung zum gegenseitigen Kennenlernen durchführen: Diese Übung mag manchen von Ihnen an eine Art »Speed Dating« erinnern, also eine Form der Begegnung, bei der es darauf ankommt, sein unbekanntes Gegenüber in kurzer Zeit kennenzulernen. Hierfür erhalten Sie jetzt ein Arbeitsblatt, auf dem die Übung genau beschrieben ist. Wir werden dieses Arbeitsblatt erst zusammen durchgehen und dann die Übung durchführen.«*

Teilen Sie dann das Arbeitsblatt *TN | ÜBUNG | Gegenseitiges Kennenlernen* an die Teilnehmer aus und gehen Sie mit ihnen den Text für diese Übung durch. Fragen Sie dabei nach, ob die Teilnehmer alle einzelnen Schritte der Übung verstanden haben und so wie beschrieben durchführen können.

Wenn dies bejaht wird, so lassen Sie die Teilnehmer zuerst die Übung in Form der Zweiergruppen durchführen. Gehen Sie dabei von einer Zweiergruppe zur anderen und erklären Sie sich bereit für (kurze!) Nachfragen. Achten Sie dabei darauf, ob die wechselseitigen Vorstellungen zur Person mit dem gebührenden Respekt und Fingerspitzengefühl ablaufen und dass die Zeit von maximal 10 Minuten für jeden Teilnehmer eingehalten wird.

Nach 20 Minuten bitten Sie die Teilnehmer aller Zweiergruppen, nunmehr zum Abschluss zu kommen und sich wieder in der Gesamtgruppe einzufinden.

In der Gesamtgruppe verweisen Sie auf das Arbeitsblatt mit den Worten: *»Nun bitte ich alle Zweiergruppen, ihr jeweiliges Gegenüber der Reihe nach allen anderen Teilnehmern vorzustellen. Fassen Sie dabei in drei Minuten zusammen, was Ihnen Ihr Gegenüber zu seiner oder ihrer Person, zu seinen oder ihren Zielen und Erwartungen sowie persönlichen Voraussetzungen mitgeteilt hat.«*

Fragen Sie bei jedem Teilnehmer, der vorgestellt wurde, nach, ob er/sie sich als richtig vorgestellt erlebt hat und ggf. etwas dazu sagen oder ergänzen möchte.

Achten Sie als Kursleiter darauf, dass bei der Vorstellung der Teilnehmer, sei es in der Zweiergruppe oder in der Gesamtgruppe, keine »Ausfrage-Situation« entsteht, niemand zu einer Antwort gedrängt wird und die jeweilige Privat- und Intimsphäre respektiert und gewahrt bleiben. (Dies gilt auch für spätere Phasen und Gruppensitzungen). Achten Sie auch auf die Zeiteinhaltung, aber seien Sie hier flexibel in Bezug auf die Gruppendynamik.

TN | ÜBUNG | Gegenseitiges Kennenlernen

Gegenseitiges Kennenlernen

Liebe Teilnehmerinnen und Teilnehmer,

damit Sie sich alle näher kennenlernen, werden wir hierfür eine kleine **Übung** durchführen. Diese wird in folgender Form ablaufen:

(1) Zunächst bilden wir **Zweiergruppen** (Teilnehmer A, Teilnehmer B), in denen Sie sich jeweils Ihrem Gegenüber vorstellen und umgekehrt. Suchen Sie sich hierfür unter den Teilnehmern einen Partner aus, am besten jemanden, den Sie noch nicht oder nur wenig kennen. Bei einer ungeraden Teilnehmerzahl werde ich mich gerne selbst als Partner zur Verfügung stellen.

(2) Suchen Sie sich mit Ihrem Gegenüber für die Zweiergruppe einen ruhigen Platz.

(3) Nachdem in der Zweiergruppe jeder sich seinem Partner vorgestellt hat, kommen wir alle wieder in der **Gesamtgruppe** zusammen. Dort stellt dann jeder Teilnehmer sein Gegenüber aus der jeweiligen Zweiergruppe den Anderen vor.

(4) Sobald Sie selbst von Ihrem Gegenüber aus der Zweiergruppe vorgestellt wurden, können Sie ggf. anmerken, ob Sie sich als richtig vorgestellt erlebt haben und ob Sie noch etwas dazu sagen oder ergänzen möchten.

(5) Zum Ende jeder Einzelvorstellung werde ich als Kursleiter nachfragen, ob noch etwas unklar geblieben ist oder ob es noch Fragen gibt.

Bitte beachten Sie, dass Sie bei der gegenseitigen Vorstellung in der Zweiergruppe ihr Gegenüber nicht zu einer Antwort drängen und die Privat- und Intimsphäre achten. Wenn jemand von Ihnen etwas sagt, von dem er dann doch nicht möchte, dass es in der Gesamtgruppe erwähnt wird, soll er/sie dies gleich seinem Gegenüber so mitteilen.

Die gegenseitige Vorstellung in der **Kleingruppe** sollte insgesamt 20 Minuten dauern. D. h. **jeder** von Ihnen hat in der Zweiergruppe **10 Minuten** Zeit, sich seinem Gegenüber vorzustellen. Danach werden wir uns wieder in der Gesamtgruppe treffen.

In der **Gesamtgruppe** soll dann **jede Vorstellung** der eigenen Person durch dessen Gegenüber **3 Minuten** betragen, d. h. Sie fassen dann das von Ihrem Gegenüber Gehörte für die Anderen entsprechend zusammen.

Denken Sie bitte daran: Geben Sie bei der Vorstellung Ihrer eigenen Person nur das an, wo sie sich wohl dabei fühlen und was Sie aus freien Stücken angeben möchten, ohne sich gedrängt zu fühlen. Ihr Gegenüber sollte aktiv zuhören und darf gerne nachfragen, soll aber Ihren persönlichen Schutzraum und Ihre Intimsphäre berücksichtigen.

TN | ÜBUNG | Gegenseitiges Kennenlernen

Für Ihre Vorstellung bitten wir Sie um folgende **Angaben** zu …

- Ihrer **eigenen Person**, z. B.:
  - Ihr Vorname und Ihr Familienname,
  - Ihr Alter (oder Ihre Altersklasse),
  - Ihr Wohnort (oder die Region),
  - Ihr Beruf/Funktion/Tätigkeit,
  - Ihre Arbeitsstätte oder die entsprechende Institution,
  - ggf. Ihre private Lebenssituation, z. B. Familienstand, Kinder, usw.,
  - ggf. Ihre Hobbies.
- Ihren **Zielen**, d. h. welche Ergebnisse wünschen Sie sich?
- Ihren **Erwartungen** an den Kurs.
- Ihren **persönlichen Voraussetzungen**, die Sie für diesen Kurs mitbringen, z. B. Vorerfahrungen in Stressmanagement, Entspannung, Meditation, Achtsamkeit etc.

Wir bilden jetzt Zweiergruppen und stellen uns gegenseitig vor (jeweils 10 Min).

Nach der gegenseitigen Vorstellung in der Zweiergruppe:

Vorstellung aller Teilnehmer in der Gesamtgruppe (jeweils 3 Min)

Fassen Sie nun in **3 Minuten** zusammen, was Ihnen Ihr Gegenüber zu seiner/ihrer Person mitgeteilt hat und was Ihnen davon am wichtigsten erscheint.

Jeder von Ihnen, der von seinem Gegenüber vorgestellt wird, kann unmittelbar danach angeben, ob diese Vorstellung so in Ordnung war. Ggf. können Sie gerne auch noch etwas dazu sagen oder ergänzen.

Ende der Übung!

Wir hoffen, dass Sie sich durch diese Übung nun alle ein bisschen besser kennengelernt haben.

Herzlichen Dank!

TN | FRAGEBOGEN | Ziele – Erwartungen – Voraussetzungen

Ziele, Erwartungen, Voraussetzungen

Liebe Teilnehmerin, lieber Teilnehmer,

jeder von Ihnen kommt mit bestimmten eigenen Vorstellungen, Zielen, Erwartungen und Voraussetzungen zu diesem Kurs. Diese zu kennen – zumindest orientierend – wäre hilfreich, um sie im Verlauf dieses Kurses besser berücksichtigen zu können. Wir bitten Sie deshalb, uns hierzu einige Fragen zu beantworten.
Auch diese Angaben von Ihrer Seite sind natürlich freiwillig. Sollten Sie bei bestimmten Fragen oder Punkten Bedenken haben, nähere Angaben zu machen, so lassen sie diese aus und beschränken sich auf das, was Sie öffentlich machen wollen.

Nun zu den Fragen:

Ich habe folgende Erwartungen an den Kurs:
(Welche Inhalte wünschen Sie sich im Kurs?
Was wünschen Sie sich für die Gestaltung oder den Ablauf dieses Kurses?)

- ....
- ....
- ....
- ....

Ich habe für diesen Kurs folgende Ziele: (Was möchten Sie durch den Kurs erreichen? Welche Ergebnisse wünschen Sie sich?)

- ....
- ....
- ....
- ....

Für den Kurs bringe ich folgende **Voraussetzungen** mit (bitte Zutreffendes ankreuzen):

☐	Systematische Vorerfahrungen mit Stressmanagement
☐	Systematische Vorerfahrungen mit Entspannung (Autogenes Training, Progressive Muskelentspannung nach Jacobson, oder ähnliches)
☐	Systematische Vorerfahrungen mit Achtsamkeit (MBSR o. ä.)
☐	Systematische Vorerfahrungen mit Meditation
☐	Sonstige Vorerfahrungen:
☐	Sonstige Vorerfahrungen:

(Falls der Platz nicht ausreicht, ggf. bitte Rückseite benutzen! Herzlichen Dank!)

5.1.4 Bedeutung der Hausaufgaben

Bevor Sie den Teilnehmern die erste Hausaufgabe mitgeben, sollten Sie ihnen zuerst deren Bedeutung im Rahmen eines verhaltensorientierten Stressmanagement-Kurses erklären. Hierzu dienen zwei Arbeitsblätter, eines für Sie zur Orientierung als Kursleiter, das andere für die Teilnehmer zur Information und zum Durchlesen zuhause.

Lernziele

Die Teilnehmer kennen die Bedeutung der Hausaufgaben für ihren Stressmanagement-Kurs und haben das entsprechende Arbeitsblatt hierzu gelesen.

Vorbereitung

Lesen Sie die Hinweise für den Kursleiter im Arbeitsblatt *KL | INFO | Bedeutung der Hausaufgaben*.

Natürlich können Sie den Teilnehmern die Bedeutung von Hausaufgaben auch in eigenen Worten vermitteln. Jedoch ist es sinnvoll und hilfreich für die Teilnehmer, Ihnen zur Information und ggf. zur Erinnerung das Arbeitsblatt *TN | INFO | Bedeutung der Hausaufgaben* mitzugeben.

Halten Sie für die Durchführung folgende Arbeitsmaterialien bereit:

* *KL | INFO | Bedeutung der Hausaufgaben*
* *TN | INFO | Bedeutung der Hausaufgaben*

Durchführung

Erklären Sie den Teilnehmern, dass Hausaufgaben im Rahmen dieses Kurses eine große Bedeutung zukommt und überreichen Sie Ihnen hierfür das Arbeitsblatt *TN | INFO | Bedeutung der Hausaufgaben*, mit der Bitte, dieses zuhause durchzulesen, bevor Sie eine (ggf. gleich nachfolgende) Hausaufgabe bearbeiten.

Da es sinnvoll ist, die Einführung in die Bedeutung von Hausaufgaben gleich mit der ersten Hausaufgabe zu verbinden, sollten Sie diese anschließend stellen.

KL | INFO | Bedeutung der Hausaufgaben

Bedeutung der Hausaufgaben

– Hinweise für den Kursleiter –

Ziel und Zweck der Hausaufgaben

- Die Bedeutung der Hausaufgaben ist im entsprechenden Arbeitsblatt für die Teilnehmer bereits eingehend erläutert.

- Ergänzend hierzu besteht Ihre Rolle als Kursleiter darin, den Teilnehmern die Funktion der Hausaufgaben im Sinne **aktiver Auseinandersetzung** mit ihren eigenen Stress-Situationen nachhaltig über den Verlauf des Kurses immer wieder nahezubringen und zu erklären.

- Dies geschieht am ehesten unter Betonung der **konkreten, verhaltensorientierten Beschreibung**, sei es (eher zu Beginn) mit freien Worten, oder (eher später) im Rahmen des SORKC-Modells. Die Idee des „Drehbuchs" oder der „Regieanweisung" oder der „laufenden Kamera" kann dies verdeutlichen.

Engagement und Motivation bei den Hausarbeiten

- Wichtig ist das Engagement der Teilnehmer, zu dem Sie durch motivierende Maßnahmen beitragen können. **Loben** Sie die Teilnehmer gerade am Anfang auch für die kleinen und kleinsten **Fortschritte**, die sie bei ihrem Stressmanagement schildern.

- Bringen Sie die **Ressourcen** der Teilnehmer in Erfahrung, gerade auch dann, wenn ein Teilnehmer nur Probleme schildert, und verweisen Sie ggf. auf diese. (Kein Mensch hat <u>nur</u> Probleme).

- Sprechen Sie Mut zu, wenn es beim Stressmanagement-Marathon schwieriger wird, z. B. unter Verweis auf den altbekannten Spruch „Auch der längste Weg beginnt mit dem ersten Schritt". Und achten Sie bei den Beispielen gerade darauf, was im individuellen Fall **der erste oder der nächste Schritt** beinhaltet.

- Verstärken Sie jedes **aktive Einbringen** einer eigenen Erfahrung oder einer Frage, wo es passt. Machen Sie den Teilnehmern gegenüber deutlich, was bereits die alten Römer wussten: **„Tua res agitur!"** („Es geht um Deine Sache!").

Aufgeben der Hausaufgabe

- Einfache Hausaufgaben können mündlich bzw. in eigenen Worten gestellt werden. Komplexere Hausaufgaben liegen verschriftlicht in Form eines Arbeitsblatts für die Teilnehmer vor. Dies betont die Transparenz, Verständlichkeit und Verbindlichkeit der Aufgabe und ermöglicht es den Teilnehmern, bei Unklarheiten Fragen zu stellen.

KL | INFO | Bedeutung der Hausaufgaben

- In der Regel stellen Sie die Hausaufgabe am Ende einer Sitzung, ggf. mit dem Austeilen des jeweiligen Arbeitsblatts bzw. weiterer Unterlagen, falls erforderlich.

- Gehen Sie ggf. den Text der Hausaufgabe kursorisch mit den Teilnehmern durch bzw. vergewissern Sie sich, dass jeder die Aufgabe verstanden hat, z. B. mit den Worten:
  „Es ist sehr wichtig, dass jeder von Ihnen genau versteht, worauf es bei dieser Hausaufgabe ankommt. Vor allem sollten Sie wissen, was Sie im Rahmen dieser Hausaufgabe tun sollen."

Besprechung der Erfahrungen bei der Hausaufgabe

- Besprechen Sie eine gestellte Hausaufgabe möglichst gleich zu Beginn der darauffolgenden Sitzung. Diese zeitliche Kontiguität betont die Wichtigkeit und Verbindlichkeit der Hausaufgabe und stellt eine wichtige soziale Rückmeldung dar.

- Achten Sie darauf, dass prinzipiell **jeder Teilnehmer**, zumindest kurz, zu Wort kommt, indem Sie z. B. jeden in einer „Blitzlichtrunde" bitten, von seinen oder ihren Erfahrungen zu berichten.

- Da man von den Teilnehmern nicht erwarten kann, dass sie als „Laien" ihre persönliche Stress-Situation immer „modellgetreu" nach dem SORKC-Modell beschreiben können, sollte man, vor allem zu Beginn, hier eher behutsam vorgehen und ggf. mehr auf die **Konkretheit** und **Bildhaftigkeit** der Schilderungen achten („Drehbuch-Prinzip"). Dazu kann man auch die Teilnehmer einstimmen, indem man ihnen z. B. empfiehlt, beim Anhören einer Situationsschilderung vor ihrem inneren Auge einen Film ablaufen zu lassen.

- Die Besprechung der Erfahrungen bei den Hausaufgaben hat eine wichtige Funktion, die man als **„Screening für Fallbesprechungen"** bezeichnen könnte. Denn die Schilderungen der Teilnehmer können Aufschluss darüber geben, welche Art von Settings, Situationen, Stimuli, Personen- und Persönlichkeitsmerkmalen, Reaktionsmustern, sowie Konsequenzen und Kontingenzen beim Stress dieser Teilnehmer eine besondere Rolle spielen. Hier sind Sie als Kursleiter gefordert, indem Sie die wesentlichen Merkmale identifizieren, kommunizieren und ggf. als **Vorschlag für eine Fallbesprechung** einbringen.

TN | INFO | Bedeutung der Hausaufgaben

Bedeutung der Hausaufgaben

– Hinweise für die Teilnehmer –

Den Hausaufgaben kommt im Rahmen dieses Kurses eine große Bedeutung zu, denn:

(1) Die Hausaufgaben haben die Funktion eines **Schrittmachers** und erinnern Sie, sich auch zwischen den Gruppensitzungen mit Ihrem persönlichen Stress-Management zu beschäftigen.

(2) Die Hausaufgaben sollen Sie ermutigen und anleiten, sich mit konkreten Belastungs- und Stress-Situationen in Ihrem **Lebensalltag** auseinanderzusetzen und dabei mögliche Bewältigungsformen ggf. **auszuprobieren**.

(3) Die Hausaufgaben und deren Ergebnisse bei der Bearbeitung verhelfen Ihnen zu **Erfahrungen**, die Sie dann in den Gruppenkurs einbringen können, um so Ihr persönliches Stress-Management ggf. mit den Anderen zu besprechen und von ihnen soziale **Rückmeldung** zu erhalten.

(4) Die Hausaufgaben fördern Ihre **aktive** Einstellung zum Stressmanagement, da sie sich auf Ihr **Verhalten** in konkreten Situationen beziehen. Damit soll der **Transfer** des im Kurs Gelernten auf Ihren Alltag erleichtert werden.

In der Regel erhalten Sie am Ende jeder Kurssitzung eine **Hausaufgabe**, entweder mündlich oder in Form eines Arbeitsblatts, in dem die Aufgabenstellung beschrieben wird. Bitte bearbeiten Sie die Hausaufgabe rechtzeitig.

Bitte bringen Sie Ihre Unterlagen zu der darauffolgenden Sitzung mit, wo Ihre **Erfahrungen bei der Hausaufgabe** besprochen werden und Sie Gelegenheit haben,

- Ihre Fragen oder eventuelle Unklarheiten zu klären,

- zu berichten, was Sie als positiv erlebt haben und weiter entwickeln möchten,

- zu berichten, was Sie als negativ erlebt haben und ggf. ob bzw. welche Unterstützung Sie sich wünschen,

- sich Anregungen und Rückmeldungen von den anderen Teilnehmern zu holen,

- zu überlegen, ob Sie Ihre Erfahrungen für eine intensivere Betrachtung in eine Fallbesprechung einbringen möchten.

Widmen Sie sich Ihrer Hausaufgabe mit Mut, Zuversicht und Engagement.

Oder um es kurz und bündig mit Erich Kästner (2015) zu sagen:

„Es gibt nichts Gutes, außer: Man tut es".

Kästner E (2015) Es gibt nichts Gutes, außer: Man tut es: Kurz und bündig. Epigramme. Zürich: Atrium.

5.1.5   Hausaufgabe »Eigene Stress-Situationen im Alltag«

Die Schilderung eigener Stress-Situationen in freier Form und mit eigenen Worten soll allen zeigen, welche Situationen und Themen für das Stresserleben der Teilnehmer in dieser Gruppe eine bedeutsame Rolle spielen. Dem Kursleiter liefern diese Schilderungen Hinweise und Ansatzpunkte für Fallbesprechungen im Kursverlauf.

Lernziele

Die Teilnehmer haben sich als Vorbereitung für die nächste Sitzung mit eigenen Stress-Situationen aus ihrem Lebensalltag auseinandergesetzt und jeweils eine (oder wahlweise bis zu drei) Beispielsituationen in freier Form und in eigenen Worten auf einem Arbeitsblatt beschrieben. (Empfehlung: in digitaler Form, z. B. als Text-Datei).

Vorbereitung

Halten Sie für die Durchführung folgende *Arbeitsmaterialien* bereit:

* *TN | HAUSAUFGABE | Eigene Stress-Situationen im Alltag.*

Optional können Sie diese Hausaufgabe auch mit einem kurzen Eingangsfragebogen verbinden, z. B. wenn Sie den Teilnehmern als Anregung den *ESI (Everyday Stressors Index)* – Deutsche Version mitgeben (im Internet: https://www.psycharchives.org/).

Durchführung

Teilen Sie das Arbeitsblatt *TN | HAUSAUFGABE | Eigene Stress-Situationen im Alltag* aus. Es dient den Teilnehmern zur freien Beschreibung eigener Stress-Situationen im Alltag im Rahmen der Hausaufgabe. Für die spätere Besprechung und Protokollierung dieser Hausaufgabe ist es sinnvoll, den Teilnehmern dieses Arbeitsblatt (auch) in digitaler Form als Datei zu übergeben.

Da der kurze Einführungstext dieses Arbeitsblatts selbsterklärend ist, wird es in der Regel reichen, dass Sie den Text mit den Teilnehmern kurz durchgehen und sich vergewissern, dass alle die Hausaufgabe verstanden haben.

Danken Sie allen Teilnehmern für Ihre (hoffentlich engagierte) Mitarbeit, teilen Sie ihnen den Termin für die nächste Sitzung mit und verabschieden Sie sie bis zum nächsten Mal.

TN | HAUSAUFGABE | Eigene Stress-Situationen im Alltag

Eigene Stress-Situationen im Alltag

Wäre Ihr Leben stressfrei, wären Sie vermutlich nicht hier in diesem Kurs.

Was aber macht den Stress in Ihrem Leben aus? Oder anders gefragt:

WELCHE Alltagssituationen setzen Sie unter Stress?

Im Kurs wollen wir uns mit Ihren eigenen Stress-Situationen näher beschäftigen. Dazu müssen wir diese natürlich erst einmal kennen, zumindest im Ansatz.

Als Vorbereitung hierfür dient diese Hausaufgabe.

Beschreiben Sie bitte nachfolgend in freier Form eine **typische Situation** in Ihrem Alltag, in der Sie sich besonders im Stress fühlen. Falls es eher mehrere Situationen sind, die zusammengenommen für Stress sorgen, können Sie auch mehrere (bis zu drei) eigene Stress-Situationen beschreiben. Schreiben Sie dabei einfach drauflos, wie in einer Art Brainstorming, und notieren Sie, was Ihnen zu der jeweiligen Situation einfällt. Wahren Sie dabei jedoch Ihre Privat- und Intimsphäre, indem Sie nur das notieren, was Sie später im Kurs auch den anderen Teilnehmern kundtun wollen.

Sie können dies ggf. mit einem Bild verbinden, z. B., dass Sie einer Freundin oder einem Freund erzählen wollen, wie die jeweilige Situation aussieht, warum Sie sich im Stress fühlen und wie sich dies äußert.

Es gibt bei dieser Beschreibung kein RICHTIG oder FALSCH, sondern nur IHR persönliches Erleben, wie bestimmte Alltagssituationen Sie belasten.

Und nun schreiben Sie bitte:

(Falls der Platz nicht ausreicht, verwenden Sie bitte zusätzliche Notizblätter.)

Meine erste eigene Stress-Situation im Alltag:

TN | HAUSAUFGABE | Eigene Stress-Situationen im Alltag

(Ggf. können Sie hier weitere eigene Stress-Situationen beschreiben:)

Meine zweite eigene Stress-Situation im Alltag:

Meine dritte eigene Stress-Situation im Alltag:

Bringen Sie dieses Arbeitsblatt bitte ausgefüllt zur **nächsten Sitzung** mit!

Sie werden dann vom Kursleiter gebeten werden, jede ihrer eigenen Stress-Situationen kurz und prägnant den anderen Teilnehmern vorzustellen. Sie haben hierfür **3 Minuten** Zeit, entweder für **eine einzige Situation** oder für **bis zu drei Situationen** mit jeweils 1 Minute pro Situation. Kennzeichnen Sie ggf. die Punkte in Ihren Aufzeichnungen, die für die Vorstellung wichtig sind und üben Sie die Vorstellung und die Zeiteinhaltung!

Herzlichen Dank!

5.2   Sitzung 02: Eigene Stress-Situationen – es geht um mich!

Begrüßen Sie die Teilnehmer und gehen Sie mit ihnen die Inhalte und Themen dieser Sitzung in der Übersicht durch, z. B. mit den Worten: *»Heute beschäftigen wir uns mit Ihren eigenen Stress-Situationen in Ihrem Alltag. Hierfür haben Sie bereits im Rahmen Ihrer Hausaufgabe Erfahrungen gesammelt, die wir als erstes besprechen wollen. Danach setzen wir uns mit dem Begriff »Stress« und seinen Auswirkungen auseinander und betrachten hierzu weitere Begriffe wie »Burnout«, »Work-Life-Balance« u. a. Und zum Schluss erhalten Sie wieder eine Hausaufgabe, bei der Sie Ihre persönliche Stress-Situation auswählen und beschreiben sollen, mit der Sie sich in diesem Kurs weiter auseinandersetzen wollen.«*

5.2.1   Erfahrungen bei der Hausaufgabe »Eigene Stress-Situationen im Alltag«

Da die Teilnehmer hier zum ersten Mal in der Gruppe ihre eigenen Stress-Situationen im Alltag schildern, soll jeder zu Wort kommen.

Zugleich vermitteln die Schilderungen der Teilnehmer Ihnen als Kursleiter einen Eindruck von den *Stressbereichen* und dem *Stressniveau* in dieser Gruppe. Dies kann Ihnen helfen, für spätere Fallbesprechungen Vorschläge zu entwickeln.

Lernziele

Die Teilnehmer haben »Eigene Stress-Situationen im Alltag« in der Gruppe vorgestellt und ggf. von den anderen Teilnehmern hierzu eine Rückmeldung erhalten.

Vorbereitung

Im Rahmen der Hausaufgabe hat jeder Teilnehmer eine (oder wahlweise bis zu drei) eigene Stress-Situationen in freier Form niedergeschrieben, die er in der folgenden Gruppensitzung den anderen Teilnehmern kurz schildern soll.

Für Sie als Kursleiter ist es sinnvoll, diese geschilderten Stress-Situationen zu *protokollieren*. Diese Protokollierung kann als Erinnerungs- und Planungshilfe dienen, z. B. bei der Vorbereitung von Fallbesprechungen.

Sofern Sie, wie empfohlen, den Teilnehmern die Arbeitsblätter in digitaler Form zur Verfügung gestellt haben und die Schilderungen der Stress-Situationen in digitaler Form vorliegen (z. B. als Textdatei), können Sie (vorab) die Teilnehmer bitten, Ihnen diese zur Protokollierung und weiteren Kursgestaltung zu überlassen.

Sollten Sie eine Protokollierung in freier Form bevorzugen, z. B. unter Verwendung eines Flip-Charts oder anhand eigener Notizen, können Sie als Arbeitshilfe ggf. das Tabellenblatt »Eigene Stress-Situationen der Teilnehmer« in der Online-Organisationsdatei verwenden.

Halten Sie für die Durchführung ggf. folgendes *Arbeitsmaterial* bereit:

• Tabellenblatt »*Eigene Stress-Situationen der Teilnehmer*« (in der Online-Datei »*KL_TABELLEN_Organisation*«, falls Sie sich hier Notizen machen wollen zu den geschilderten Stress-Situationen der Teilnehmer).

Durchführung

Fragen Sie die Teilnehmer, ob bei der Bearbeitung der Hausaufgabe noch inhaltliche oder sonstige Fragen aufgetreten sind. Falls ja, klären Sie diese.

Bitten Sie dann die Teilnehmer, einen nach dem anderen, ihre eigenen Stress-Situationen anhand ihrer Aufzeichnungen im Arbeitsblatt *TN | HAUSAUFGABE | Eigene Stress-Situationen im Alltag* kurz und prägnant vorzustellen. Dabei sollte sich jeder Teilnehmer für die Beschreibung drei Minuten Zeit nehmen und danach fertig sein, egal ob er eine einzige Stress-Situation etwas ausführlicher oder bis zu drei Stress-Situationen jeweils nur kurz schildert.

Achten Sie bei jedem Teilnehmer auf die Einhaltung der Vorstellungszeit von drei Minuten. Auch wenn am Ende des Arbeitsblatts für die Hausaufgabe bereits explizit auf diesen Zeitrahmen hingewiesen wurde und die Teilnehmer dort gebeten wurden, dies vorab zu üben, kann es doch etlichen Teilnehmern schwerfallen, diesen Zeitrahmen einzuhalten.

»Einhalten eines vorgegebenen Zeitrahmens«

Für manche Teilnehmer kann die Vorgabe eines Zeitrahmens für eine Präsentation bereits eine ziemliche (auch soziale) Stress-Situation darstellen. Prinzipiell kann man eine alltägliche Stress-Situation kurz und knapp in einem einzigen Satz beschreiben oder sich mehrere Stunden darüber auslassen. Die Vorgabe eines Zeitrahmens für die Vorstellung einer Stress-Situation ist natürlich willkürlich. Doch ist es im Alltag gar nicht so selten, dass wir uns an einem willkürlichen Zeitrahmen orientieren und dann entscheiden müssen, was wir in diesem Zeitrahmen realisieren können und was es wegzulassen gilt (z. B. bei einem sog. »Briefing« am Arbeitsplatz).

Sie können also diese Situation bei den Teilnehmern, die damit Probleme haben, im weiteren Kursverlauf als Übungsbeispiel verwenden (vorausgesetzt die Teilnehmer wünschen dies und stimmen dem zu).

Protokollieren Sie die berichteten Stress-Situationen. Am einfachsten ist es, wenn Ihnen die Teilnehmer Ihre Aufzeichnungen in digitaler Form zur Verfügung stellen. Andernfalls protokollieren Sie bitte, zumindest orientierend mit ein paar Stichworten (z. B. »Ständiger Ärger mit den Arbeitskollegen wegen der Aufgabenverteilung«) die geschilderten Situationen. Sie können hierfür das Tabellenblatt »*Eigene Stress-Situationen der Teilnehmer*« verwenden. Falls Sie die Protokollierung lieber in freier Form durchführen, z. B. unter Verwendung eines Flip-Charts, so übertragen

Sie die protokollierten Stress-Situationen zur Erinnerung bitte später in ein geeignetes Medium.

Fassen Sie am Ende der Situationsschilderungen Ihren Eindruck für die Teilnehmer zusammen: Gibt es typische Situationen, die viele Teilnehmer in ähnlicher Weise unter Stress setzen? Welche sind gemeinsam oder ähnlich, welche betreffen nur Einzelne?

> **»Typische Stress-Situationen«**
>
> Typische Stress-Situationen, von denen mehrere Menschen in gleicher oder ähnlicher Weise betroffen sind, eignen sich gut für gemeinsame Übungen, Rollenspiele, Fallbesprechungen u. ä. Merken Sie sich diese Situationen (über Ihre Protokollierung), um sie ggf. an passender Stelle in den Kurs einzubringen.

Arbeitsmaterialien

Tabellenblatt *»Eigene Stress-Situationen der Teilnehmer«* (in der Online-Datei *KL_ TABELLEN_Organisation*).

5.2.2 Stress – ein kurzer Begriff mit einer langen Tradition

Begriffe wie »Stress« und »Burnout« werden im Alltag in sehr unterschiedlichen Zusammenhängen verwendet. Um für die Teilnehmer eine gemeinsame Begriffs- und Konzeptgrundlage zu schaffen, werden diese und verwandte Begriffe für ihre Verwendung im Rahmen dieses Kurses vorgestellt und näher erläutert.

Lernziele

Die Teilnehmer haben eine orientierende Einführung zum Begriff »Stress«, zu verwandten Begriffen sowie zum Stressmanagement erhalten.

Die Teilnehmer wissen, dass Stress ein relationaler Begriff ist und sich auf das Ungleichgewicht zwischen Belastungen einerseits und Bewältigungsmöglichkeiten andererseits bezieht.

Vorbereitung

Halten Sie für die Durchführung folgende *Arbeitsmaterialien* bereit:

- *KL | FOLIEN | Stress – ein kurzer Begriff mit langer Tradition* (Musterpräsentation für den Kursleiter – in den Online-Materialien).
- *TN | INFO | Stress – ein kurzer Begriff mit einer langen Tradition* (Informationsblatt für die Teilnehmer).

Durchführung

Führen Sie in dieses Informationsmodul ein, z. B. mit den Worten: *»Begriffe wie ›Stress‹ und ›Burnout‹ werden im Alltag in sehr unterschiedlichen Zusammenhängen verwendet. Um für alle Teilnehmer eine gemeinsame Begriffs- und Konzeptgrundlage zu schaffen, werde ich Ihnen diese und verwandte Begriffe für ihre Verwendung im Rahmen dieses Kurses vorstellen und näher erläutern. Zusätzlich erhalten Sie ein Informationsblatt zu diesem Thema. Bitte lesen Sie dieses zur Vertiefung zuhause in Ruhe durch.«*

Verwenden Sie die Musterpräsentation in der Datei *KL | FOLIEN | Stress – ein kurzer Begriff mit langer Tradition.*

Teilen Sie zusätzlich das Arbeitsblatt *TN | INFO | Stress – ein kurzer Begriff mit einer langen Tradition* aus. Je nach verfügbarem Zeitrahmen können Sie ggf. den Text oder Teile davon mit den Teilnehmern durchgehen.

Wichtig ist, dass die Teilnehmer den relationalen Charakter des Stress-Begriffs verstehen. Sie können dies ggf. vertiefen, indem Sie aus den vorherigen Sitzungen Beispiele für Stress-Situationen einzelner Teilnehmer herausgreifen und dann alle fragen:

- »Für wen wäre eine solche Situation ebenfalls mit Stress verbunden?
- Und für wen wäre eine solche Situation *nicht* mit Stress verbunden?«

Wählen Sie hierfür Beispielsituationen, von denen zu erwarten ist, dass sie *nicht* für alle Menschen mit Stress verbunden sind (z. B. vor Anderen eine freie Rede halten oder ein Lied vorsingen). Bei der Diskussion können Sie dann als »Erklärung« für unterschiedliches Stresserleben die unterschiedlichen Ressourcen und Bewältigungsmöglichkeiten der verschiedenen Personen anführen.

TN | INFO | Stress – ein kurzer Begriff mit einer langen Tradition

Stress – ein kurzer Begriff mit einer langen Tradition

Als der Mediziner und Wissenschaftler **Hans Selye** (1907–1982) im Jahre 1956 sein Buch **„The Stress of Life"** veröffentlichte, war er zwar nicht der erste, der diesen Begriff benutzte, doch als „Vater der Stressforschung" hatten er und seine Kollegen einen wesentlichen Anteil daran, dass dieser Begriff in der Medizin und dann auch immer mehr in der Alltagssprache hoffähig wurde.

Selye und andere Stressforscher beschäftigten sich mit den **Auswirkungen akuter und chronischer Belastungen** auf den Organismus von Lebewesen wie Mensch und Tier. Sie fanden, dass Organismen sich zunächst an viele Belastungen **anpassen** können. Sind diese jedoch zu stark oder dauern sie zu lange an, kann es zu **Überlastungen** bis hin zu irreversiblen strukturellen Schäden kommen. Dies gilt sowohl für körperliche Belastungen als auch für psychische. Letztere erleben wir oft als **„Überforderung"**.

Heutzutage wird der Begriff „Stress" nicht selten zur Beschreibung von **psychischen Belastungen** und Überforderungen gebraucht, die im Zusammenhang mit unserer **Zivilisation** und unserem Lebensstil stehen. In einer immer komplexeren und sich rasch ändernden Lebens- und Arbeitswelt werden wir oft vor Anforderungen gestellt, die unsere Kapazitäten und Bewältigungsmöglichkeiten übersteigen. Während sich unsere Natur in Hunderten und Tausenden von Jahren kaum oder nur allmählich verändert hat, abgesehen von Eingriffen des Menschen, haben wir kulturelle und industrielle Umwelten geschaffen, die weit entfernt von der natürlichen Umwelt sind und sich immer rascher verändern.

War in früheren Zeiten die Arbeitswelt stark geprägt von körperlichen Belastungen, sind es nun die Dienstleistungen und die Informationsflut, die zu psychischen Belastungen führen. Mit der Digitalisierung beschleunigen sich viele Prozesse noch weiter, verbunden mit der Frage, wo sich die Technik den Menschen anpassen muss oder wo die Menschen der Technik.

Was bedeutet dies für die Praxis unseres Stressmanagements?

Wenn wir „im Stress stecken" oder „unter Stress stehen", dann meist in Bezug auf alltägliche oder besondere **Belastungen**, die uns unter Anspannung setzen, überfordern, außer Tritt geraten lassen oder aus unserer äußeren oder inneren Balance bringen. Wenn diese Störung unseres Gleichgewichts mit verschiedenen Lebensbereichen verbunden ist, sprechen wir auch davon, dass unsere **„work-life-balance"** oder **„life-work-balance"** aus dem Gleichgewicht geraten ist. Im ersteren Fall belasten uns die Anforderungen bei unserer Arbeit so sehr, dass es uns schwerfällt, ein unbeschwertes oder zufriedenstellendes Privatleben zu führen. Im letzteren Fall sind es gerade die privaten Belastungen in unseren Beziehungen und in der Familie, die es uns erschweren, den Anforderungen unserer Arbeit gerecht zu werden.

Halten wir fest: „Stress" ist demnach ein **Ungleichgewicht** zwischen den Anforderungen, die an uns gestellt werden und unseren Bewältigungsmöglichkeiten, eben diesen Anforderungen zu entsprechen bzw. die damit verbundenen Belastungen zu bewältigen.

TN | INFO | Stress – ein kurzer Begriff mit einer langen Tradition

Dies ist ein sehr persönliches oder personenbezogenes Verständnis von Stress. Wir können diese Definition noch allgemeiner und formaler fassen, indem wir alle Systeme der belebten (und sogar unbelebten) Natur einschließen:

„**Stress**" ist ein Ungleichgewicht in einem System, auf das Belastungen einwirken und dessen Bewältigungsmöglichkeiten nicht ausreichen, um angesichts dieser Belastungen seine Stabilität bzw. Funktionalität aufrecht zu erhalten.

Hoppla, dies klingt nun wirklich sehr abstrakt, hat aber bestimmte Vorteile. Nehmen wir z. B. als System eine ganze „Familie", die im „Urlaubsstress" ist. Hier ist es nicht das einzelne Familienmitglied, sondern die Gemeinschaft aller Familienmitglieder, die angesichts neuer, urlaubsbedingter Belastungen ihr gemeinsames Gleichgewicht finden muss. Oder die Belegschaft eines Unternehmens, die sich gemeinsamen Belastungen gegenübersieht, z. B. der Wegfall eines Großkunden, der dem Unternehmen wesentliche finanzielle Mittel entzieht. Oder gar eine ganze Branche wie z. B. die Automobilbranche, die mit den Belastungen der Entwicklung und Umstellung auf Elektromobile zu kämpfen hat.

Wir können den Menschen also sowohl als sein eigenes **System** ansehen (als „**Person**"), als auch als Teil immer komplexerer **sozialer Systeme** wie seine Partnerbeziehung oder Familie, sein Arbeitsteam oder Unternehmen, sein Land, oder, wenn wir unser Visier ganz weit aufmachen, gar die Menschheit in ihrer Gesamtheit.

Wir können bei dieser System-Perspektive den Blick aber auch „nach unten" richten, indem wir unseren **Körper** als ein System von lauter Organ- und Zellsystemen verstehen, die gemeinsam aufeinander abgestimmt und harmonisch funktionieren.

Auf jeder dieser **System-Ebenen** kann es zu Belastungen kommen, die dann zu einem Ungleichgewicht führen, wenn die Bewältigungsmöglichkeiten eben dieses Systems nicht (mehr) ausreichen. Noch dazu sind diese Systeme eng miteinander verbunden, so dass die Stresskurve nicht selten durch mehrere System-Ebenen läuft.

Befindet sich z. B. unser Magen-Darm-System im Stress, so kann sich dies durchaus auch auf unser Nervensystem auswirken (was Sinn macht, wenn man an den Ausdruck „Magen-Verstimmung" denkt). Wenn wir dadurch dann nicht so gut drauf sind und gegenüber unserem Partner unleidlich werden, setzt sich der Stress auf der Ebene der Partnerbeziehung fort. Dies wiederum könnte unsere Arbeitsleistung beeinträchtigen, so dass wir, von Magengrimmen und Partnerzwist gestresst, als Führungskraft im Unternehmen eine fatale strategische Fehlentscheidung treffen, und schon ist das ganze Unternehmen im Stress. Sollte dieses Unternehmen dann sogar noch systemrelevant sein, ...usw. Sie können sich den Rest denken.

Dieses Beispiel einer Kettenreaktion von Stress mag fiktiv sein. Aber vielleicht finden Sie in Ihrem Lebensumfeld hier oder dort doch eine ähnliche Kettenreaktion, wenn auch nicht unbedingt so durchgehend von unten nach oben. Doch sind solche Kettenreaktionen auch umgekehrt von oben nach unten möglich. Und hier brauchen wir nicht unbedingt auf ein fiktives Beispiel zurückgreifen. Wenn sich z. B. ein Virus anschickt, auf Weltreise zu gehen, kann sich aus einem lokalen Lüftchen ein globaler Sturm entwickeln, bei dem die Pandemie den ganzen Erdball erreicht und dort auf Kontinenten, in Ländern und Regionen, in Familien und schließlich in jeder einzelnen Seele für Unruhe sorgt. Auch ein Klimawandel, der die Existenzgrundlagen ganzer

TN | INFO | Stress – ein kurzer Begriff mit einer langen Tradition

Regionen, Völker und Kontinente verändert, könnte uns verdeutlichen, wie sehr unser persönliches Stressmanagement abhängig ist von globalen und durch unsere Kultur globalisierten Entwicklungen und Bedingungen.

Aber kehren wir zurück zu unserem Stressmanagement-Programm, bei dem das System „Mensch" im Sinne einer einzelnen Person, nämlich Ihnen, im Fokus der Betrachtung steht, ggf. im Verbindung mit Ihren sozialen Beziehungen (Partnerschaft, Familie, Arbeitsteam, etc.), also Ihren sozialen Bezugssystemen.

Im Rahmen unseres Stressmanagement-Programms betrachten wir zum einen die Alltagsbelastungen, die in unserer Umwelt auf uns einwirken, zum anderen unsere Bewältigungsmöglichkeiten, und schließlich das (Un-)Gleichgewicht zwischen den jeweiligen Belastungen und den entsprechenden Bewältigungsmöglichkeiten.

Daraus wird klar, dass Stress stets ein sog. „**relationaler**" Begriff ist, der durch die Relation, d. h. die Beziehung (Gleichgewicht – Ungleichgewicht) zwischen Belastungen einerseits und Bewältigungsmöglichkeiten andererseits definiert wird. Stress ist also „relativ", d. h. „individuell" bzw. „situativ". Oder anders ausgedrückt: „absoluten" Stress gibt es nur da, wo *alle* Menschen gleichermaßen durch eine Belastung so überfordert werden, dass alle ihre Bewältigungsmöglichkeiten zum Aufrechterhalten ihres Gleichgewichts versagen.

Da unser Stressmanagement die Burnout-Prävention einschließt, schauen wir uns auch diesen Begriff kurz an (Wir werden im späteren Verlauf darauf noch näher eingehen):

„**Burnout**" („Ausgebranntsein") ist eine Sonderform von Stress, die nicht selten als Endstrecke einer längeren persönlichen Entwicklung, z. B. vom Engagement bis hin zur Erschöpfung, auftritt und eng mit der jeweiligen Lebenssituation und Lebensführung verbunden ist.

Somit ist auch Burnout ein relationaler Begriff, der im Vergleich zu Stress ohne Burnout zusätzliche Charakteristika aufweist, wie z. B. die Beziehung zwischen längeren Entwicklungen in anfordernden (v. a. beruflichen) Lebenssituationen einerseits und persönlichen Verhaltenseigenschaften (z. B. Einstellung, Engagement, etc.) andererseits. Oder für Anhänger der Mengenlehre: Burnout-Situationen stellen eine echte Teilmenge von Stress-Situationen insgesamt dar.

Unser Stressmanagement-Programm basiert auf einem verhaltenswissenschaftlichen, lernpsychologischen Ansatz. Dabei betrachten wir Stress prinzipiell unter der Perspektive „**Verhalten in einer Situation**", wobei die individuellen Eigenschaften und Besonderheiten der jeweiligen **Person**, ihr „**Verhaltensrepertoire**", immer mitberücksichtigt werden müssen. Was heißt dies für die Praxis? Nun, zum einen werden wir uns Verhalten immer im Zusammenhang mit der Situation anschauen, in der es auftritt. Wenn z. B. eine junge Assistenzärztin ihre erste Stelle auf einer psychiatrischen Station antritt und ihre anfängliche Unsicherheit im Umgang mit schweren Verläufen psychischer Störungen durch „Selbstsicherheit" ersetzen will, wird ihr selbstsicheres Verhalten je nach Situation ganz unterschiedlich ausfallen müssen. Wenn sie sich einem Patienten in einer akuten psychotischen Phase gegenübersieht, muss sie bei anzunehmender Selbst- oder Fremdgefährdung ggf. rasch, beherzt und entschlossen handeln, Grenzen setzen und vielleicht zu freiheitsbeschränkenden Mitteln greifen. Wenn sie andererseits eine ältere Patientin in einer schweren

TN | INFO | Stress – ein kurzer Begriff mit einer langen Tradition

depressiven Phase, mit massiven Schuldgefühlen und Selbstvorwürfen vor sich hat, wird Sie ggf. geduldig und vielleicht über Tage und Wochen hinweg eher behutsam, Mut zusprechend und unterstützend vorgehen müssen. Dazu kommt ihre eigene Persönlichkeit und ihr bis dahin erworbenes Verhaltensrepertoire. Wenn sie sich z. B. bereits als Kind öfters gegenüber ihrem älteren, dominanten und aggressiven Bruder durchsetzen musste, könnte ihr dies am Anfang vielleicht helfen, sich auch gegenüber einem aggressiv auftretenden psychotischen Patienten zu behaupten. Und falls Sie sich in ihrer Jugend um ihre alte Oma mit fortschreitender Demenz gekümmert hat, mag diese Erfahrung ihr vielleicht auch helfen im Umgang mit älteren depressiven Patienten. „**Selbstsicheres Verhalten**" umfasst hier also ein ganzes **Spektrum** unterschiedlicher Verhaltensweisen, deren Angemessenheit nur im Hinblick auf die jeweilige Situation beurteilt werden kann.

Zum Schluss noch ein Vergleich: Wenn Sie als Fahrschüler lernen wollen, sicher ein Kraftfahrzeug zu führen, werden Sie sich für Ihre ersten Schritte nicht gleich die Stoßzeiten des Straßenverkehrs in der Innenstadt aussuchen, sondern ein geschütztes Gelände, ruhige Seitenstraßen und begrenzte Fahrzeiten in Anwesenheit und mit Unterstützung eines geduldigen Fahrlehrers. Ähnliches gilt auch für Ihr Stressmanagement. Suchen Sie sich auch hierfür erst einmal „ruhige Seitenstraßen" aus, bevor Sie gelerntes Bewältigungsverhalten in das Getümmel des Alltags übertragen. Vielleicht hilft Ihnen dabei der folgende Leitsatz:

Leitsatz „Stressfreiheit"

Verhaltensänderungen im Rahmen des Stressmanagements sollten (zunächst) unter möglichst „stressfreien" Bedingungen eingeübt werden.

Vielleicht helfen Ihnen die Erfahrungen im Rahmen Ihres Stressmanagements, manche Anforderungen des Alltags auch positiv zu sehen, z. B. als Chance für die eigene Weiterentwicklung. Hierfür ist das Stressmanagement nur ein kleiner Baustein. Denn Ihre Persönlichkeit, Ihre Erfahrung, Ihre Intelligenz, Ihre Kreativität, Ihre Weisheit, Ihre Empathie, Ihre Engagement und Ihre Leidenschaft bei der eigenen Lebensführung und Lebensbewältigung werden Ihre Zukunft bestimmen. Oder wie es der Philosoph Karl Popper ausgedrückt hat: „Alles Leben ist Problemlösen".

Literatur:

Popper KR (1994) Alles Leben ist Problemlösen: Über Erkenntnis, Geschichte und Politik. München/Zürich: Piper.

Selye H (1956) The Stress of Life. New York, Toronto, London: McGraw-Hill.

5.2.3   Hausaufgabe »Meine persönliche Stress-Situation«

Im Rahmen dieser Hausaufgabe sollen sich die Teilnehmer für eine »persönliche Stress-Situation« (PSS) entscheiden, anhand derer sie ihr Stressmanagement über den Kursverlauf hinweg einüben, weiterentwickeln und verbessern können. Diese PSS sollen Sie dann anhand eines Arbeitsblatts systematisch beschreiben. Bei der Wahl ihrer persönlichen Stress-Situation können die Teilnehmer auf eine ihrer bereits geschilderten eigenen Stress-Situationen im Alltag zurückgreifen.

Lernziele

Jeder Teilnehmer hat seine persönliche Stress-Situation (PSS) ausgewählt, um diese im weiteren Verlauf des Kurses zu besprechen, hierfür Bewältigungsmöglichkeiten zu finden und diese ggf. auszuprobieren.

Jeder Teilnehmer hat seine PSS auf einem Arbeitsblatt systematisch beschrieben.

Vorbereitung

Im Rahmen dieser Hausaufgabe sollen die Teilnehmer eingehend prüfen, ob sich die von ihnen vorläufig ausgewählte Alltagssituation tatsächlich dazu eignet, als »persönliche Stress-Situation« (PSS) Grundlage für ihr Stressmanagement im weiteren Kursverlauf zu sein. Alternativ können sie sich auch für eine neue Situation entscheiden, wenn sich diese besser für ihr eigenes Stressmanagement eignet, sei es sofort oder auch erst im weiteren Verlauf des Kurses.

Die Hausaufgabe, mit entsprechenden Entscheidungshilfen, ist im *Arbeitsblatt TN | HAUSAUFGABE | Meine persönliche Stress-Situation* eingehend beschrieben, begleitet von einem weiteren *Arbeitsblatt TN | ANLEITUNG | Meine persönliche Stress-Situation*, mit der die Teilnehmer die gewählte persönliche Stress-Situation systematisch beschreiben sollen.

Halten Sie für die Durchführung folgende *Arbeitsmaterialien* bereit:

- *TN | HAUSAUFGABE | Meine persönliche Stress-Situation*
- *TN | ANLEITUNG | Meine persönliche Stress-Situation*

»Digitale Arbeitsblätter«

Wenn die Teilnehmer die Arbeitsblätter in digitaler Form als Textdateien zur Verfügung haben, können Sie ggf. eine ihrer bereits beschriebenen Alltagssituationen in das Arbeitsblatt zur Beschreibung ihrer »Persönlichen Stress-Situation« übernehmen (z. B. über Kopieren und Einfügen). Ebenso hilft ihnen die digitale Form auch bei weiteren Bearbeitungen dieser Situation im Rahmen ihres Stressmanagements über den Kursverlauf hinweg.

Durchführung

Führen Sie kurz in diese Hausaufgabe ein, z. B. mit den Worten: »*Im Rahmen der folgenden Hausaufgabe bitte ich Sie, Ihre ›persönliche Stress-Situation‹ auszuwählen, anhand derer Sie Ihr Stressmanagement über den Kursverlauf hinweg einüben, weiterentwickeln und verbessern möchten. Sie können auf eine Ihrer bereits geschilderten eigenen Stress-Situationen im Alltag zurückgreifen oder hierfür eine neue, passendere Situation wählen, dies übrigens auch im späteren Verlauf dieses Kurses. Für diese Aufgabe erhalten Sie zwei Arbeitsblätter mit genauen Anleitungen für zuhause.*«

Teilen Sie hierfür an die Teilnehmer die beiden folgenden Arbeitsblätter aus:

- *TN | HAUSAUFGABE | Meine persönliche Stress-Situation*: In diesem Arbeitsblatt wird die Hausaufgabe näher erläutert.
- *TN | ANLEITUNG | Meine persönliche Stress-Situation*: Dieses Arbeitsblatt dient zur systematischen Beschreibung der persönlichen Stress-Situation und soll im Rahmen der Hausaufgabe verwendet werden.

Gehen Sie anhand dieser Arbeitsblätter mit den Teilnehmern den Text der Hausaufgabe kursorisch (nur im Überblick) durch, zusammen mit der Anleitung zur Beschreibung der persönlichen Stress-Situation, bis alle Teilnehmer die Hausaufgabe im Prinzip verstanden haben.

Danken Sie allen Teilnehmern für ihre Mitarbeit, teilen Sie ihnen den Termin für die nächste Sitzung mit und verabschieden Sie sie bis zum nächsten Mal.

TN | HAUSAUFGABE | Meine persönliche Stress-Situation

Meine persönliche Stress-Situation (PSS)

Mit dieser Aufgabe soll Ihr Einstieg in Ihr persönliches Stress-Management vorbereitet werden, und zwar anhand Ihrer **„persönlichen Stress-Situation" (PSS)**.

Wählen Sie hierfür eine **Belastungs- oder Stress-Situation aus Ihrem Alltag**, die

- konkret und umschrieben,
- relativ einfach und nicht allzu komplex ist
- und sich relativ häufig in gleicher oder ähnlicher Form wiederholt.

Beschränken Sie sich also. Schließlich ist es die erste Situation, mit der Sie sich im Rahmen dieses Kurses übungshalber näher beschäftigen werden.

Sie selbst kennen am besten die Anforderungen und Belastungen, denen Sie in Ihrem Alltag ausgesetzt sind und für die Sie sich eine Erleichterung oder Unterstützung wünschen. Ihre persönliche Stress-Situation soll Sie über den Kurs hinweg begleiten, indem Sie an Ihrem Beispiel immer wieder überprüfen können, welche Bewältigungsmöglichkeiten Ihnen zur Verfügung stehen und welche davon Sie im Alltag ausprobieren wollen. Im Kursverlauf können Sie hierzu von den anderen Teilnehmern immer wieder Rückmeldung, Ermutigung und Unterstützung erhalten. Und vielleicht können Sie durch Beobachtung ebenso von den anderen Teilnehmern lernen, indem Sie sehen, wie diese mit ihren persönlichen Stress-Situationen umgehen.

Denken Sie daran: Dies ist Ihr erster Versuch. Und sollten Sie im weiteren Verlauf merken, dass sich die gewählte Situation doch nicht für Ihr Stressmanagement im Rahmen dieses Kurses eignet, z. B. weil sie sich im Verlauf als viel komplexer herausstellt oder vielleicht mit unrealistischen Erwartungen verbunden war, so wählen Sie sich einfach eine neue.

Der erste Schritt besteht darin, Ihre persönliche Stress-Situation zu beschreiben, und zwar so konkret und anschaulich wie möglich.

Stellen Sie sich vor, Sie wollten ein Drehbuch schreiben für den Film **„Und schon wieder stecke ich mitten im Stress!"**. Welche Situation soll in diesem Film dargestellt werden? Welche Darsteller oder Protagonisten treten in diesem Film auf, in welcher Reihenfolge und wie verhalten sie sich? Wie läuft die Handlung ab und wie bzw. mit welchen Ergebnissen endet sie?

Stellen Sie sich weiter vor, Sie wären Ihr eigener Regisseur. Welche Regieanweisungen würden Sie geben, um Ihre persönliche Stress-Situation bildhaft umzusetzen?

Auch der folgende Leitsatz kann Ihnen hierbei nützen:

> *Leitsatz „Beschreiben einer Situation"*
> Kamera läuft. Was würde ich sehen?

Ein bisschen Regie in eigener Sache kann Ihr Stressmanagement durchaus beflügeln. Und was Ihre Rolle als Regisseur angeht: Versuchen Sie am Anfang nicht gleich, einen Monumentalfilm zu drehen, sondern orientieren Sie sich zuerst an eher einfacheren Aufgaben. Und wählen Sie eine Situation, bei deren Beschreibung Ihre Privat- und Intimsphäre gewahrt bleibt, z. B. auch dann, wenn Sie sich über diese Situation später

TN | HAUSAUFGABE | Meine persönliche Stress-Situation

mit anderen Teilnehmern im Kurs austauschen wollen (dies natürlich nur auf freiwilliger Basis).

Und nun legen Sie los!

Wenn Sie von den bisherigen Beschreibungen eigener Stress-Situationen im Alltag bereits eine ins Auge gefasst haben, die sich als Kandidat für Ihre persönliche Stress-Situation eignet, so prüfen Sie anhand Ihrer Aufzeichnungen zu dieser Situation, ob diese den oben genannten Kriterien (konkret, einfach, häufig) genügt. Falls ja, ergänzen Sie die Beschreibung dieser Situation weiterhin in freier Form, bis Sie das Gefühl haben, dass das „Drehbuch" stimmt.

Sollten Sie sich jedoch entscheiden, eine gänzlich neue Situation als Ihre persönliche Stress-Situation zu wählen, so notieren Sie zunächst auf einem leeren Blatt Papier (oder digital auf einem Tablet o. ä.) ebenfalls in freier Form alle Gedanken und Bilder, die Ihnen zu dieser Stress-Situation einfallen. Wenn Ihnen eine Minute lang hierzu nichts Neues mehr einfällt, können Sie in der Regel getrost davon ausgehen, dass Sie alles Wesentliche notiert haben und Sie können zum nächsten Schritt übergehen, um Ihre Beschreibung systematischer zu gestalten.

Hierfür benutzen Sie das Arbeitsblatt **TN | ANLEITUNG | Meine persönliche Stress-Situation**. Auf diesem Arbeitsblatt finden Sie sechs Fragen, die Ihnen helfen sollen, Ihre Beschreibung nach einer bestimmten Systematik zu gliedern.

Frage 1 bezieht sich auf die äußeren Gegebenheiten der **Situation**. Sie können sich dabei das Bild einer Theaterbühne vorstellen: Wie sieht das Bühnenbild für Ihre persönliche Stress-Situation aus? Welches Geschehen läuft auf dieser Bühne ab?

Fragen 2 bis 5 beziehen sich auf Ihre **Reaktion** bzw. Ihr **Verhalten** in dieser Situation. Bei der Beschreibung orientieren wir uns an verschiedenen **Verhaltensebenen**:

- Ihre **Gedanken**, d. h. alles, was an informationsverarbeitenden Prozessen in Ihrem Kopf abläuft,

- Ihre **Gefühle**, d. h. alles, was an emotionalen Prozessen „in Ihrem Bauch" oder wo auch immer abläuft,

- Ihre **körperlichen Reaktionen** und Empfindungen, d. h. alles, was an physiologischen, biochemischen und sonstigen körperlichen Prozessen in Ihrem Organismus abläuft, und

- Ihr **beobachtbares, motorisches Verhalten**, d. h. alles, was Sie unter Einsatz Ihrer Skelettmuskulatur leisten, wie Sie sich bewegen, was Sie tun oder wie Sie handeln.

Während Ihre Gedanken und Ihre Gefühle sowie ein großer Teil Ihrer körperlichen Empfindungen und Reaktionen nur Ihnen selbst zugänglich sind, also sog. **„private Ereignisse"** darstellen, sind Ihre motorischen Verhaltensweisen und Reaktionen prinzipiell für alle Außenstehenden sichtbar, also sog. **„öffentliche Ereignisse"**.

Frage 6 bezieht sich schließlich auf die **Konsequenzen** Ihres Verhaltens, also auf alle Folgen, die mit Ihrem Verhalten in der jeweiligen Situation verbunden sind. Diese Konsequenzen können sich auf verschiedene Aspekte beziehen, z. B.

- eher kurzfristiger oder eher langfristiger Art sein, d. h. sofort bzw. eher früh oder aber zeitlich verzögert bzw. eher spät auftreten,

TN | HAUSAUFGABE | Meine persönliche Stress-Situation

- von kurzer oder aber von langer Dauer sein,

- sich auf eine Änderung der äußeren Situation beziehen (in sozialen Situationen auch unter Einbeziehung anderer Personen), oder

- sich auf eine Änderung Ihrer eigenen Person, Ihres Verhaltens oder Ihres Befindens beziehen.

In dem Arbeitsblatt sind bei jeder Frage Beispiele angeführt.

Füllen Sie nun das Arbeitsblatt mit den sechs Fragen aus, um die von Ihnen gewählte persönliche Stress-Situation systematisch anhand dieser Fragen zu beschreiben. Greifen Sie dabei auf Ihre bisherige freie Form der Beschreibung dieser Situation zurück. Achten Sie darauf, dass Sie jede Frage in diesem Arbeitsblatt beantworten.

Da diese systematische Beschreibung Ihrer persönlichen Stress-Situation Grundlage für die Kursarbeit in der Gruppe sein wird und damit trotz des vertraulichen Gruppenrahmens für die anderen Teilnehmer „öffentlich" werden kann, sollten Sie zum Abschluss Folgendes tun:

Gehen Sie die systematische Beschreibung Ihrer persönlichen Stress-Situation noch einmal in Ruhe durch, und zwar unter folgenden Fragestellungen:

1. Sind die Schilderungen der Situation anschaulich und konkret?

2. Ist der Ablauf korrekt? (Stellen Sie sich vor, ein Film liefe hierzu ab!)

3. Enthält die Beschreibung der Situation Angaben, die Sie Anderen gegenüber doch nicht öffentlich machen möchten? (Falls ja, diese Angaben streichen bzw. anderswo nur für den persönlichen Gebrauch notieren!).

4. Können Sie die Schilderung Ihrer persönlichen Stress-Situation so in ihrer abschließenden Form anderen Menschen gegenüber offenlegen und vermitteln?

Es ist besser, diese Hausaufgabe, also die Beschreibung Ihrer persönlichen Stress-Situation, nicht erst kurz vor der nächsten Sitzung fertigzustellen, schon gar nicht unter Zeitdruck, sondern eher früh, um sie dann zur Seite zu legen und am Vorabend der nächsten Gruppensitzung mit Abstand nochmals durchzulesen und ggf. zu korrigieren.

„Perfektionismus beim Üben"

Denken Sie daran: Dies ist eine „Übung"! D. h., es kommt nicht darauf an, dass Sie gleich alles durchdringen, verstehen, richtig machen oder sonstigen Ansprüchen genügen müssen. Sie stehen erst am Anfang. Setzen Sie sich also nicht „unter Stress"!

TN | HAUSAUFGABE | Meine persönliche Stress-Situation

Bringen Sie dieses Arbeitsblatt sowie das Arbeitsblatt **TN | ANLEITUNG | Meine persönliche Stress-Situation** bitte ausgefüllt zur **nächsten Sitzung** mit!

Sie werden dann vom Kursleiter gebeten, Ihre hier beschriebene persönliche Stress-Situation kurz und prägnant den anderen Teilnehmern vorzustellen. Sie haben hierfür etwa 3 Minuten Zeit.

Kennzeichnen Sie ggf. die Punkte in Ihren Aufzeichnungen, die für die Vorstellung wichtig sind und üben Sie die Vorstellung und die Zeiteinhaltung!

Falls Sie bei der Beschreibung Ihrer persönlichen Stress-Situation auf Probleme oder noch offene Fragen gestoßen sind, so können Sie diese für die Diskussion in der Gruppe nachfolgend notieren:

Herzlichen Dank!

TN | ANLEITUNG | Meine persönliche Stress-Situation

Meine persönliche Stress-Situation (PSS)

(Falls der Platz zur Beschreibung nicht ausreicht, bitte **Rückseite** benutzen!)

1. Beschreiben Sie zunächst die **Situation**, in der Sie sich im Stress fühlen!
   (Versuchen Sie bitte, so konkret bzw. bildhaft wie möglich Ihre typische Stress-Situation zu beschreiben, etwa nach Art eines Drehbuchs: Was ereignet sich wo, wann, mit wem, wie, usw.)

2. Welche **Gedanken** gehen Ihnen in dieser Stress-Situation durch den Kopf?
   (Welche innere Einstellung haben Sie in dieser Situation? Was sagen Sie dabei zu sich selbst?)

3. Welche **Gefühle** haben Sie in dieser Stresssituation?
   (z. B. Ärger, Wut, Enttäuschung, Angst, Niedergeschlagenheit, Lustlosigkeit oder andere Gefühle.)

4. Welche **körperlichen Empfindungen** verspüren Sie in dieser Stress-Situation?
   (z. B. Verspannung bestimmter Muskeln, Kopfweh, Magendrücken, Schweißausbruch, schneller Puls, etc.)

5. Wie **verhalten** Sie sich in dieser Stress-Situation?
   (Bitte beschreiben Sie Ihr „beobachtbares" Verhalten, also das, was andere in dieser Situation bei Ihnen beobachten können oder könnten: z. B.: Ich ziehe mich in mein Zimmer zurück; ich schreie den anderen an; ich sitze tatenlos in meiner Wohnung herum; oder anderes.)

6. Was sind die **Konsequenzen** Ihres Verhaltens in dieser Stress-Situation?
   (Bitte beschreiben Sie möglichst konkret, wie die Situation endet, d. h. was schließlich unmittelbar aus dieser Situation wird. Z. B.: Ich sitze allein in meinem Zimmer, gehe schließlich verärgert ins Bett und kann nicht einschlafen.)

5.3 Sitzung 03: Stress und Belastung systematisch beschreiben

Begrüßen Sie die Teilnehmer und gehen Sie mit ihnen die Inhalte und Themen dieser Sitzung in der Übersicht durch, z. B. mit folgenden Worten: »*In der heutigen Sitzung werden wir zuerst Ihre Erfahrungen bei der Hausaufgabe besprechen, in der Sie sich Ihre »persönliche Stress-Situation« ausgewählt haben, um mit dieser Ihr Stressmanagement weiterzuentwickeln und zu verbessern.*
Weiterhin haben Sie bei dieser Hausaufgabe Ihre persönliche Stress-Situation systematisch anhand eines Arbeitsblatts beschrieben. Wie Sie sehen werden, entspricht diese Systematik bereits den wesentlichen Komponenten des zugrundeliegenden SORKC-Modells, das Sie heute kennenlernen werden. Abschließend werden Sie wieder eine Hausaufgabe erhalten, in der Sie die bisherige Beschreibung Ihrer persönlichen Stress-Situation anhand des SORKC-Modells nochmals durchgehen und ggf. ergänzen können.«

5.3.1 Erfahrungen bei der Hausaufgabe »Meine persönliche Stress-Situation«

Lernziele

Die Teilnehmer haben in der Gruppe von ihren Erfahrungen bei der Hausaufgabe »Meine persönliche Stress-Situation« berichtet und hierzu von den anderen Teilnehmern Rückmeldung erhalten, vor allem zu der Frage, ob sich ihre jeweils gewählte Situation für die Weiterentwicklung und das Üben Ihres Stressmanagements im Alltag eignet.

Vorbereitung

Wenn die Teilnehmer ihre persönliche Stress-Situation schildern, ist auch hier eine *Protokollierung* empfehlenswert, am einfachsten in digitaler Form. Wenn Ihnen eine orientierende Protokollierung in Stichworten genügt, können Sie hierfür das Tabellenblatt »*PSS der Teilnehmer*« nutzen.
Halten Sie für die Durchführung folgende *Arbeitsmaterialien* bereit:

- *TN | ANLEITUNG | Meine persönliche Stress-Situation* (aus der vorherigen Sitzung)
- Tabellenblatt »*PSS der Teilnehmer*« (in der Online-Datei *KL_TABELLEN_Organisation*), falls Sie sich hier Notizen machen wollen zu den persönlichen Stress-Situationen der Teilnehmer).

Durchführung

Führen Sie in die Besprechung dieser Hausaufgabe ein, z. B. mit den Worten: »*In Ihrer Hausaufgabe haben Sie Ihre ›persönliche Stress-Situation‹ ausgewählt und beschrieben, um*

75

mit dieser Ihr Stressmanagement weiterzuentwickeln und zu verbessern. Bitte stellen Sie diese Situation nun der Reihe nach vor. Dabei bitte ich Sie, sich an dieser Stelle kurz zu fassen, da diese Situation immer wieder im Verlauf dieses Kurses besprochen werden kann, z. B. in ausführlicheren Fallbesprechungen. Heute und hier geht es vor allem um zwei Fragen:

- *Eignet sich Ihre gewählte persönliche Stress-Situation für die Weiterentwicklung und das Üben Ihres Stressmanagements im Alltag?*
- *Sind Sie mit der Anleitung und der Systematik zur Beschreibung Ihrer persönlichen Stress-Situation gut zurechtgekommen? Oder haben Sie diesbezüglich Probleme oder Fragen?*

Ich bitte nun jeden von Ihnen, sich jeweils drei Minuten Zeit zu nehmen, um seine persönliche Stress-Situation unter Beachtung dieser beiden Fragen vorzustellen.«

Bitten Sie dann die Teilnehmer, einen nach dem anderen, ihre ausgewählte persönliche Stress-Situation anhand ihrer Aufzeichnungen im Arbeitsblatt TN | AN-LEITUNG | *Meine persönliche Stress-Situation* kurz und prägnant vorzustellen. Falls ein Teilnehmer diese Situation bereits in freier Form vorgestellt hat (z. B. bei der *Vorstellung* seiner eigenen Stress-Situationen im Alltag), kann er zusammenfassend darauf verweisen und den Schwerpunkt seiner Vorstellung darauf legen, welche weiterführenden Erfahrungen er jetzt bei der systematischen Beschreibung gemacht hat oder weitere Details schildern.

Prüfen Sie bei jedem Teilnehmer die Schilderung der persönlichen Stress-Situation im Hinblick auf ihre Eignung für das Stressmanagement im weiteren Kursverlauf, v. a. hinsichtlich der Kriterien

- konkret und umschrieben,
- relativ einfach und nicht allzu komplex,
- und sich relativ häufig in gleicher oder ähnlicher Form wiederholend (damit im Rahmen des Kursverlaufs die Möglichkeit zum Üben im Alltag besteht).

Achten Sie auch hier bei jedem Teilnehmer auf die Einhaltung der Vorstellungszeit von drei Minuten. Auch wenn am Ende des Arbeitsblatts für die Hausaufgabe bereits explizit auf diesen Zeitrahmen hingewiesen wurde und die Teilnehmer gebeten wurden, dies vorab zu üben, kann es doch etlichen Teilnehmern schwerfallen, diesen Zeitrahmen einzuhalten. Dann kann Ihr Hinweis helfen, dass alle sich diese Situation ausführlicher i. R. einer Fallbesprechung anschauen können.

Protokollieren Sie bitte auch hier (analog oder digital) die geschilderten Situationen, zumindest orientierend mit ein paar Stichworten. Sie können hierfür ggf. das Tabellenblatt »*PSS der Teilnehmer*« verwenden.

Fassen Sie am Ende Ihren Eindruck für die Teilnehmer zusammen: Gibt es typische Situationen, die viele Teilnehmer in ähnlicher Weise unter Stress setzen? Welche sind gemeinsam oder ähnlich, welche betreffen nur Einzelne?

Arbeitsmaterialien

- *KL_TABELLEN_Organisation* (Online-Datei).
- *TN | ANLEITUNG | Meine persönliche Stress-Situation.*

5.3.2 Systematische Beschreibung von Stress mit dem SORKC-Modell

In diesem zentralen Informationsmodul werden den Teilnehmern die theoretischen Grundlagen vermittelt, um selbständig das SORKC-Modell zur systematischen Beschreibung ihrer persönlichen Stress-Situationen anzuwenden.

Lernziele

Die Teilnehmer kennen das verhaltenspsychologische SORKC-Modell mit seinen einzelnen Komponenten im Überblick und wissen, was die Abkürzungen »S«, »O«, »R«, »K« und »C« bedeuten.

Die Teilnehmer haben das Akronym »STRESS« kennengelernt, um damit Stress-Situationen genauer zu formulieren.

Vorbereitung

Für dieses Informationsmodul stehen eine *Musterpräsentation* für den Kursleiter sowie ein *Informationsblatt* (Handout) für die Teilnehmer zur Verfügung.

Halten Sie für die Durchführung folgende *Arbeitsmaterialien* bereit:

- *KL | FOLIEN | Systematische Beschreibung von Stress mit dem SORKC-Modell* (Musterpräsentation für den Kursleiter – in den Online-Materialien).
- *TN | INFO | Systematische Beschreibung von Stress mit dem SORKC-Modell* (Informationsblatt für die Teilnehmer).

Durchführung

Führen Sie in dieses Informationsmodul ein, z. B. mit den Worten: *»Sie lernen heute die Grundlagen des sog. SORKC-Modells kennen. Dieses Modell dient in der Verhaltenspsychologie und in der Verhaltenstherapie vielen Experten zur Beschreibung von Verhaltensweisen und Verhaltensänderungen, sei es in der Psychotherapie, in der Pädagogik oder in sonstigen Bereichen. Hier stellen wir Ihnen dieses Modell in einer für Laien hoffentlich verständlichen Form vor. Dies soll Sie, als Ihr eigener Experte, unterstützen, Stress-Situationen systematisch zu beschreiben und Ansätze für Veränderungsmöglichkeiten zu finden.*

Für die Beschreibung dieses SORKC-Modells erhalten Sie ein Informations-Arbeitsblatt mit einer ausführlichen Erläuterung und Hinweisen zur Verwendung dieses Modells bei Situations- und Verhaltensanalysen. Wir werden hier in dieser Sitzung im Sinne einer Ein-

führung nur kursorisch auf den Inhalt eingehen können. Deshalb bitte ich Sie, dieses Informationsblatt zuhause in Ruhe durchzulesen.«

Verwenden Sie die Musterpräsentation in der Datei *KL | FOLIEN | Systematische Beschreibung von Stress mit dem SORKC-Modell.*

Teilen Sie zusätzlich das Arbeitsblatt *TN | INFO | Systematische Beschreibung von Stress mit dem SORKC-Modell* aus. Je nach verfügbarem Zeitrahmen können Sie ggf. den Text oder Teile davon mit den Teilnehmern durchgehen.

Vermitteln Sie den Inhalt je nach Ihrer eigenen Qualifikation und Ihrer persönlichen Art als Kursleiter und mit Ihren eigenen Erklärungen. Dabei können Sie ggf. die Präsentation mittels Folien mit dem Informationsblatt (als Handout) verbinden. Z. B. können Sie anhand der entsprechenden Tabelle die Systematik der Komponenten des SORKC-Modells einführen und am Beispiel verdeutlichen. Ggf. können Sie an dieser Stelle auch Beispiele aus den persönlichen Stress-Situationen der Teilnehmer aufgreifen, vor allem wenn diese bereits in systematischer Form von den Teilnehmern beschrieben wurden.

TN | INFO | Systematische Beschreibung von Stress mit dem SORKC-Modell

Systematische Beschreibung von Stress mit dem SORKC-Modell

Wenn Sie Ihr Auto heutzutage in die Werkstatt bringen, hat dies meist zwei Gründe:

1. Sie wünschen eine Inspektion, um danach wieder mit etwas sichererem Gefühl am Straßenverkehr teilnehmen zu können.
2. Sie wünschen eine Reparatur aufgrund eines Schadens oder einer Fehlfunktion Ihres Fahrzeugs.

Manchmal liegen auch beide Gründe gleichzeitig vor, z. B. wenn nicht unmittelbar ersichtlich ist, warum das Fahrzeug eine Fehlfunktion aufweist. Dann erfolgt die Reparatur in der Regel in Verbindung mit einer vorherigen Inspektion. Bei letzterer wird Ihre Werkstatt Ihr Fahrzeug mit einem KFZ-Messgerät oder einem anderen Inspektionswerkzeug analysieren, hoffentlich mit Erfolg. Und nach der Inspektion erhalten Sie ein meist standardisiertes schriftliches Protokoll mit Auflistung der geprüften Teile und Funktionen sowie ggf. einen entsprechenden Reparaturbericht, und abschließend natürlich die Rechnung.

Willkommen in der Werkstatt „Stressmanagement und Burnout-Prävention"! Als Ihr „Werkstattleiter" hänge ich Sie natürlich nicht an ein KFZ-Messgerät, geschweige denn repariere ich an Ihnen herum. Hier endet dieser Vergleich. Das prinzipielle Vorgehen aber gleicht sich, nur dass Sie hier ein etwas anderes „Messgerät" kennenlernen, das Sie in die Lage versetzen soll, eigene Problem- und Stress-Situationen selbst systematisch analysieren und dann entscheiden zu können, was wann wie und womit „repariert", sprich geändert werden kann und soll.

Wie sieht dies in der Praxis aus? Nun, ziehen wir auch hierfür wieder unseren Vergleich heran: Manche Überlastungs- oder Schadensfolgen an einem Fahrzeug erkennen wir mit einem Blick, z. B. einen platten Reifen. Dann wissen wir in der Regel auch sofort, was zu tun ist. Andere mögliche Überlastungen oder Schäden sind aber nicht direkt zu erkennen, z. B. ein unklares Motorengeräusch oder eine nicht funktionierende Klimaanlage. Für eine systematische Analyse ist dann wichtig zu wissen, welche Komponenten bzw. Fahrzeugteile und welche Prozesse betroffen sein können und wie man diese am besten erfasst.

Übertragen wir dies auf unser Stressmanagement. Auch hier haben wir es oft mit Situationen zu tun, wo ein „einfacher Reifenwechsel" nicht genügt, weil die Komponenten und Prozesse, die den Stress bedingen, nicht so klar auf der Hand liegen, dass eine sofortige Lösung möglich ist.

Also her mit unserem Mess- bzw. Analysegerät! In der Sprache der Verhaltenspsychologie nennen wir dies „**funktionale Verhaltensanalyse**" (manche sprechen auch von „funktionaler Verhaltens- und Problemanalyse"). Was ist damit gemeint? Nun, wenn Sie sich im Winter bei klirrender Kälte zu einem längeren Spaziergang aufmachen, werden Sie vermutlich, ohne groß nachzudenken, vorher einen wärmenden Wintermantel, eine Pudelmütze, Handschuhe oder was auch immer anziehen. Und sollten Sie dabei nicht die passenden Schuhe anziehen und später kalte Füße bekommen, ist es sehr wahrscheinlich, dass dieser Lernprozess Sie dazu bewegt, beim nächsten Mal Schuhe mit wärmender Funktion zu tragen.

TN | INFO | Systematische Beschreibung von Stress mit dem SORKC-Modell

Bei unserer Verhaltensanalyse ist es diese funktionale Betrachtungsweise, der wir besondere Beachtung schenken. Wir sehen Verhalten dabei immer als „Funktion" der jeweiligen Umgebung bzw. Umgebungsbedingungen an. Im obigen Beispiel ist es die kalte, winterliche Umgebung, die unser Verhalten bestimmt, d. h. funktional dazu führt, dass wir uns warme Kleider anziehen.

In der Verhaltenspsychologie spricht man sogar davon, dass Situationsbedingungen, die unserem Verhalten vorausgehen (z. B. eine rote Ampel an einer Straßenkreuzung) oder ihm nachfolgen (z. B. ein Strafzettel, wenn wir die rote Ampel überfahren) unser Verhalten „**kontrollieren**".

Nun mögen wir den Begriff „Kontrolle" vielleicht nicht so gerne hören, vor allem, wenn es um unser eigenes Verhalten geht. Und als freier Bürger mit unserem freien Willen oder gar als Freigeist erst recht nicht. Doch in unserem Zusammenhang benutzen wir diesen Begriff als Fachbegriff, nämlich für die Bedingungen, die unser Verhalten „kontrollieren".

Nicht immer ist die Kontrolle unseres Verhaltens so offensichtlich wie im Beispiel der roten Ampel, die Ihr Verkehrsverhalten (hier hoffentlich rechtzeitiges Bremsen) kontrolliert. Haben Sie in einem Supermarkt schon einmal mehr eingekauft, als Sie eigentlich vorhatten? Und denken Sie, es ist Zufall, dass in manchen Supermärkten die Lebensmittel des täglichen Bedarfs in der hintersten Ecke stehen und man auf dem Weg dorthin an Regalen und Auslagen vorbeigeht, auf denen all das steht, was man vielleicht nicht täglich oder nicht so dringend braucht. Und ganz zufällig kommt uns dann beim Vorbeigehen die Idee, dass man das Eine oder Andere vielleicht doch gebrauchen könnte, besonders wenn noch ein Schildchen „Sale" oder „reduziert" dabeisteht, und schon wird der Einkaufswagen voller als zuvor gedacht. Nicht zu vergessen die Süßigkeiten und anderen Kleinigkeiten, die zufällig an der Kasse ausgelegt sind und uns oder unsere Kinder dazu bringen, auch da das Eine oder Andere schnell noch mitzunehmen.

Na ja, vieles, was als Zufall daherkommt, ist es nicht unbedingt, sondern bewusst arrangiert, um unser Verhalten im obigen Sinne zu „kontrollieren".

Auch in Stress-Situationen ist nicht immer offensichtlich, welche Bedingungen zum Stress beitragen und unser Stress-Verhalten in diesen Situationen kontrollieren. Gehen wir deshalb die Analyse systematisch an, denn wenn wir die kontrollierenden Bedingungen kennen, die unseren „Lebensmotor" zum Stottern bringen, kann uns dies bei der „Reparatur" helfen.

Eigentlich haben Sie bereits Erfahrungen mit dem gesammelt, was wir gleich als **SORKC-Modell** kennenlernen werden. Sie haben nämlich Ihre persönliche Stress-Situation bereits auf eine systematische Weise beschrieben, die sich an dieses SORKC-Modell anlehnt. Betrachten wir hierzu die **Komponenten** dieses Modells:

TN | INFO | Systematische Beschreibung von Stress mit dem SORKC-Modell

Tabelle 1: SORKC-Modell zur funktionalen Verhaltensanalyse

S	O	R	K	C
Stimulus	**Organismus**	**Reaktion**	**Kontingenz**	**Konsequenz**
Situation	Person	Handeln	Verknüpfung	Folgen
Setting	Persönlichkeit	Verhalten	Verbindung	Auswirkungen

In der Tabelle sind die fünf Komponenten aufgeführt. In der obersten Zeile (Kopfzeile) stehen die Abkürzungen (Buchstaben), die verwendet werden, in den darunterliegenden Zeilen die Begriffe, für die diese Buchstaben stehen. Die fettgedruckten Begriffe in der zweiten Zeile sind die Fachbegriffe, die in der Lernpsychologie in der Regel verwendet werden.

Wie Sie sehen, können unter einer Komponente mehrere Begriffe stehen. Welchen Begriff man im Rahmen dieses Modells verwendet, hängt davon ab, wie eng oder präzise man diese Komponente beschreiben kann oder welcher Begriff in dem jeweiligen Beschreibungszusammenhang besser passt. Dies wird gleich deutlicher werden:

Die **S**-Komponente steht im engsten Sinne für „**Stimulus**". Dies ist der lateinische sowie in gleicher Schreibweise auch der englische Begriff für einen „Reiz", der mit einer nachfolgenden Reaktion verbunden sein kann. Vielleicht haben Sie schon einmal von dem Pawlow'schen Hund und der sog. „klassischen Konditionierung" gehört. Wenn zum Beispiel Ihr Partner oder Ihre Partnerin zu Ihnen sagt: „Du, Schatz, ich hab' Dir ein Stück Sahnetorte mitgebracht", und Sie merken, wie Ihnen das Wasser im Mund zusammenläuft, hat diese Speichelreaktion viel mit dem elementaren Lernvorgang zu tun, den man klassische Konditionierung nennt. Der russische Wissenschaftler Pawlow hat nämlich herausgefunden, dass Hunden nicht nur das Wasser im Munde zusammenläuft, wenn sie direkt ein Stück Fleisch verschlingen, sondern bereits vorher, z. B. wenn sie die Schritte des Tierpflegers hören, der ihnen immer das Fleisch bringt. Diese freudige Erwartungsreaktion lässt sich sogar durch zuvor völlig neutrale „Reize" provozieren, z. B. durch ein Glöckchen, das immer klingelt, kurz bevor der Hund ein Stück Fleisch bekommt. Bei einer anderen Form des Lernens, dem sog. operanten Lernen oder der operanten Konditionierung, lernen Sie, dass Ihre Reaktion auf einen bestimmten Reiz etwas bewirken kann, nämlich zu einer bestimmten Konsequenz führen kann. Wenn Sie z. B. nach Ihrem schweißtreibenden Fitness-Training durstig nachhause kommen und dort den Kühlschrank (= Stimulus) erblicken, wissen Sie aus Erfahrung, dass Ihr Öffnen des Kühlschranks (= Reaktion) Sie einer erwünschen Konsequenz (= kühles, erfrischendes Getränk) näherbringt. Deshalb nennt man diese Form des Lernens manchmal auch „Lernen am Erfolg" (oder Lernen durch die Konsequenzen). (Für Neugierige: „operant" leitet sich vom lateinischen „operare" ab, was so viel bedeutet wie tätig sein, (be)wirken, handeln).

Wenn ein Stimulus (Reiz) Stress bewirkt, d. h. regelhaft mit einer Stress-Reaktion verbunden ist, wird er auch als „**Stressor**" bezeichnet. Wenn Sie sich z. B. zuhause auf einen Vortrag vorbereiten und Ihr Nachbar ist gerade mit einem Presslufthammer zu

TN | INFO | Systematische Beschreibung von Stress mit dem SORKC-Modell

Gange, kann der unangenehm laute Lärm des Pressluftbohrers für Sie einen Stressor darstellen.

Manchmal ist es gar nicht so einfach, den Stimulus (Reiz) zu identifizieren, auf den man reagiert. Stellen Sie sich z. B. vor, Sie kommen in einen Vortragsraum mit mehreren Personen und fühlen Sie gleich irgendwie unwohl oder unbehaglich, können aber nicht genau sagen, warum. Ist es der Geräuschpegel? Oder die stickige Luft? Oder die Kollegin hinten links, der Sie seit Tagen lieber aus dem Weg gehen wollen? Oder die Tatsache, dass Sie bei Ihrem eigenen Vortrag vor zwei Jahren in einem ähnlichen Raum einen Schwindelanfall erlitten haben? Oder vielleicht doch etwas ganz anderes?

Wenn wir keinen klar identifizierbaren Stimulus angeben können, auf den wir reagieren, sondern nur die Situation, in der wir ein bestimmtes Verhalten zeigen, kann das „S" auch für die jeweilige **Situation** stehen.

Als dritte Möglichkeit kann man mit dem „S" auch ein bestimmtes „**Setting**" angeben. Wenn z. B. Max Wandervogel zu Ihnen sagt: „In den Bergen, da fühl ich mich wohl. Aber am Strand in der Sonne liegen, damit können Sie mich jagen!", so ist das ein Hinweis für Sie, wie dieser Zeitgenosse wohl auf Setting 1 (Berge) im Vergleich zu Setting 2 (Strand) reagieren wird. Oder wenn Ihr Freund und Revierförster zu Ihnen sagt: „Ein reiner Bürojob wäre nichts für mich!", ist auch das eine Aussage, die sich auf ein Setting (Büro) bezieht. Man kann Setting als eine bestimmte Umgebung definieren, die den Rahmen für eine Menge ähnlicher Situationen abgibt, die sich in dieser Umgebung ereignen können. Ein Setting kann z. B. auch ein bestimmter Arbeitsplatz sein.

Die **O**-Komponente steht für „**Organismus**", also ein Individuum, wie es auch der Mensch ist, mit all seinen angeborenen, konstitutionell-körperlichen sowie erworbenen Eigenschaften und Fähigkeiten. Im Fall des Menschen kann man auch von einer Person sprechen oder bei weiterer Differenzierung hinsichtlich seiner Stammes- und Lerngeschichte auch von einer Persönlichkeit (z. B. risikofreudig, extrovertiert, usw.).

Die **R**-Komponente steht für die „**Reaktion**" auf einen bestimmten Reiz bzw. das Verhalten in einer bestimmten Situation oder einem Setting. Diese Reaktionen können auf verschiedenen **Reaktions- oder Verhaltensebenen** ablaufen: physische (körperliche) Reaktionen, emotionale, gefühlsmäßige Reaktionen, kognitive Reaktionen (Denken und andere Formen kognitiver Informationsverarbeitung) oder prinzipiell beobachtbares, sog. motorisches Verhalten.

Die **K**-Komponente steht für „**Kontingenz**", d. h. die Art und Weise, wie eine Reaktion bzw. ein Verhalten mit den nachfolgenden Konsequenzen (C) verknüpft bzw. verbunden ist. So ist z. B. pädagogisch ein konsequenter Erziehungsstil mit gleichen, verlässlichen Konsequenzen für die Erzogenen einem inkonsequenten Erziehungsstil mit erratischem Verhalten des Erziehers i. d. R. vorzuziehen. Kontingenz bezieht sich auf den Plan bzw. das Muster, nach dem ein Verhalten verstärkt (belohnt) oder bestraft wird, z. B. stets (kontinuierlich) oder aber mit festen oder variablen Unterbrechungen (intermittierend). Z. B. wird ein Tagelöhner stets täglich, ein Arbeitnehmer nur monatlich „belohnt".

Die **C**-Komponente steht schließlich für die **Konsequenz(en)** einer Reaktion oder eines Verhaltens (kurzfristig vs. langfristig, positiv vs. negativ). Diese spielen für die Verhaltenssteuerung eine große Rolle. Sie bilden die Grundlagen des operanten Lernens. Wenn Sie z. B. Ihrer Partnerin oder Ihrem Partner einen Strauß Blumen

TN | INFO | Systematische Beschreibung von Stress mit dem SORKC-Modell

schenken (R), wird ihre bzw. seine Reaktion darauf (z. B. ein Küsschen als Konsequenz) darüber entscheiden, ob Sie bei der nächsten ähnlichen Gelegenheit wieder mit einem Blumenstrauß auftauchen oder nicht. Daran können Sie übrigens erkennen, dass in sozialen Situationen die Konsequenzen des eigenen Verhaltens in der Regel vom nachfolgenden Verhalten des Gegenübers abhängen.

In Tabelle 2 werden diese Komponenten an einem Beispiel illustriert:

Tabelle 2: Beispiel zum SORKC-Modell

S	O	R	K	C
Rote Ampel	**Mensch**	**Bremsen**	**regelmäßig**	**Auto steht**
Kreuzung	Autofahrer	Anhalten	regelmäßig	Auto steht
Straßenverkehr	Persönlichkeit	Fahrverhalten	regelmäßig	Auto steht

Der Stimulus (S) ist hier die rote Ampel, auf die Sie (O) mit der Reaktion (R) Bremsen reagieren, wodurch Ihr Fahrzeug zu Stillstand kommt (C). Da Sie (hoffentlich) bei roten Ampeln immer bremsen und Ihr Fahrzeug dabei immer (hoffentlich rechtzeitig) zum Stillstand kommt, ist die Kontingenz (K) regelmäßig.

Etwas offener formuliert könnten Sie auch sagen: Wenn ich im Straßenverkehr (Setting) an eine Kreuzung komme (Situation), halte (R) ich als verantwortungsvoller Autofahrer (O) immer (K) an, bis mein Auto zum Stillstand kommt (C).

Beschreiben Sie Stress mit „STRESS":

Tabelle 3: Akronym „STRESS" für die Beschreibung von Stress

Stress mit STRESS beschreiben:		
	Bedeutung:	**Erläuterung:**
S	Spezifisch	Konkret, anschaulich: **„Verhalten-in-einer-Situation"**
T	Typisch	Häufig vorkommend und kennzeichnend
R	Real	Auf reale, tatsächliche Szenarien/Ereignisse bezogen
E	Engagiert	Emotional betroffen, Stresserleben spürbar
S	Setting/Situation	Rahmen, Ort, Zeit und Geschehen wie in einem Film
S	Stimulus	Konkreten Reiz, der die Reaktion bedingt, identifizieren

Das Akronym „STRESS" können Sie als Erinnerungshilfe verwenden, um Stress-Situationen genauer zu formulieren (▶ Tab. 3).

TN | INFO | Systematische Beschreibung von Stress mit dem SORKC-Modell

Nun, da wir das SORKC-Modell besprochen und das Akronym STRESS kennengelernt haben, ist unser Besuch der Werkstatt „Stressmanagement und Burnout-Prävention" für heute beendet.

Um beim oben genannten Vergleich zu bleiben: Wir können und wollen Sie hier natürlich nicht zum Leiter einer Autowerkstatt ausbilden. Und ebenso wenig können Sie sich in der Regel die teuren KFZ-Mess- und Analysegeräte leisten, die einer voll ausgestatteten Fachwerkstatt zur Verfügung stehen. Doch bietet der Handel auch für Otto Normalverbraucher und interessierte Laien einfache Prüfgeräte an, die ihnen ebenso wie mancher zusätzliche Rat ihrer Werkstatt helfen können, mögliche Probleme ihres Fahrzeuges frühzeitig zu erkennen und damit umzugehen, vor allem wenn nicht unmittelbar eine Werkstatt erreichbar ist. Auch bei Ihrem Stressmanagement wird es in Ihrem Leben vielleicht einmal Grenzen geben, wo Sie vielleicht doch einen Fachmann brauchen, sei es einen persönlichen Coach für private Ziele, oder einen Unternehmensberater für organisatorische Ziele, usw. Aber vielleicht hilft Ihnen gerade hier das „einfache Prüfgerät" der funktionalen Verhaltensanalyse auf der Basis des SORKC-Modells, die Grenze zur Inanspruchnahme professioneller Helfer hinauszuschieben und Experte in eigener Sache und für Ihren eigenen Alltag zu werden bzw. zu bleiben.

Übrigens ist es genau dieser Ansatz, Stressmanagement auf der Basis einer verhaltenswissenschaftlich fundierten, funktionalen Verhaltensanalyse durchzuführen, der Ihnen helfen soll, Ihre **eigenen** Bewältigungsmöglichkeiten zu finden, die zu Ihrer **Person** und zu Ihrer **Lebenssituation** passen. Wir geben deshalb keine Empfehlungen ab, dass Entspannung, Achtsamkeit, Meditation, Bewegung und Sport, Zeitmanagement, Ärger-Management, Selbstsicherheitstraining, systematisches Problemlösen oder was auch immer **generell**, d. h. für alle Menschen und damit auch für Sie, und **universell**, d. h. für jede Situation, passend und wirksam sind, auch wenn dies im Einzelfall unter den passenden Bedingungen durchaus so sein kann. Stattdessen wollen wir Ihnen ein Werkzeug an die Hand geben und Ihnen Mut machen, herauszufinden, welche dieser vielen Möglichkeiten für **Ihre** konkrete Person und Lebenssituation am ehesten passt. Deshalb auch unser Ansinnen an Sie, mit Ihrer „**persönlichen Stress-Situation**" ins Rennen zu gehen und auszuprobieren, mit welchem Stressmanagement-Pferdchen Sie die größten oder weitesten Sprünge machen bzw. am schnellsten vorankommen können.

Herzlichen Dank! Und: Galoppieren Sie los!

Ergänzung

Zum SORKC-Modell und seinen Anwendungen im Rahmen der funktionalen Verhaltensanalyse gibt es zahlreiche Literaturquellen, darunter auch solche mit Arbeitsblättern für die psychotherapeutische Praxis, z. B bei Kircher (2019).

Auch zu Lernen und Konditionierung gibt es zahlreiche Lehrbücher (z. B. Rinck 2016).

5.3.3 Hausaufgabe »Meine persönliche Stress-Situation – Beschreibung mit SORKC«

Lernziele

Die Teilnehmer haben sich für die systematische Beschreibung ihrer persönlichen Stress-Situation (PSS) eingehend mit dem SORKC-Modell auseinandergesetzt und ggf. ihre Beschreibung anhand der Komponenten dieses Modells weiter detailliert.

Vorbereitung

Die Hausaufgabe ist im Arbeitsblatt *TN | HAUSAUFGABE | Meine persönliche Stress-Situation – Beschreibung mit SORKC* beschrieben. Dabei sollen die Teilnehmer ihre bisherige Beschreibung ihrer persönlichen Stress-Situation unter Anwendung des SORKC-Modells überprüfen und ggf. die Beschreibung überarbeiten bzw. ergänzen. Hierfür erhalten die Teilnehmer zusätzlich das Arbeitsblatt *TN | ANLEITUNG | Fallbeschreibungen mit SORKC*, mit einem Analyseschema und Leitfragen für Ihren eigenen »Fall«.

Halten Sie für die Durchführung folgende *Arbeitsmaterialien* bereit:

- *TN | HAUSAUFGABE | Meine persönliche Stress-Situation – Beschreibung mit SORKC.*
- *TN | INFO | Systematische Beschreibung von Stress mit dem SORKC-Modell* (wurde den Teilnehmern bereits zuvor ausgeteilt).
- *TN | ANLEITUNG | Fallbeschreibungen mit SORKC.*

Durchführung

Führen Sie kurz in diese Hausaufgabe ein, z. B. mit den Worten: »*Im Rahmen der folgenden Hausaufgabe bitte ich Sie, die Beschreibung Ihrer ›persönlichen Stress-Situation‹ unter Zugrundelegung des SORKC-Modells zu überarbeiten und dabei die fünf einzelnen Komponenten dieses Modells zu berücksichtigen. Für diese Aufgabe erhalten Sie zwei Arbeitsblätter mit genauen Anleitungen. Lesen Sie diese bitte zuhause in Ruhe durch.*
Ich weiß, dass Ihnen dieser ›Crash-Kurs‹ zur Einführung des SORKC-Modells zusammen mit dieser Hausaufgabe einiges abverlangt. Aber haben Sie den Mut, die Geduld und die

Zuversicht, dass vieles davon wohl erst mit den bevorstehenden Fallbesprechungen und konkreten Beispielen im weiteren Verlauf dieses Kurses klarer werden wird.«
Teilen Sie an die Teilnehmer die beiden folgenden *Arbeitsblätter* aus:

- *TN | HAUSAUFGABE | Meine persönliche Stress-Situation – Beschreibung mit SORKC* (in diesem Arbeitsblatt wird die Hausaufgabe näher erläutert).
- *TN | ANLEITUNG | Fallbeschreibungen mit SORKC* (dieses Arbeitsblatt dient zur systematischen Beschreibung der persönlichen Stress-Situation nach dem SORKC-Schema und soll im Rahmen der Hausaufgabe verwendet werden).

Für die Bearbeitung der Hausaufgabe wird die Kenntnis des Arbeitsblatts *TN | INFO | Systematische Beschreibung von Stress mit dem SORKC-Modell* vorausgesetzt. Falls die Teilnehmer dies noch nicht erhalten haben, so stellen Sie es Ihnen bitte gleichfalls zur Verfügung.

Gehen Sie anhand dieser Arbeitsblätter mit den Teilnehmern den Text der Hausaufgabe kursorisch (im Überblick) durch, zusammen mit der Anleitung zur Beschreibung der persönlichen Stress-Situation, bis alle Teilnehmer die Hausaufgabe im Prinzip verstanden haben.

TN | HAUSAUFGABE | Meine persönliche Stress-Situation – Beschreibung mit SORKC

Meine persönliche Stress-Situation – Beschreibung mit SORKC

Sie haben ihre persönliche Stress-Situation bereits im Rahmen der vorherigen Hausaufgabe beschrieben und dafür das entsprechende Arbeitsblatt **TN | ANLEITUNG | Meine persönliche Stress-Situation** verwendet. Jetzt geht es darum, an diese Aufgabe anzuknüpfen, indem Sie Ihre Kenntnis des SORKC-Modells nutzen, um Ihre bisherige Beschreibung Ihrer persönlichen Stress-Situation zu überprüfen und in Einklang zu bringen mit diesem Modell.

Lesen Sie hierzu ggf. nochmals das Informationsarbeitsblatt **TN | INFO | Systematische Beschreibung von Stress mit dem SORKC-Modell** in Ruhe durch. Schauen Sie sich dann die bisherige Beschreibung Ihrer persönlichen Stress-Situation an, indem Sie sich folgende Fragen stellen:

1. Ist meine Beschreibung so konkret und anschaulich, dass ich das beschriebene **Verhalten in einer Situation** in einem Drehbuch abbilden und darüber einen Film drehen könnte?

2. Enthält die Beschreibung Angaben zum **Setting** (Umgebungsrahmen), zur anschaulichen **Situation** und, wenn möglich, zum konkreten **Stimulus**, der die nachfolgende Reaktion bedingt bzw. zu dem beschriebenen Verhalten führt?

3. Habe ich die Eigenschaften meiner **Person** bzw. **Persönlichkeit**, die für mein übliches oder typisches *Stressverhalten in einer Situation* wichtig sein könnten, beschrieben und dabei ggf. alle Ebenen berücksichtigt?

4. Habe ich meine Reaktion(en) bzw. mein Verhalten auf allen vier **Verhaltensebenen** beschrieben, also Gedanken, Gefühle, körperliche Empfindungen und offenes, beobachtbares Verhalten?

5. Habe ich die die kurzfristigen und langfristigen **Konsequenzen** meines *Verhaltens in dieser Situation* konkret beschrieben und angegeben, welche positiv (belohnend) und welche negativ (bestrafend, aversiv) sind?

6. Habe ich die **Kontingenzen** beschrieben und angegeben, ob mein *Verhalten in dieser Situation* stets zu denselben Konsequenzen führt (kontinuierlich, z. B. stets belohnend oder stets bestrafend) oder nur ab und zu (intermittierend)?

Sie können sich darüber hinaus an dem Akronym „**STRESS**" orientieren (siehe Arbeitsblatt **TN | INFO | Systematische Beschreibung von Stress mit dem SORKC-Modell**) und anhand dieser Formel überprüfen, ob die dort aufgeführten Kriterien erfüllt sind (siehe hierzu das Informationsblatt zur systematischen Beschreibung von Stress mit dem SORKC-Modell).

Wahrscheinlich werden Sie feststellen, dass im SORKC-Modell mit seinen fünf Komponenten noch mehr Details angesprochen werden als Sie bisher in der Beschreibung Ihrer persönlichen Stress-Situation erwähnt haben. Um diese Details zu berücksichtigen und systematisch zu beschreiben, erhalten Sie das zusätzliche Arbeitsblatt **TN | ANLEITUNG | Fallbeschreibungen mit SORKC**, mit einem

TN | HAUSAUFGABE | Meine persönliche Stress-Situation – Beschreibung mit SORKC

Analyseschema und Leitfragen für Ihren eigenen „Fall", d. h. für Ihre eigene persönliche Stress-Situation.

Sie können Ihre Beschreibung Ihrer persönlichen Stress-Situation auch mit einer Vertrauensperson durchgehen und diese fragen, ob sie sich das Geschehen bildlich vorstellen kann. Auch können Sie diese Person fragen, ob die Beschreibung noch Unklarheiten enthält oder Fragen bleiben.

Überarbeiten Sie ggf. Ihre Beschreibung, bis Sie zufrieden sind!

Vielleicht hilft Ihnen auch das Bild eines Künstlers, der von einem Gegenstand erst einmal eine Skizze erstellt, diese an manchen Stellen überarbeitet oder ergänzt, und dann erst an die Arbeit geht, um das Ganze als Ölbild fertigzustellen.

Oder vielleicht das Bild eines Architekten, der erst einmal ein kleines Modell baut, bevor er an die Realisierung des Bauvorhabens geht. Oder das Bild des Ingenieurs, der sich erst über etliche Prototypen zu seinem marktreifen Produkt vorarbeitet.

Haben Sie keine Sorge. Sie können an dieser Stelle nichts falsch machen. Und wenn Sie sich Rückmeldung wünschen oder den Kurs als Schrittmacher nutzen wollen: Stellen Sie Ihre persönliche Stress-Situation im Kurs beispielhaft vor und nutzen Sie die Rückmeldungen der Anderen für die Weiterentwicklung Ihres persönlichen Stressmanagements.

Herzlichen Dank! Und: Bleiben Sie am Ball!

TN | ANLEITUNG | Fallbeschreibungen mit SORKC

Fallbeschreibungen mit SORKC

Bei der **Schilderung von Stress-Situationen** kann man dies natürlich **in freier Form** und mit seinen eigenen Worten tun, quasi „von der Leber weg reden" und dabei seinen Gefühlen freien Lauf lassen. Wenn man jedoch wissen will, „wo der Hase im Pfeffer liegt", also die genauen Gründe herausfinden will, warum man sich eigentlich im Stress befindet, um Ansätze für Veränderungen und Verbesserungen seines persönlichen Stressmanagements zu finden, sollte man die jeweilige Stress-Situation genau anschauen und systematisch beschreiben. Das **SORKC-Modell** mit seinen Komponenten bietet hierfür einen Analyserahmen an, aus dem sich dann auch Empfehlungen für mögliche Veränderungen ableiten lassen. Dies kann man auch für Fallbesprechungen nutzen.

Für Ihren eigenen „Fall", d. h. für Ihre eigene persönliche Stress-Situation, können Sie das **Analyseschema in der Tabelle 1** auf der nächsten Seite verwenden. Bei der Beschreibung der einzelnen SORKC-Komponenten für Ihre konkrete Stress-Situation können Ihnen die **Fragen in Tabelle 2** helfen.

Ergänzend zu der Beschreibung und Erläuterung des SORKC-Modells, für die es ein eigenes Arbeitsblatt gibt (siehe dort), beachten Sie bitte die folgenden Hinweise zu den einzelnen Komponenten:

Die **Situationskomponente „S"** sollte auf allen drei Ebenen beschrieben werden, also hinsichtlich Setting, konkreter Situation und Stimulus (Reiz). Denn selbst wenn wir auf einen spezifischen Reiz (z. B. lautes Glockenläuten) reagieren, kann unsere Reaktion sehr vom Kontext (z. B. Gottesdienst in der Kirche versus Prüfungsvorbereitung zuhause) abhängen.

Auch bei der **Organismuskomponente „O"** sollten alle Ebenen beschrieben werden. Diese Ebenen haben zwar dieselben Bezeichnungen wie die Verhaltensebenen der Reaktionsebene, beziehen sich aber auf zeitlich und situativ überdauernde, langfristige Eigenschaften einer Person bzw. auf die für diese Person „typischen" Körpermerkmale, Verhaltensmuster, Denkstile, Überzeugungen, Grundeinstellungen, Temperament, Stimmungen usw. im Sinne ihrer Konstitution und Persönlichkeit.

Bei der **Reaktionskomponente „R"** sollen ebenso alle Verhaltensebenen beschrieben werden, also so, wie wir in der konkreten Situation aktuell reagieren.

Bei der **Konsequenzenkomponente „C"** unterscheiden wir zwischen kurzfristigen (sofortigen) und langfristigen (zeitverzögerten) Konsequenzen und bei diesen jeweils zwischen positiven Konsequenzen, die wir als angenehm, als Belohnung u. ä. erleben, und negativen Konsequenzen, die wir als unangenehm, aversiv, als Bestrafung erleben.

Bei der **Kontingenzenkomponente** unterscheiden wir grob, ob unser Verhalten in einer sich wiederholenden Situation stets dieselbe Konsequenz zur Folge hat (kontinuierlich) oder nur ab und zu (intermittierend), sei es nach einem festen oder einem variablen Maßstab. Bei mehreren Konsequenzen ist wichtig, ob diese gleichartig oder verschieden sind (z. B. alle belohnend, oder manche belohnend, andere bestrafend).

Und nun legen Sie bitte los mit der Beschreibung Ihrer persönlichen Stress-Situation!

TN | ANLEITUNG | Fallbeschreibungen mit SORKC

Tabelle 1: Beschreibung mit SORKC

Komponente		Beschreibung (Wie sieht die Stress-Situation aus?)
S		
	Setting	
	Situation	
	Stimulus	
O		
	physisch	
	motorisch	
	kognitiv	
	emotional	
R		
	physisch	
	motorisch	
	kognitiv	
	emotional	
C		
	kurzfristig	positiv:
		negativ:
	langfristig	positiv:
		negativ:
K		
	kontinuierlich	
	intermittierend	(fest, regelmäßig, **oder** variabel, unregelmäßig)

TN | ANLEITUNG | Fallbeschreibungen mit SORKC

Tabelle 2: Leitfragen für die Beschreibung mit SORKC

S	Setting:	In welchem **Setting** bzw. in welcher **Umgebung** tritt der Stress auf?
	Situation:	In welcher **konkreten Situation** tritt der Stress auf?
		Wie würde dies als Szene in einem Film aussehen?
	Stimulus	Welche **Stimuli/Reize/Stressoren** sind es genau, auf die ich in der konkreten Stress-Situation reagiere?
O	physisch	Welche physische/körperliche **Konstitution** habe ich?
		In welcher **körperlichen Verfassung** bin ich? Wie **fit** bin ich?
	motorisch	Welche beobachtbaren **Verhaltensgewohnheiten** habe ich?
		Welche typischen **Verhaltensmuster** beobachten andere Menschen an mir?
	kognitiv	Wie verarbeite ich im Allgemeinen **Informationen**?
		Was sind meine **Denkmuster**?
		Wie **aufmerksam** bin ich in der Regel, wie nehme ich wahr?
		Wie funktioniert mein **Erinnerungsvermögen**/Gedächtnis?
		Was sind meine **Einstellungen** und wesentlichen **Überzeugungen**?
	emotional	Wie sieht meine **Grundstimmung** in der Regel aus?
		Wie fühle ich mich im Allgemeinen bzw. in den meisten Situationen bzw. den größten Teil der Zeit?
R	physisch	Wie reagiere ich physisch/physiologisch/**körperlich**?
		Was spüre ich an körperlichen Reaktionen?
	motorisch	Wie **verhalte** ich mich? Welche **Reaktionen** beobachten Andere an mir?
	kognitiv	Wie reagiere ich in **Gedanken** oder in **Bildern** oder in **Vorstellungen** (auf die konkrete Situation bzw. den konkreten Stimulus)?
		Wie verarbeite ich gedanklich diese Situation?
		Was sage ich in dieser Situation zu mir selbst?
		Was nehme ich in dieser Situation wahr?
	emotional	Wie reagiere ich emotional (auf die konkrete Situation/den konkreten Stimulus)?
		Welche **Gefühle** löst die Situation oder der Stimulus in mir aus?
		Welchen Einfluss hat diese Situation/dieser Stimulus auf meine Stimmung?
C	kurzfristig positiv	Welche kurzfristigen positiven **Konsequenzen**/Folgen/Auswirkungen hat mein Verhalten in dieser Situation?
	kurzfristig negativ	Welche kurzfristigen negativen Konsequenzen/Folgen/Auswirkungen hat mein Verhalten in dieser Situation?
	langfristig positiv	Welche langfristigen positiven Konsequenzen/Folgen/Auswirkungen hat mein Verhalten in dieser Situation?
	langfristig negativ	Welche langfristigen negativen Konsequenzen/Folgen/Auswirkungen hat mein Verhalten in dieser Situation?
K	kontinuierlich	Folgt die Konsequenz **stets** (immer) auf mein Verhalten?
	intermittierend	Folgt die Konsequenz nur **ab und zu** auf mein Verhalten? Wenn ja, eher **regelmäßig** mit **festen** Unterbrechungen (z. B. jedes 3. Mal oder nach jeweils 7 Tagen) oder **unregelmäßig** mit **variablen** Unterbrechungen?

5.4 Sitzung 04: Stressmanagement mit SORKC

Begrüßen Sie die Teilnehmer und gehen Sie mit ihnen die Inhalte und Themen dieser Sitzung in der Übersicht durch, z. B. mit folgenden Worten: »*In der heutigen Sitzung werden wir zuerst wieder Ihre Erfahrungen bei der Hausaufgabe besprechen, in der Sie das SORKC-Modell zur Beschreibung Ihrer »persönlichen Stress-Situation« angewendet haben. Wir werden dies in aller Kürze tun, da wir das prinzipielle Vorgehen gleich danach anhand einer Fallbesprechung ausführlicher behandeln werden.*

Neben dem SORKC-Modell gibt es natürlich auch andere Modelle und Methoden, um Stress zu beschreiben und zu diagnostizieren. Deshalb werden wir uns auch diesem Thema kurz widmen.

Da Sie Ihre persönliche Stress-Situation aber nicht nur systematisch diagnostizieren und beschreiben, sondern vor allem ändern wollen, werden wir heute betrachten, wie wir auch hierfür das SORKC-Modell nutzen können. Damit kommen wir zu Ihrem eigenen Stressmanagement mit SORKC. Dies können Sie dann gleich in Ihrer nächsten Hausaufgabe üben!«

Verweisen Sie dabei beim Überblick auf das bereits in der ersten Sitzung ausgeteilte Arbeitsblatt *TN | INFO | Stressmanagement – Überblick über die Sitzungen.*

Falls noch organisatorische Fragen offen sind, besprechen bzw. klären Sie diese, bevor Sie zu den folgenden Themen (Modulen) der Sitzung übergehen.

5.4.1 Erfahrungen bei der Hausaufgabe »Meine persönliche Stress-Situation – Beschreibung mit SORKC«

Dieses Modul kann kurzgehalten werden, wenn man es wie hier mit einer gleich danach folgenden Fallbesprechung verbindet, anhand derer die Beschreibung mit SORKC anhand eines Beispiels ausführlicher dargestellt werden kann.

Wenn allerdings auf eine nachfolgende Fallbesprechung verzichtet wird, kann und sollte den Teilnehmern für dieses Modul mehr Zeit gegeben werden, um die zu erwartenden Fragen bei der Einführung des SORKC-Modells und der Anwendung des Beschreibungsschemas klären zu können.

Lernziele

Die Teilnehmer haben in der Gruppe von ihren Erfahrungen bei der Beschreibung ihrer persönlichen Stress-Situation mit SORKC berichtet und hierbei eventuell aufgetretene Schwierigkeiten oder offene Fragen rückgemeldet.

Vorbereitung

Dieses Modul erfordert von Ihnen als Kursleiter vermutlich eine hohe Stringenz bei der Durchführung. Zum einen sind die Teilnehmer beim Crash-Kurs »SORKC« im

Rahmen der Hausaufgabe auf viele Fragen gestoßen, zum anderen haben Sie noch keine Erfahrungen mit der Anwendung gemacht. Verweisen Sie also ggf. darauf, dass es bei dieser relativ *kurzen* Rückmeldung nur darauf ankommt, die aufgeworfenen Fragen anzusprechen, und dass in den Fallbesprechungen Zeit bleibt, diese am konkreten Beispiel zu klären. Damit soll nicht nur die Geduld der Teilnehmer angesprochen werden, sondern auch die Motivation, ihre persönliche Stress-Situation in diese Fallbesprechungen einzubringen.

Protokollieren Sie bitte auch hier (analog oder digital) die berichteten Schwierigkeiten, Unklarheiten oder offenen Fragen.

Halten Sie für die Durchführung folgende *Arbeitsmaterialien* bereit:

- Tabellenblatt »*SORKC – Fragen der Teilnehmer*« (Optionales Protokollblatt für den Kursleiter in der Online-Datei »*KL_TABELLEN_Organisation*«).

Durchführung

Führen Sie in die Besprechung dieser Hausaufgabe ein, z. B. mit den Worten: »*In Ihrer Hausaufgabe haben Sie Ihre persönliche Stress-Situation nunmehr nach dem SORKC-Schema beschrieben. Bevor wir Ihre Erfahrungen hierzu besprechen, noch ein Hinweis: Der konsequente und elegante Umgang mit dem SORKC-Modell verlangt viel Übung. Auch gibt es hier nicht immer nur eine bzw. ›die‹ richtige Lösung. Man könnte es mit dem Spielen eines Instruments nach Noten vergleichen. Die Partitur mag gleich sein, aber in der Ausführung kann es große Unterschiede geben, je nach gewähltem Instrument, Musikerpersönlichkeit, usw. Auch wird ein Anfänger damit ganz anders umgehen wie ein geübter Profi. Nehmen Sie sich also Zeit und Geduld. Wir werden dies im Verlauf des Kurses immer wieder und an vielen Beispielen üben und haben hierfür viele Fallbesprechungen vorgesehen.*
Und nun zu Ihnen: Wie sind Sie mit der Beschreibung Ihrer persönlichen Stress-Situation mit SORKC zurechtgekommen? Wo traten dabei Unklarheiten oder Fragen auf? Hierfür machen wir eine Blitzlicht-Runde, für die ich jeden von Ihnen um eine kurze Rückmeldung von jeweils einer Minute bitte.«

Bitten Sie dann die Teilnehmer, einen nach dem anderen, anhand ihrer Unterlagen und Aufzeichnungen kurz und prägnant vorzustellen, welche Erfahrungen sie bei der Beschreibung der persönlichen Stress-Situation mit SORKC gemacht haben und ggf. welche Fragen noch offen sind.

Halten Sie die Rückmelderunde kurz und vermeiden Sie längere Diskussionen, ggf. mit dem Hinweis, dass entsprechende Fragen anhand von konkreten Beispielen in Fallbesprechungen geklärt werden können.

Protokollieren Sie auch hier (analog oder digital) die berichteten Schwierigkeiten, Unklarheiten oder offenen Fragen und überlegen Sie, wie Sie auf diese näher eingehen können, am besten in einer der folgenden Fallbesprechungen und am konkreten Beispiel. (Verwenden Sie ggf. das Tabellenblatt »*SORKC – Fragen der Teilnehmer*« in der Online-Datei »*KL_TABELLEN_Organisation*«).

Fassen Sie am Ende Ihren Eindruck für die Teilnehmer kurz zusammen: Gibt es typische Schwierigkeiten oder offene Fragen, die von mehreren Teilnehmern in ähnlicher Weise vorgebracht wurden? Verwenden Sie dies ggf. für eine nachfolgende Fallbesprechung, z. B. als Auftakt zur Besprechung und Klärung am Beispiel.

5.4.2 Bedeutung der Fallbesprechungen

Vor der ersten Fallbesprechung sollten Sie deren Bedeutung kurz ansprechen und hierzu an die Teilnehmer ein Informationsblatt für die Lektüre zuhause austeilen.

Da Fallbesprechungen auch für alle weiteren Sitzungen in diesem Kurs eine zentrale Bedeutung haben, enthält dieses Modul hierfür zugleich ein ausführliches Informationsblatt für Sie als Kursleiter.

Verwenden bzw. berücksichtigen Sie diese beiden Informationsblätter auch für alle weiteren Fallbesprechungen in diesem Kurs!

Lernziele

Die Teilnehmer kennen die Bedeutung der Fallbesprechungen für ihren Stressmanagement-Kurs und haben das entsprechende Arbeitsblatt hierzu gelesen.

Vorbereitung

Lesen Sie zuerst das Teilnehmer-Arbeitsblatt *TN | INFO | Bedeutung der Fallbesprechungen* durch und danach die entsprechenden Hinweise für Sie als Kursleiter im Arbeitsblatt *KL | INFO | Bedeutung der Fallbesprechungen*.

Natürlich können Sie den Teilnehmern die Bedeutung von Fallbesprechungen nur in eigenen Worten vermitteln. Jedoch ist es sinnvoll und hilfreich für die Teilnehmer, diesen zur Information und ggf. zur Erinnerung das Arbeitsblatt *TN | INFO | Bedeutung der Fallbesprechungen* mit nachhause zu geben.

Halten Sie für die Durchführung folgende *Arbeitsmaterialien* bereit:

- *TN | INFO | Bedeutung der Fallbesprechungen.*
- *KL | INFO | Bedeutung der Fallbeschreibungen.*

Durchführung

Erläutern Sie in eigenen Worten die Bedeutung der Fallbesprechungen und teilen Sie hierzu das Arbeitsblatt *TN | INFO | Bedeutung der Fallbesprechungen* aus.

Bitten Sie die Teilnehmer, dieses Informationsblatt zuhause in Ruhe durchzulesen, zur Vertiefung und als Vorbereitung für künftige Fallbesprechungen.

Verbinden Sie die Einführung in die Bedeutung von Fallbesprechungen exemplarisch am besten gleich mit der Durchführung der ersten Fallbesprechung.

TN | INFO | Bedeutung der Fallbesprechungen

Bedeutung der Fallbesprechungen (für die PSS)

Im Rahmen dieses Kurses kommt neben den Hausaufgaben auch den **Fallbesprechungen** eine große **Bedeutung** zu, und zwar aus folgenden Gründen:

- Die Fallbesprechungen geben Ihnen die Möglichkeit, sich in den Gruppensitzungen sehr **fokussiert** und **ausführlich** mit Ihrem persönlichen Stress-Management zu beschäftigen, in Ergänzung zu Ihren Hausaufgaben.

- Indem Sie den anderen Teilnehmern Ihre **persönliche Stress-Situation (PSS)** schildern, geben Sie der gesamten Gruppe die Gelegenheit, Ihr aktuelles Stress-Management mit den Mitteln der „**Schwarmintelligenz**" anzugehen. Oft ist der „Schwarm" klüger als der Einzelne. Vielleicht sind oder waren andere Teilnehmer in ähnlichen Situationen und Sie können von deren Erfahrungen profitieren. Und vielleicht kommen Andere auf Ideen, die Sie noch nicht im Blick hatten.

- Die Fallbesprechungen sollen Sie ermutigen, die in der Gruppe gefundenen Stressmanagement-Lösungen in Ihrem **Lebensalltag auszuprobieren**. Und Sie können danach die regelmäßigen Besprechungen zu den Hausaufgaben nutzen, um über Ihre dabei gemachten Erfahrungen zu berichten.

- Wie die Hausaufgaben so fördern auch die Fallbesprechungen Ihre **aktive** Einstellung zum Stressmanagement, da sie sich auf Ihr **Verhalten** in konkreten Situationen beziehen. Damit soll der **Transfer** des im Kurs Gelernten leichter auf Ihren Alltag übertragen werden. Und Sie können dies im **Rollenspiel** zuvor üben.

Jeder Teilnehmer hat die Möglichkeit, seine persönliche Stress-Situation in eine Fallbesprechung einzubringen, sei es einmal oder ggf. auch öfter. Nutzen Sie diese Möglichkeit der Unterstützung durch eine ganze Gruppe.

Wie läuft eine Fallbesprechung ab?

- Zunächst beschreiben Sie Ihre **persönliche Stress-Situation**, für die Sie Ihr Stressmanagement verbessern möchten. Diese kann eine ganz neue Situation sein oder eine Situation, über die Sie bereits berichtet haben. Im letzten Fall berichten Sie dann ggf., was sich seit Ihrer letzten Schilderung geändert hat.

- Sofern Sie eine ganz **neue** persönliche Stress-Situation einbringen wollen, so beschreiben Sie diese mit Ihren persönlichen Worten.

- Sofern Sie Ihre persönliche Stress-Situation zuvor **bereits vorgestellt** haben, wenn auch nur kurz in den Grundzügen, können Sie gerne daran anknüpfen. Beschreiben Sie in diesem Fall bitte:

  - Wie sieht Ihre persönliche Stress-Situation **aktuell** aus?

  - Was hat sich seit Ihrer letzten Beschreibung wesentlich geändert, zum Guten oder zum Schlechten?

- Nach der Schilderung der grundlegenden Situation beschreiben Sie bitte Ihr bisheriges **Stressmanagement** und mögliche bzw. gewünschte **Hilfen**, z. B. anhand folgender Fragen:

  - Welche **Bewältigungsversuche** haben Sie bisher unternommen, und mit welchem Ergebnis?

TN | INFO | Bedeutung der Fallbesprechungen

- Welche Ihrer **Ressourcen** bzw. welche verfügbaren **Hilfsmittel** könnten Ihnen bei Ihrem Stressmanagement helfen?
- Welche **Barrieren** stehen dem Erfolg Ihres Stressmanagements entgegen?
- Welche **Fragen** haben Sie? Welche **Rückmeldung** brauchen Sie?
- Welche **Anregungen** oder **Unterstützung** wünschen Sie sich von der Gruppe?
- Welche sonstige **Unterstützung außerhalb** der Gruppe wäre für Sie hilfreich?

- Bei der Besprechung Ihrer persönlichen Stress-Situation in der Gruppe unter der Anleitung Ihres Kursleiters steht vor allem die **Suche nach alternativen Lösungsmöglichkeiten** zur Verbesserung Ihres Stressmanagements im Vordergrund. Dies kann zunächst in der Art eines Brainstormings erfolgen, bei dem man zunächst möglichst viele Lösungsvorschläge sammelt, ohne diese gleich einer kritischen Bewertung zu unterwerfen.

- Danach folgt die **Analyse und Bewertung der Alternativen bzw. der Lösungsmöglichkeiten**: Welche ist realistisch umsetzbar, kurzfristig oder langfristig, wie, mit welchem Aufwand, mit welchem Unterstützungsbedarf, mit welchen zu erwartenden Hindernissen?

- Nach der Bewertung folgt die **Entscheidung** für eine bestimmte Alternative. Ggf. können Sie auch die **Priorität der Lösungsmöglichkeiten** festlegen, d. h. die Reihenfolge, nach der Sie diese Lösungsmöglichkeiten angehen bzw. umsetzen möchten. Dabei können Sie die als unrealistisch oder nicht erfolgversprechend bewerteten Lösungsmöglichkeiten ausschließen.

- Prinzipiell können alle bisher genannten Schritte in freier Form erfolgen, besonders zu Beginn des Kurses. Da Sie jedoch im Kursverlauf lernen, Ihre persönliche Stress-Situation mithilfe des **SORKC-Modells** systematisch zu beschreiben und zu analysieren, können Sie und die anderen Teilnehmer dieses Modell nutzen, um **Ansatzpunkte** für Ihr Stressmanagement zu finden. Dies gilt sowohl für die **Suche**, die **Bewertung** als auch die **Priorisierung** der Lösungsmöglichkeiten. Zur Unterstützung dienen Ihnen dabei die entsprechenden Arbeitsblätter, die Sie im Rahmen der Fallbesprechung einsetzen können, aber auch bei Ihren Hausaufgaben bzw. Ihren sonstigen Bemühungen im Umgang mit Ihrer persönlichen Stress-Situation. Und üben Sie die **Umsetzung** im Rollenspiel.

- Denken Sie an das geflügelte Sprichwort: „Auch der längste Weg beginnt mit dem ersten Schritt", und legen Sie dann für die Lösungsmöglichkeit, die Sie als erstes umsetzen und ausprobieren wollen, diesen **ersten bzw. nächsten Schritt** fest.

Machen Sie sich auf den Weg – mit Mut, Zuversicht und Engagement.

Erinnern Sie sich eigentlich noch an den Spruch von Erich Kästner? Wenn nicht, dann finden Sie diesen am Schluss des Arbeitsblatts **TN | INFO | Bedeutung der Hausaufgaben**.

KL | INFO | Bedeutung der Fallbesprechungen

Bedeutung der Fallbesprechungen

– Hinweise für den Kursleiter –

Ziel und Zweck der Fallbesprechungen

- Die Bedeutung der Fallbesprechungen ist im entsprechenden Arbeitsblatt für die Teilnehmer bereits eingehend erläutert.

- Ergänzend hierzu besteht Ihre Rolle als Kursleiter darin, den Teilnehmern die Funktion der Fallbesprechungen im Sinne **aktiver Auseinandersetzung** mit ihren eigenen Stress-Situationen nachhaltig über den Verlauf des Kurses immer wieder nahezubringen und zu erklären. Im Vergleich zur Besprechung der Erfahrungen bei den Hausaufgaben bieten die Fallbesprechungen einen sehr viel größeren zeitlichen Rahmen, um eine persönliche Stress-Situation eines Teilnehmers zu besprechen. So kann z. B im Rahmen einer Fallbesprechung nur die persönliche Stress-Situation eines einzigen Teilnehmers ausführlich besprochen werden. Und komplexe Fälle können auch in zwei zusammenhängenden Fallbesprechungen erörtert werden, ggf. auch unter Einsatz von Rollenspiel oder Kleingruppen.

- Wie bereits bei den Hausaufgaben angeführt, geschieht die aktive Auseinandersetzung mit geschilderten Stress-Situationen am ehesten unter Betonung der **konkreten, verhaltensorientierten Beschreibung**, sei es (eher zu Beginn) mit freien Worten, oder (eher später) im Rahmen des SORKC-Modells. Die Idee des „Drehbuchs" oder der „Regieanweisung" oder der „laufenden Kamera" kann dies auch hier verdeutlichen.

Engagement und Motivation bei den Fallbesprechungen

- Unterstützen Sie das Engagement der Teilnehmer durch motivierende Maßnahmen. **Loben** Sie die Teilnehmer gerade am Anfang auch für die kleinen und kleinsten **Fortschritte**, die sie bei Ihrem Stressmanagement schildern.

- Fragen Sie nach den **Ressourcen** der Teilnehmer, gerade auch dann, wenn ein Teilnehmer nur Probleme schildert. Kein Mensch hat *nur* Probleme.

- Sprechen Sie Mut zu, wenn es beim Stressmanagement-Marathon schwieriger wird, z. B. unter Verweis auf den altbekannten Spruch: „Auch der längste Weg beginnt mit dem ersten Schritt". Und achten Sie bei den Beispielen gerade darauf, was im individuellen Fall **der erste oder der nächste Schritt** beinhaltet.

- Verstärken Sie jedes **aktive Einbringen** einer eigenen Erfahrung oder einer Frage, wo es passt. Machen Sie den Teilnehmern gegenüber deutlich, was bereits die alten Römer wussten: **„Tua res agitur!"** (Es geht um Deine Sache!")

- Zusätzlich zu den zuvor genannten Aspekten, die auch für die Besprechung von Hausaufgaben gelten, können in Fallbesprechungen auch Bewältigungsstrategien und -techniken entwickelt oder eingeübt werden. Hierfür eigenen sich z. B. verhaltensnahe Rollenspiele, ggf. auch mit Rollenwechsel, oder

KL | INFO | Bedeutung der Fallbesprechungen

Kleingruppenarbeit, z. B. Fokus-Kleingruppen zum intensiven Kurz-Brainstorming bei umschriebenen Problemlöseaufgaben.

Fallbesprechung persönlicher Stress-Situationen (Priorität)

- Fallbesprechungen persönlicher Stress-Situationen der Teilnehmer haben Priorität vor Fallbesprechungen beispielhafter Stress-Szenarien ohne persönlichen Bezug zu den anwesenden Teilnehmern.

- Ermutigen Sie deshalb die Teilnehmer, ihre persönliche Stress-Situation in eine Fallbesprechung einzubringen. Ideal ist es, wenn **jeder Teilnehmer mindestens einmal** seine persönliche Stress-Situation in einer Fallbesprechung thematisiert, mit der Möglichkeit, durch die Unterstützung einer ganzen Gruppe unter Anleitung bzw. Moderation des Kursleiters Stressmanagement-Strategien und -Techniken herauszufinden und ggf. verhaltensnah (Rollenspiel u. ä.) einzuüben.

- Da sowohl die Hausaufgaben als auch die Fallbesprechungen auf die persönlichen Stress-Situationen bezogen sind, setzen sich die Teilnehmer mit diesen ständig auseinander, sei es regelmäßig zuhause (über die Hausaufgabe), eher kurz in jeder Sitzung (über die Besprechung der Erfahrungen bei den Hausaufgaben) sowie länger bzw. fokussiert (in der Fallbesprechung).

- Dabei hat die Besprechung der Erfahrungen bei den Hausaufgaben eine wichtige Funktion, die man als **„Screening für Fallbesprechungen"** bezeichnen könnte. Denn die Schilderungen der Teilnehmer geben Aufschluss darüber, welche Art von Settings, Situationen, Stimuli, Personen- und Persönlichkeitsmerkmalen, Reaktionsmustern sowie Konsequenzen und Kontingenzen beim Stress dieser Teilnehmer eine besondere Rolle spielen. Hier sind Sie als Kursleiter gefordert, indem sie die wesentlichen Merkmale identifizieren, kommunizieren und ggf. als **Vorschlag für eine Fallbesprechung** einbringen.

- Auch nach einer Fallbesprechung der persönlichen Stress-Situation eines Teilnehmers haben die nachfolgenden Besprechungen der Erfahrungen bei Hausaufgaben für diesen eine große Bedeutung. So kann er die im Rahmen der fokussierten und ausführlichen Fallbesprechung gefundenen Lösungsansätze und Bewältigungsstrategien bzw. -techniken in seinem Alltag ausprobieren und dann diese Erfahrungen in der Gruppe rückmelden, wenn auch ggf. nur kurz.

- In einer Fallbesprechung können ggf. auch nur sehr selektive Aspekte einer persönlichen Stress-Situation kurz behandelt werden, wenn diese umschrieben sind oder nur fokussierte Fragen geklärt werden sollen (**kurze persönliche Fallvignetten**). Auch kann eine persönliche Stress-Situation in mehr als einer Fallbesprechung besprochen werden, wenn dies passend erscheint und die Priorität im Vergleich zu anderen Vorschlägen hoch ist (z. B. bei sehr „typischen" Stress-Situationen, mit denen sich mehrere Teilnehmer identifizieren können).

- Bei Fallbesprechungen können Arbeitsblätter, Protokollbögen, usw. präsentiert werden, vorzugsweise durch **digitale Präsentation**. Durch die **digitale Protokollierung der jeweils „persönlichen Stress-Situation"** profitieren die

KL | INFO | Bedeutung der Fallbesprechungen

Teilnehmer, weil sie im Verlauf ihre Beschreibungen und Analysen ihrer persönlichen Stress-Situation mit Office-Programmen leicht anpassen können.

- Von den Teilnehmern kann man nicht erwarten, dass sie als Laien ihre persönliche Stress-Situation immer „modellgetreu" nach dem SORKC-Modell beschreiben können. Deshalb sollte man auch bei den Fallvorstellungen (wie bei den Hausaufgaben), vor allem zu Beginn, hier eher behutsam vorgehen und ggf. mehr auf die **Konkretheit** und **Bildhaftigkeit** der Schilderungen achten („**Drehbuch-Prinzip**"). So kann man den Teilnehmern empfehlen, beim Anhören einer Situationsschilderung vor ihrem inneren Auge einen Film ablaufen zu lassen.

- Im weiteren Verlauf des Kurses sollte man aber versuchen, die Beschreibung der persönlichen Stress-Situation immer mehr an die Systematik des SORKC-Modells anzupassen. Hierzu hat man im Rahmen einer Fallbesprechung auch mehr Zeit, z. B., um bei einer Situationsschilderung die Analyse auf bestimmte Komponenten zu fokussieren (z. B. *„Was sind in dieser Situation die genauen Stimuli, die Sie zu Ihrem Verhalten bewegen, die Ihrer Reaktion unmittelbar vorausgehen?"*).

Fallbesprechung beispielhafter Stress-Szenarien oder Fallvignetten

- Es kann vorkommen, vor allem in der Anfangsphase, dass sich trotz aller „Motivationsarbeit" des Kursleiters kein Teilnehmer meldet, um seine persönliche Stress-Situation in eine Fallbesprechung einzubringen. Für diesen Fall sollten Sie beispielhaft **ein (längeres) Stress-Szenario** oder **mehrere (kurze) Fallvignetten** bereithalten, die Sie dann zum Gegenstand einer Fallbesprechung machen. Hierfür finden Sie im Manual bzw. online Arbeitsblätter mit Beispielen.

- Ein anderer Grund für solch eine „**Fallbesprechung aus der Retorte**" kann didaktischer Art sein. Falls sich z. B. bei der Schilderung persönlicher Stress-Situationen herauskristallisiert, dass manche für mehrere Teilnehmer typisch oder zumindest ähnlich sind (z. B. Stress am Arbeitsplatz), können Sie quasi archetypisch ein Stress-Szenario oder hierfür passende Fallvignetten auswählen (aus den Online-Arbeitsblättern oder Ihrem Fundus). Natürlich kann sich für solch eine typische Stress-Situation auch die persönliche Situation eines Teilnehmers eignen, was in der Regel vorzuziehen ist, aber eben nur, wenn sich ein Teilnehmer hierzu bereiterklärt.

- In den **Arbeitsblättern für die Fallbesprechungen aus der Retorte** wird jeweils ein beispielhaftes Stress-Szenario beschrieben, und zwar zunächst in freier Form. Diese Szenarien sind in der Regel anonymisiert oder frei erfunden (wie z. B. in einem Roman), ggf. aus didaktischen Gründen stilisiert, könnten aber in manchen Fällen durchaus an Realpersonen erinnern.
  Danach soll derselbe Fall von den Teilnehmern unter Anwendung der **Tabellen** in den Arbeitsblättern **"TN | INFO | Stressmanagement mit SORKC"** und **"TN | ANLEITUNG | Stressmanagement mit SORKC"** beschrieben und analysiert werden, wobei je nach Ausführlichkeit des Falls nur die am Wichtigsten erachteten Komponenten berücksichtigt werden. Das Arbeitsblatt für die Fallbesprechung enthält jeweils nur eine Tabelle, und zwar die jeweilige „Musterlösung" nach

KL | INFO | Bedeutung der Fallbesprechungen

SORKC, die jedoch nur als Vorschlag aufgefasst werden soll. In unserem Zusammenhang stellt das SORKC-Modell eher eine heuristische Form der hypothetischen Interpretation von verhaltenspsychologisch relevanten Prozessen dar, wenngleich auf sehr systematische Weise. Und diese Interpretation ist auf verschiedenartige Weise möglich. Entscheidend ist dabei, dass sich aus diesem Modell Hypothesen darüber herleiten lassen, was ein bestimmtes *Verhalten in einer Situation* „kontrolliert". Und diese Hypothesen können dann, auch im Alltag, dahingehend überprüft werden, ob sie passen bzw. sich bewähren. Diese Überprüfung kann dann zu einer weiteren Verbesserung oder Anpassung des Modells an die Erfahrungen dienen. Deshalb muss **nicht jede Komponente** des SORKC-Modells berücksichtigt werden, sondern nur die, welche man für das Stressmanagement als wesentlich bzw. als **änderungsrelevant** betrachtet.

- Bitten Sie auch bei einer Fallbesprechung aus der Retorte die Teilnehmer um ihre Mitarbeit und motivieren Sie sie dazu. Hierzu kann u. a. Folgendes dienlich sein:

  - Fragen Sie die Teilnehmer, ob sie das beschriebene Stress-Szenario für ihre eigene Lebenssituation als relevant ansehen, um es ausführlicher zu besprechen. (Fällt die Antwort negativ aus, so wählen Sie in Abstimmung mit den Teilnehmern ein anderes Stress-Szenario oder aber kurze Fallvignetten).

  - Fragen Sie die Teilnehmer, ob sie sich die beschriebene Situation bildhaft oder filmisch vorstellen können, bzw. was Ihnen hierzu noch an Informationen fehlt (ggf. können Sie als Kursleiter noch fiktive Aspekte ergänzen).

  - Lassen Sie einzelne abgrenzbare Szenen im Rollenspiel ablaufen. Je nach Ihrem eigenen Hintergrund und Ihrer Erfahrung können dabei ggf. auch Prinzipien partizipativer Theaterformen (z. B. Impro-Theater) Anwendung finden. Wichtig ist vor allem die verhaltensbezogene „Umsetzung" von Situations- und Verhaltensschilderungen.

- In einer Fallbesprechung können Sie statt eines ausführlichen Fallbeispiels oder zur Ergänzung kleine **Fallvignetten** einsetzen, um kurz selektive Aspekte oder Komponenten einer Stress-Situation zu behandeln.

Hinweise zur Durchführung

- Je nach Gruppe, Einfachheit bzw. Komplexität des Beispiels und der Rahmenbedingungen können Fallbesprechungen sehr unterschiedlich ablaufen. Besonders bei den ersten Fallbesprechungen ist es vor allem wichtig, dass die Teilnehmer in die Übung einsteigen und schauen, wie weit Sie kommen. Versuchen Sie vor allem nicht, das Übungsbeispiel „durchzuziehen", denn es geht hier vor allem darum, die Motivation der Teilnehmer zu fördern, sich mit konkreten Situationen auseinanderzusetzen. Beschränken Sie sich ggf. auf das Thema des vorausgegangenen Informationsmoduls, indem Sie z. B. anhand eines Fallbeispiels nur die Möglichkeiten des kurzfristigen Stressmanagements behandeln und dann bei einer späteren Fallbesprechung die Möglichkeiten des langfristigen Stressmanagements.

KL | INFO | Bedeutung der Fallbesprechungen

- Arbeiten Sie bei der Verwendung des SORKC-Modells fokussiert in Bezug auf die einzelnen Komponenten und nutzen Sie dabei die entsprechenden Arbeitsblätter. Wenn sich ein Beispiel doch als zu komplex herausstellt oder die Diskussion längere Zeit in Anspruch nimmt, so können Sie die Teilnehmer darauf hinweisen, dass man dieses Beispiel in einer weiteren Fallbesprechung nochmals aufgreifen kann, oder aber, dass bestimmte Fragen sich bei der Besprechung weiterer Fälle klären lassen. Bleiben Sie also nicht in der Übung stecken, sondern loben Sie die Teilnehmer für die (Teil-)Strecke, die sie bis dahin zusammen zurückgelegt haben!

„Theater- oder Orchesterprobe"

Vielleicht hilft Ihnen und den Teilnehmern dabei ein Bild: Bei einer Theater- oder Orchesterprobe wird man nicht unbedingt gleich das ganze Stück durchproben, sondern schrittweise vorgehen bzw. sich einzelne Teile herausgreifen und diese näher bearbeiten. Die „Generalprobe" steht erst am Schluss, und selbst dabei darf man noch probieren. Und was die „Premiere" angeht: Bei Ihrem Stressmanagement findet diese vorzugsweise ohnehin im Alltag statt, um zu sehen, ob sich die „Proben" bewährt haben. Halten Sie also bei den Proben Ihr „Ensemble" zusammen und legen Sie dabei den Schwerpunkt auf die Motivation zum Üben.

Ihrer Kreativität sind hier kaum Grenzen gesetzt. Viel Erfolg, und viel Freude!

Herzlichen Dank!

5.4.3   Fallbesprechung 01: »Beschreibung mit SORKC«

Dies ist die erste Fallbesprechung, bei der das SORKC-Modell anhand der persönlichen Stress-Situation eines Teilnehmers in der Gruppe besprochen werden soll. Findet sich hierfür kein Teilnehmer, so können Sie alternativ ein beispielhaftes Stress-Szenario »aus der Retorte« verwenden (siehe Arbeitsmaterialien).

Lernziele

Die Teilnehmer haben in der Gruppe das SORKC-Modell auf die Beschreibung der persönlichen Stress-Situation eines Teilnehmers (alternativ: auf ein beispielhaftes Stress-Szenario) angewendet und gemeinsam besprochen.

Vorbereitung

Sollte sich kein Teilnehmer finden, so verwenden Sie für die Fallbesprechung ein Übungsbeispiel. Orientieren Sie sich bei Ihrer Wahl an den bisherigen Schilderungen der Teilnehmer: Welches Szenario würde diesbezüglich passen? Oder Sie nehmen das Übungsbeispiel unten (siehe Arbeitsmaterialien).

Halten Sie für die Durchführung folgende *Arbeitsmaterialien* bereit:

- *TN | ANLEITUNG | Fallbeschreibungen mit SORKC* (wurde den Teilnehmern bereits ausgeteilt).
- Arbeitsblatt mit einem alternativen Stress-Szenario: *TN | FALLBESPRECHUNG | Wenn der Verkehr die Familie stresst.*

Durchführung

Führen Sie die Teilnehmer in dieses Modul ein, z. B. mit den Worten: »*Damit Sie sehen, wie man das SORKC-Modell auf die Beschreibung von Stress-Situationen anwenden kann, führen wir jetzt eine Fallbesprechung durch.*
Hierzu brauchen wir jemanden, der bereit ist, seine persönliche Stress-Situation hier vorzustellen. Wer möchte hierfür den Anfang machen?«

Nun gilt es, einen Freiwilligen zu finden. Knüpfen Sie möglichst an die Rückmeldungen der Teilnehmer an, ihre Fragen und ggf. ihre Schwierigkeiten bei der Beschreibung ihrer persönlichen Stress-Situation, z. B. im Rahmen der Hausarbeiten. Und verweisen Sie diesbezüglich auf die Möglichkeit, diese jetzt im Rahmen der Fallbesprechung zu klären. Ggf. können Sie auch bestimmte Teilnehmer direkt ansprechen, v. a., wenn Sie denken, dass deren Frage oder geschilderte Stress-Situation sich besonders gut für eine Fallbesprechung eignet.

Falls Sie keinen Freiwilligen finden oder aus didaktischen Gründen eine Übung »aus der Retorte« vorziehen, so fahren Sie fort, z. B. mit den Worten: »*Wir werden diese erste Fallbesprechung mit einem fiktiven Übungsbeispiel durchführen, so dass Sie damit erste Erfahrungen sammeln können. Und ich hoffe, dies macht Ihnen Mut, in einer der folgenden*

Fallbesprechungen dann auch Ihre persönliche Stress-Situation einzubringen. Bitte orientieren Sie sich an Ihrem Arbeitsblatt TN | ANLEITUNG | Fallbeschreibungen mit SORKC, das Ihnen bereits zuvor ausgeteilt wurde.«

Gehen Sie nun anhand der Arbeitsblätter die *persönliche Stress-Situation (PSS)* eines freiwilligen Teilnehmers oder aber das fiktive *beispielhafte Stress-Szenario* aus der Retorte durch. Für den letzteren Fall steht in den Arbeitsblättern eine »Musterlösung« zur Verfügung, an der Sie sich orientieren, die Sie aber entsprechend Ihrer Qualifikation und Erfahrung auch anpassen können.

Bei dieser ersten Fallbesprechung ist es vor allem wichtig, dass die Teilnehmer in die Übung einsteigen. Beschränken Sie sich zunächst auf die *Beschreibung* mit SORKC anhand des Arbeitsblatts *TN | ANLEITUNG | Fallbeschreibungen mit SORKC*, fokussiert in Bezug auf die einzelnen Komponenten. Verzichten Sie an dieser Stelle auf die Analyse und Bewertung von alternativen Lösungsmöglichkeiten, da dies den Schwerpunkt folgender Fallbesprechungen darstellt.

Arbeitsmaterialien

- *TN | FALLBESPRECHUNG | Wenn der Verkehr die Familie stresst* (Beispielhaftes Stress-Szenario als Alternative). *Achtung:* Teilen Sie hierzu an die Teilnehmer nur die freie Form der Beschreibung (Seite 1) sowie das Beschreibungsschema in Tabelle 1 (Seite 2) aus (Hinweis: die Analyse der Alternativen sowie die »Musterlösung« soll Gegenstand einer nachfolgenden Fallbesprechung sein).
  (Bei der Beschreibung mit SORKC in Tabelle 1 werden nur für die Komponenten Angaben gemacht, die wesentlich erscheinen bzw. für die Informationen vorliegen. Ggf. können die Teilnehmer hier Punkte ergänzen).

TN | FALLBESPRECHUNG | Wenn der Verkehr die Familie stresst

Wenn der Verkehr die Familie stresst

– Fallbesprechung –

Freie Beschreibung

Herr S. ist eigentlich ein ruhiger, ausgeglichener Familienvater. Aber jetzt ist er sauer, und das schon seit Monaten. Eigentlich hatten er und seine Frau sich gefreut, nach langer Suche ein kleines Häuschen in einem Vorort einer größeren Stadt gefunden zu haben, in dem sie mit ihrer 4-jährigen Tochter und ihrem 6-jährigen Sohn leben können. Bei der Hausbesichtigung hatten sie damals ein gutes Gefühl gehabt. Anscheinend eine ruhige Lage in einer Wohngegend abseits der Hauptverkehrsstraße, und Kita sowie Schule in ca. 5 bis 10 Minuten zu Fuß erreichbar.

Und nun das: Nach dem Einzug ärgern sie sich zunehmend über die vielen Kraftfahrzeuge, die an ihrem Haus vorbeifahren. Dachten sie zuerst noch, dies hinge mit Bauarbeiten auf der Hauptverkehrsstraße im Ort zusammen, so erzählten Nachbarn ihnen, dass auch sonst viele Autofahrer gerne die Straße in ihrem Wohngebiet als Ausweichmöglichkeit nutzen würden, um Staus zu umfahren. Dazu kommen etliche Jugendliche auf ihren Mopeds und Motorrädern, die zum Lärm beitragen.

Aber nicht nur der Lärm ist es, der die Familie stört. Die Eltern sorgen sich auch um ihre beiden Kinder, die gerne mit anderen Kindern in der Wohngegend spielen oder auf dem Gehsteig Roller- oder Fahrradfahren üben. Denn die Kraftfahrzeuge fahren des Öfteren mit erkennbar zu hoher Geschwindigkeit vorbei, trotz der gut sichtbaren Verkehrsschilder, die Tempo 30 vorschreiben. So kann man die Kinder kaum auf die Straße lassen bzw. muss immer unmittelbar bei ihnen sein, eine Spielstraße ist in weiter Ferne. Und auch auf dem Weg zur Kita bzw. zur Schule ist Vorsicht angebracht. Nicht selten versucht Herr S. dabei aufgeregt mit rotem Kopf, durch heftiges Gestikulieren den „rücksichtslosen Verkehrsrowdies" zu signalisieren, ihr Tempo zu verlangsamen.

Als wäre dies nicht schon genug, ärgert sich Herr S. auch noch besonders über seine Schlafstörungen in den letzten Wochen, die er gleichfalls auf den Verkehrslärm zurückführt, wenn z. B. auch nachts plötzlich Jugendliche mit ihren Fahrzeugen vorbei knattern. Noch dazu liegt das Schlafzimmer der Eheleute auf der Straßenseite, und Herr S. empört sich, weil er nicht mehr so wie früher bei offenem Fenster schlafen kann.

Auch etliche Nachbarn der Familie stören sich an dieser Situation, auch wenn sie keine kleinen Kinder haben, da die gegenwärtigen Bauarbeiten auf der Hauptverkehrsstraße im Ort die Belastungen noch verschärft haben.

Beschreibung mit SORKC
Siehe nachfolgende Tabelle 1.

TN | FALLBESPRECHUNG | Wenn der Verkehr die Familie stresst

Tabelle 1: Beschreibung der IST-Situation mit SORKC.

Komponente		Beschreibung (Wie sieht die Stress-Situation aus?)
S		
	Setting	Wohngegend in einem Vorort, Seitenstraße.
	Situation	Am Haus fahren viele Kraftfahrzeuge vorbei.
	Stimulus	Überhöhte Geschwindigkeit. Aufheulen von Motoren. Fahrzeuge in der Nähe der Kinder. Nächtlicher Lärm.
O		
	emotional	Ruhig, ausgeglichen.
R		
	physisch	Blutdruckanstieg („roter Kopf").
	motorisch	Gestikulieren. Mit Nachbarn sprechen. Kinder begleiten.
	kognitiv	„Rücksichtslose Verkehrsrowdies".
	emotional	Sich ärgern/empören. Enttäuscht sein.
C		
	kurzfristig	Positiv:
		Negativ: negative Stimmung.
	langfristig	Positiv:
		Negativ: Schlafstörungen.
K		„Hilflosigkeit" (seit Wochen bis Monaten).

105

5.4.4 Stress-Diagnostik

Dieses Informationsmodul ist *optional*, da sich nicht unbedingt jeder Teilnehmer für weitere diagnostische Methoden zum Thema Stress interessiert. Andererseits kann bei der Durchführung dieses Kurses mit bestimmten Interessen- und Berufsgruppen wie z. B. Ärzten, Therapeuten, Pflegekräften, Pädagogen, usw. durchaus die Frage nach einer weiterführenden Diagnostik aufkommen. Für sie ist dieses Modul gedacht.

Hierfür besteht im Rahmen dieses Moduls die Möglichkeit, das Thema »Stress-Diagnostik« zum einen anhand einer Präsentation zu behandeln, zum anderen anhand eines ausführlicheren Informationsblatts für die Teilnehmer, auf das im Rahmen der Präsentation verwiesen werden kann (Bei den entsprechenden Arbeitsblättern im Download-Bereich sind IST-Situation, ALTERNATIVEN und SOLL-Situation farblich unterschiedlich gekennzeichnet).

Lernziele

Die Teilnehmer kennen den Stellenwert diagnostischer Verfahren.

Sie wissen insbesondere um den Stellenwert des SORKC-Modells (als Teil der funktionalen Verhaltensanalyse) im Vergleich zu standardisierten diagnostischen Verfahren.

Vorbereitung

Für dieses Informationsmodul stehen eine *Musterpräsentation* für den Kursleiter sowie ein *Informationsblatt* (Handout) für die Teilnehmer zur Verfügung (siehe Arbeitsmaterialien).

Optional, z. B. wenn Sie mit medizinischem oder psychologischem Personal arbeiten, können sie die Teilnehmer je nach deren Tätigkeitsgebiet beispielhaft einen »Stress-Fragebogen« ausfüllen und ggf. auswerten lassen. Hinweise und Bezugsquellen hierfür finden Sie im nachfolgend genannten Arbeitsblatt.

Halten Sie für die Durchführung folgende *Arbeitsmaterialien* bereit:

* *KL | FOLIEN | Stress-Diagnostik* (Musterpräsentation für den Kursleiter online).
* *TN | INFO | Stress-Diagnostik* (Informationsblatt für die Teilnehmer).

Durchführung

Führen Sie in dieses Informationsmodul ein, z. B. mit den Worten: »*Bei vielen Interventionen ist es sinnvoll oder gar notwendig, vorab eine Diagnostik durchzuführen, um gezielt und datenbasiert handeln zu können. So auch beim Stressmanagement. Deshalb lernen Sie hierzu heute ein paar Überlegungen kennen, um abschätzen zu können, welchen Stellenwert diagnostische Verfahren für Ihr eigenes Stressmanagement oder ggf. auch für Ihre berufliche Tätigkeit haben.*

Zu diesem Thema erhalten Sie ein Informations-Arbeitsblatt mit einer ausführlichen Beschreibung und weiteren Hinweisen zu diagnostischen Verfahren. Wir werden hier in dieser Sitzung im Sinne einer Einführung nur kursorisch auf den Inhalt dieses Informationsblatts eingehen können. Deshalb bitte ich Sie, es zuhause in Ruhe durchzulesen.«

- Verwenden Sie die Musterpräsentation in der Datei *KL | FOLIEN | Stress-Diagnostik.*
- Teilen Sie zusätzlich das Arbeitsblatt *TN | INFO | Stress-Diagnostik* aus. Je nach verfügbarem Zeitrahmen können Sie ggf. den Text oder Teile davon mit den Teilnehmern durchgehen.

TN | INFO | Stress-Diagnostik

Stress-Diagnostik

Wie können wir Stress diagnostizieren, erfassen und beschreiben?

In der Verhaltenspsychologie und Verhaltenstherapie wendet man die sog. **„funktionale Verhaltensanalyse"** an, um herauszufinden, welche Bedingungen das jeweilige *Verhalten eines Organismus in einer Situation* „kontrollieren", in unserem Fall in einer „Stress-Situation". Dabei verwendet man u. a. das SORKC-Modell als eine Art Ordnungsschema, um Verhalten zu beschreiben und dabei ggf. Ansatzpunkte zu finden, wie dieses Verhalten geändert werden kann, z. B. hier, um Stress zu reduzieren.

Während man unter experimentellen Bedingungen, z. B. in Tierexperimenten, recht exakte Aussagen machen kann, welche Bedingungen das Verhalten kontrollieren, es also **„erklären"** kann, ist dies in der freien Wildbahn unter natürlichen Lebensbedingungen kaum möglich. Hier sind wir darauf angewiesen, das Verhalten zu **„interpretieren"**, also Hypothesen zu bilden, welche Bedingungen es kontrollieren *könnten*. Bei dieser Interpretation müssen wir also unsere Kenntnisse über die (experimentell gewonnenen) Gesetze des Verhaltens verbinden mit unseren eigenen direkten oder medial vermittelten indirekten Alltagserfahrungen. Deshalb sprechen wir in der Verhaltenspsychologie und Verhaltenstherapie oft von sog. **„hypothetischen"** Bedingungsmodellen des Verhaltens. Indem wir daraus ableiten, welche Verhaltensänderungen möglich und erfolgversprechend sind, können wir dann durch unser entsprechendes Verhalten in genau dieser Alltagsrealität überprüfen, ob wir mit unseren Hypothesen richtig liegen, oder aber ob wir etwas übersehen haben und unsere Hypothesen gemäß den gemachten Erfahrungen anpassen müssen. Mit anderen Worten: Im Alltag müssen wir Verhaltensänderungen ausprobieren und die dabei gemachten Erfahrungen für die nächste Runde nutzen. Das gilt auch hier für unser Stressmanagement.

Nun wollen wir Sie hier nicht zu einem versierten Verhaltensanalytiker ausbilden und Ihnen auch nicht die funktionale Verhaltensanalyse im vollen Umfang vermitteln, sondern nur bescheidene, aber nützliche Teile davon, wie das besagte SORKC-Modell. Dieses Modell verwenden Sie in diesem Kurs als Grundlage für Ihr Stressmanagement.

Was hat dies mit Diagnostik zu tun? Nun, **Verhaltensdiagnostik** ist Teil der allgemeinen **Stress-Diagnostik**, unter der wir an dieser Stelle die systematische Datenerhebung zur Erfassung von Stress verstehen wollen. Und zu dieser systematischen Erfassung und Beschreibung trägt das SORKC-Modell mit seinen fünf Komponenten bei, auch wenn wir in diesem Rahmen keine funktionale Verhaltensanalyse im vollen Umfang durchführen können; letzteres bleibt dann doch den hierfür qualifizierten Experten vorbehalten, z. B. erfahrenen Verhaltenstherapeuten.

Um den Stellenwert der funktionalen Verhaltensanalyse einerseits und standardisierter, normierter Diagnostikverfahren anderseits zu beurteilen, wollen wir zunächst diese beiden Diagnostikfelder vergleichen.

- **Standardisierte und normierte Diagnostikverfahren** sind am ehesten angezeigt, wenn man …

TN | INFO | Stress-Diagnostik

- mit den Daten **Forschungsfragen** beantworten und **Evaluationen** begründen will,

- die diagnostischen Ergebnisse **legitimieren**, begründen und absichern muss, z. B. auf der Basis etablierter Gütekriterien wie Objektivität, Reliabilität und Validität (inkl. Sensitivität und Spezifität), oder etwa bei forensischen Beurteilungen und Entscheidungen,

- die diagnostischen Ergebnisse im Einzelfall in Bezug setzen will zu den entsprechenden Ergebnissen einer **Vergleichspopulation (Norm)**, z. B. bei Eignungstests,

- Daten und Befunde **systematisch** erheben will, z. B. beim Qualitätsmanagement, oder auch im Einzelfall (etwa beim Screening, um nicht wesentliche Sachverhalte zu übersehen)

- die Bedingungen für die Datenerhebung relativ einheitlich gestalten bzw. kontrollieren kann.

- Die **funktionale Verhaltensanalyse** (einschließlich der Verwendung des SORKC-Modells) dient mehr der Betrachtung individueller Verhaltensweisen ohne Populations- oder Normvergleich und bedarf nicht der statistischen oder klassisch testtheoretischen Absicherung. Für die Verhaltensdiagnostik von Stressphänomenen eignet sie sich gut, denn

  - sie ist prinzipiell einzelfall-orientiert: **Verhalten einer Person in einer Situation**,

  - ihre Prinzipien und Gesetzmäßigkeiten sind **wissenschaftlich** gesichert (Verhaltens-/Lernpsychologie),

  - sie ist breit, universell und generell anwendbar, z. B. in der Verhaltensmedizin, der Psychotherapie, der Pädagogik, der Biologie, usw.,

  - sie verwendet u. a. das **SORKC-Modell** als Ordnungsschema zur Beschreibung von Verhalten sowie zur Generierung von Hypothesen.

Funktionale Verhaltensanalyse lässt sich mit standardisierter Diagnostik verbinden, z. B. indem man letztere einsetzt, um zu einer oder mehreren der fünf Komponenten des SORKC-Schemas weitere Informationen zu erhalten. Dies ist beispielhaft in der Tabelle 1 dargestellt.

TN | INFO | Stress-Diagnostik

Tabelle 1: Standardisierte Diagnostik zu den SORKC-Komponenten (IST-Situation)

Komponente		Standardisierte Diagnostikverfahren (Beispiele)
S		**Situations-Diagnostik**
	Setting	z. B. Arbeitsplatzanalysen
	Situation	z. B. Arbeits- und Anforderungsanalysen
	Stimulus	z. B. systematische Verhaltensbeobachtung
O		**Organismus-Diagnostik**
	physisch	z. B. genetische Diagnostik
	motorisch	z. B. Test von Fertigkeiten
	kognitiv	z. B. Intelligenz-Tests
	emotional	z. B. Persönlichkeitsdiagnostik
R		**Verhaltensdiagnostik**
	physisch	z. B. Bio-Signale, Labor-Tests
	motorisch	z. B. systematische Verhaltensbeobachtung
	kognitiv	z. B. Fragebögen, z. B. neuropsychologische Tests
	emotional	z. B. Befindlichkeitseinschätzungen
C		**Diagnostik der Konsequenzen**
	kurzfristig	positiv: z. B. Gratifikationsanalysen
		negativ: z. B. Belastungsanalysen
	langfristig	positiv: z. B. Gratifikationsanalysen
		negativ: z. B. Belastungsanalysen
K		**Diagnostik der Kontingenzen**
	kontinuierlich	z. B. systematische Verhaltensbeobachtung
	intermittierend	(fest, regelmäßig, oder variabel, unregelmäßig) z. B. Gratifikationsanalysen

TN | INFO | Stress-Diagnostik

Standardisierte Diagnostik bei Stress kann helfen ...

1. bei der Feststellung von dem, was „**ist**", z. B. durch systematische Belastungsanalysen am Arbeitsplatz;

2. bei der Suche nach **Alternativen**, z. B. anhand eines Fragebogens zu befriedigenden Aktivitäten, zwecks Aufbau eines erholungsorientierten Freizeitverhaltens;

3. bei der Entscheidung, was sein „**soll**", z. B. medizinische Diagnostik bei Stresserkrankungen, zur Indikationsstellung für Therapiemaßnahmen.

„Testverfahren und Fragebögen"

Prinzipiell gehört der Umgang mit und der Einsatz von standardisierten und normierten, testtheoretisch fundierten Fragebögen und Testverfahren in die Hände hierfür ausgebildeter Fachleute, insbesondere Psychologen. Dies gilt auch bereits für die Auswahl geeigneter Fragebögen und Testverfahren, und insbesondere für deren Auswertung und Interpretation im Rahmen einer umfassenden Fragestellung, zu der auch ein fundiertes Stressmanagement gehören kann. Insbesondere bei Forschungsfragen und im Rahmen empirischer Untersuchungen mit größeren Populationen bzw. Stichproben wird man auf den Rat dieser Experten angewiesen sein.

Wir haben deshalb an dieser Stelle auf eine Auflistung gängiger Fragebögen und Testverfahren verzichtet, da deren Auswahl angesichts der Vielzahl verfügbarer Verfahren, Zielsetzungen und Populations- bzw. Indikationsspezifitäten den hier verfügbaren Rahmen sprengen würde und sich diesbezüglich der aktuelle Stand rasch ändern kann. Zudem stehen den hierfür qualifizierten Experten zahlreiche Quellen zur Verfügung, um sich inhaltlich und aktuell rasch zu informieren (z. B. das Testarchiv des Leibniz-Zentrums für Psychologische Information und Dokumentation (ZPID), www.testarchiv.eu, oder die Testzentrale des Hogrefe-Verlags, www.testzentrale.de u.v.a.). Dort finden sich auch Beispiele für spezielle standardisierte Diagnostikverfahren zu Stress, z. B. CISS (Coping-Inventar zum Umgang mit Stress-Situationen), ESI (Everyday Stressors Index – deutsche Fassung), PSQ (Perceived Stress Questionnaire), SCI (Stress- und Coping-Inventar), SVF (Stressverarbeitungs-fragebogen), TICS (Trierer Inventar zum chronischen Stress), bzw. zu Burnout, z. B. BMI (Burnout-Mobbing-Inventar), BOSS (Burnout-Screening-Skalen) u.v.a.

Natürlich können sich auch Laien auf diesem Gebiet durchaus dieser Quellen bedienen, sofern sie sich der oben genannten Kautelen bewusst sind, diese Verfahren eher vorsichtig und orientierend in einem heuristischen, hypothesenbildenden Sinne einsetzen und sich nicht scheuen, im Zweifelsfall oder bei weiterführenden Fragen qualifizierten Rat zu holen.

Diagnostik ist allgegenwärtig. Wenn Sie mit Ihren Stressproblemen zu einem Psychoanalytiker kommen, werden Sie (oder wurden Sie zumindest früher) gleich auf eine Couch gelegt. Treffen Sie einen Psychologen, ist die Wahrscheinlichkeit groß, dass er Ihnen zur Begrüßung gleich einen Stress-Fragebogen in die Hand drückt und

TN | INFO | Stress-Diagnostik

im Einzelfall auch eine funktionale Problem- und Verhaltensanalyse mit Ihnen durchführt. Der Stressmediziner wird Ihnen Blut und vieles andere abnehmen, um z. B. Ihren Cortisolspiegel und andere Stressparameter zu bestimmen. Und zuhause drückt Ihnen Ihr(e) Partner(in) als Geburtstagsgeschenk Ihre neue Smart Watch in die Hände, damit Sie Ihre Schlafqualität endlich überprüfen können und Ihr Fitness-Training endlich mal auf validen Grundlagen aufbaut. Und sollten Sie dieses übertreiben und vor lauter Stress Herzrhythmusstörungen bekommen, könnte dieser digitale Assistent auch gleich den Notruf für Sie übernehmen.

Überlegen Sie also gut, wozu *Sie* bei Ihrem Stressmanagement Diagnostik brauchen und welche Verfahren *für Sie* und Ihre Ziele zweckmäßig („funktional") und verhältnismäßig sind.

Hierfür abschließend zum Thema „Beziehungsstress" noch eine kleine Übung, die nicht unbedingt ernst gemeint ist:

Übung „Beziehungsstress und Diagnostik – Wer die Wahl hat ..."

Stellen Sie sich bitte vor, Sie wollten eine neue Beziehung eingehen und hätten die Wahl, Ihre(n) neue(n) Partner(in) im Hinblick auf ihre/seine „**Beziehungsfähigkeit**" und zur Prävention von künftigem „**Beziehungsstress**" einzuschätzen, und zwar auf der Grundlage

- Ihres subjektiven Eindrucks anhand freier Erfahrungen im gemeinsamen Alltag, oder

- einer systematischen funktionalen Verhaltensanalyse durch einen psychologischen Eheberater, oder

- eines standardisierten und normierten Tests zur Beziehungsfähigkeit, basierend auf einem Algorithmus mit ständig wachsender Datenbasis und Regelanpassung mittels künstlicher Intelligenz.

Wie würden Sie sich entscheiden? – Oder haben Sie dies schon?

Ergänzung

Eine *Übersicht* zu stressdiagnostischen Verfahren im deutschsprachigen Raum findet sich bei Franke et al. (2007) sowie Heinrichs et al. (2015).

Wenn Sie im Rahmen dieses Diagnostik-Moduls den Teilnehmern einen einfachen Fragebogen vorstellen oder zur Verfügung stellen wollen, finden Sie hierzu in den Medien zahlreiche Beispiele, z. B. den *ESI (Everyday Stressors Index)* – Deutsche Version (im Internet: https://www.psycharchives.org/) oder die *»Checkliste: Warnsignale für Stress«* (Kaluza 2018).

Zur Erfassung (eher kleiner) *Ärgernisse (und ggf. auch Freuden) des Alltags* dienen Selbstbeurteilungsverfahren wie z. B. die revidierte Fassung der Daily Hassles Scale (DHS-R) bzw. der Hassles and Uplifts Scale (DeLongis et al. 1982, 1988; DeLongis 2014) und das Daily Stress Inventory (Brantley et al. 1987) im angelsächsischen Sprachraum. Deutschsprachige Verfahren sind z. B. der Alltagsbelastungsfragebogen (ABF) (Traue et al. 2000) oder der Fragebogen zur Erfassung emotional relevanter Alltagsereignisse (ATE 36) (Schmidt-Atzert 1989).

Zur Erfassung bedeutsamer, kritischer Lebensereignisse ist im angelsächsischen Raum die Social Readjustment Rating Scale (SRRS-R) (Hobson et al. 1998, Holmes und Rahe 1967) gebräuchlich. Im deutschen Sprachraum dienen hierzu z. B. das Inventar zur Erfassung lebensverändernder Ereignisse (ILE) (Siegrist und Geyer 2002), die Münchner Ereignisliste (MEL) (Maier-Diewald et al. 1983) sowie das Leipziger Ereignis- und Belastungsinventar (LEBI) (Richter und Guthke 1996).

Zwischen den Polen »Alltagsärgernisse« und »kritische Lebensereignisse« decken zahlreiche psychometrische Verfahren viele weitere Aspekte von Stress und Stressbewältigung ab, z. B. das Trierer Inventar zum Chronischen Stress (TOCS) (Schulz, Schlotz und Becker 2004), die Erholungs- und Belastungs-Fragebögen (EBF) (Kallus und Kellmann 2016) oder der Stressverarbeitungsfragebogen (SVF) (Erdmann und Janke 2008).

Experimentell ausgerichtete Tests wie der »Trierer Social Stress Test« (Kirschbaum und Hellhammer 1993), bei dem Probanden vor Publikum eine freie Rede halten und arithmetische Aufgaben lösen, sind wertvolle Forschungsinstrumente für die Stress-Diagnostik unter kontrollierten Bedingungen (siehe auch Dickerson und Kemeny 2004, Goodman et al. 2017). Mit ihnen kann z. B. nachgewiesen werden, dass akuter Stress zu einer Zunahme von Stresshormonen und Entzündungsparametern im Körper führt (Marsland et al. 2017). Von der Zunahme leistungsfähiger Smart Watches und anderer tragbarer Geräte, mit denen wir im Alltag anhand biologischer Funktionen unsere Fitness und Reagibilität in bestimmten Situationen überprüfen können, wird vermutlich auch die Feldforschung zu Stress und Stressmanagement profitieren.

5.4.5 Stressmanagement mit SORKC

In diesem Informationsmodul wird das Schema des SORKC-Modells zur *Beschreibung* einer Stress-Situation erweitert um ein gleichermaßen gestaltetes Schema zur

Veränderung dieser Stress-Situation mittels *Analyse und Bewertung* möglicher Alternativen sowie der *Entscheidung* für eine dieser Alternativen.

Lernziele

Die Teilnehmer kennen die Inhalte und Schemata für das Stressmanagement mit SORKC und können diese auf Ihre persönliche Stress-Situation anwenden.

Vorbereitung

Halten Sie für die Durchführung folgende *Arbeitsmaterialien* bereit:

- *KL | FOLIEN | Stressmanagement mit SORKC* (Musterpräsentation online).
- *TN | INFO | Stressmanagement mit SORKC* (für die Teilnehmer).
- *TN | ANLEITUNG | Stressmanagement mit SORKC* (für die Teilnehmer).

Durchführung

Führen Sie in dieses Informationsmodul ein, z. B. mit den Worten: »*Nachdem Sie die Grundlagen des SORKC-Modells für die Beschreibung Ihrer persönlichen Stress-Situation kennengelernt haben, geht es nun darum, dieses Modell für die Änderung dieser Situation im Rahmen Ihres Stressmanagements anzuwenden. Hierfür erhalten Sie zwei Arbeitsblätter, und zwar ein Informationsblatt mit einer ausführlichen Beschreibung sowie ein Anleitungsblatt mit Hinweisen zur Verwendung dieses Modells bei Ihrem Stressmanagement. Lesen Sie diese Arbeitsblätter zuhause in Ruhe durch.*«

- Teilen Sie zuerst die beiden Arbeitsblätter *TN | INFO | Stressmanagement mit SORKC* sowie *TN | ANLEITUNG | Stressmanagement mit SORKC* aus.
- Verwenden Sie dann die Musterpräsentation in der Datei *KL | FOLIEN | Stressmanagement mit SORKC* für Ihren Vortrag und verweisen Sie bei den Tabellen auf die entsprechenden Stellen in den beiden Arbeitsblättern.

TN | INFO | Stressmanagement mit SORKC

Stressmanagement mit SORKC

– Ein systematischer Ansatz –

Bisher haben Sie gelernt, Ihre **persönliche Stress-Situation (PSS)** anhand des SORKC-Modells systematisch zu **beschreiben**. Dabei wollen wir jedoch nicht stehen bleiben, denn Sie wollen Ihre PSS ja auch „**managen**", also „in die Hand nehmen" (lat. manus = Hand).

Hierfür knüpfen wir an der bisherigen Beschreibung Ihrer PSS an. Denn diese liefert Ihnen bereits erste Hinweise für mögliche Veränderungen, und zwar in Bezug auf die einzelnen Komponenten des SORKC-Modells.

Wir können nämlich für jede dieser fünf Komponenten die „**Veränderungsfrage**" stellen, also:

1. Was kann ich an der **Situation (S)** ändern?
2. Was kann ich an **mir** (meiner **Person**, meiner **Persönlichkeit**, meinem **Organismus (O)**) ändern?
3. Was kann ich an meiner **Reaktion (R)** bzw. meinem **Verhalten** ändern?
4. Was kann ich an den **Konsequenzen (C)** ändern?
5. Was kann ich an den **Kontingenzen (K)** ändern?

Wie Sie sehen, haben wir aus didaktischen Gründen hier die Reihenfolge etwas verändert, indem wir zuerst die Konsequenzen angeführt haben und erst danach die Kontingenzen. Denn in der Praxis macht es oft Sinn, erst die prinzipiellen Konsequenzen zu betrachten, und danach die Frage zu klären, wie diese prinzipiell bzw. im Wiederholungsfall mit dem vorausgehenden Verhalten verknüpft sind (Beschreibung) oder alternativ verknüpft sein könnten (Veränderung beim Stressmanagement).

Wir steigen also ein in einen Vergleich der aktuellen **Ist-Situation** mit künftigen **Alternativ-Situationen**. Dazu bedienen wir uns wieder des SORKC-Schemas. Die Beschreibung („Ist") können wir so lassen wie bisher. Für die möglichen Veränderungen („Alternativen") jedoch ergänzen wir unsere bisherige Notation (SORKC), indem wir jede Alternativ-Komponente mit einer **Apostrophe (')** versehen, also: **S'O'R'K'C'**.

Ist-Situation und Alternativ-Situationen unterscheiden sich in einem wichtigen Punkt: Für das „Ist" gibt es nur eine *einzige* Möglichkeit, zumindest wenn man an nur eine Wirklichkeit glaubt (auch wenn man diese in unterschiedlicher Weise beschreiben kann). Für die Veränderung jedoch kann es prinzipiell *mehrere* Möglichkeiten, sprich „Alternativen", geben. Wenn wir also überlegen, ob wir unser **aktuelles Verhalten (R)** ersetzen wollen durch ein **Alternativ-Verhalten (R')** und dabei mehrere Alternativen haben, können wir diese durchnummerieren (R'_1, R'_2, ... R'_n).

Diese Nummerierung können wir auch bei den anderen Komponenten anwenden, also für alternative Situationen (S'_1, S'_2, ... S'_n), Personeneigenschaften (O'_1, O'_2, ... O'_n) usw.

TN | INFO | Stressmanagement mit SORKC

Wenn wir mehrere Möglichkeiten bzw. Alternativen haben, stellt sich die Frage, welche wir davon wählen. Auch dies können wir im SORKC-Schema abbilden, indem wir die gewählte Alternative jeweils mit einem Sternchen kennzeichnen, also **S*O*R*K*C***. Damit sind wir vom „Ist" über die möglichen „Alternativen" beim „Soll" gelandet. Für unser Stressmanagement heißt das:

Tabelle 1: Stressmanagement mit SORKC

IST	ALTERNATIVEN	SOLL
Beschreibung	**Analyse**	**Entscheidung**
S	$S'_1, S'_2, S'_3, \ldots S'_i \ldots S'_n$	S*
O	$O'_1, O'_2, O'_3, \ldots O'_i \ldots O'_n$	O*
R	$R'_1, R'_2, R'_3, \ldots R'_i \ldots R'_n$	R*
K	$K'_1, K'_2, K'_3, \ldots K'_i \ldots K'_n$	K*
C	$C'_1, C'_2, C'_3, \ldots C'_i \ldots C'_n$	C*

1. Das „**Ist**" beschreiben wir mit SORKC.
2. Die **Alternativen** analysieren und bewerten wir mit S'O'R'K'C'.
3. Das „**Soll**" entscheiden wir mit S*O*R*K*C*, ggf. mit Priorisierung.
4. Die **Umsetzung** planen und üben wir, z. B. im Training, im Rollenspiel.
5. Den **Erfolg** (die Wirkung, die Effektivität) überprüfen wir durch Umsetzen des Geplanten im Alltag = Transfer.

Oft wird uns das „Soll", also die Entscheidung für bestehende Alternativen, abgenommen. So schreiben uns z. B. Gesetze vor, wie wir uns im Verkehr in bestimmten Situationen verhalten sollen bzw. müssen. In anderen Fällen wird das „Soll" ausgehandelt, z. B. wenn sich Tarifparteien bei verschiedenen Tarifvorschlägen auf einen bestimmten Tarifvertrag einigen. Auch in der Arbeitswelt wird das „Soll" oft durch umschriebene Anforderungen vorgegeben, die für die Arbeitstätigkeit bzw. die Aufgabe festgelegt werden oder sich aus ihr ergeben.

Bei der Frage „Was (bzw. welche Komponente) kann ich ändern?" soll das „ich" nicht bedeuten, dass alles nur in Ihrer Hand liegt oder dass Sie dies alleine machen sollen. So werden Sie in den meisten Fällen auch nicht selbst Ihr Auto reparieren, wenn es streikt, sondern es in die Werkstatt bringen und einen Reparaturauftrag geben. Sprich: „Sie müssen sich darum kümmern!", sei es persönlich, organisatorisch oder per Auftrag. Dies gilt auch für Ihr Stressmanagement!

Wenn Sie sich für eine Veränderung entscheiden, sollten Sie diese angestrebte Veränderung genauso konkret und anschaulich beschreiben wie die ursprüngliche, aktuelle Stress-Situation selbst. Orientieren Sie sich dabei ggf. an dem Akronym STRESS, das Sie bereits kennengelernt haben.

TN | INFO | Stressmanagement mit SORKC

Da Entscheidungen für Veränderungen immer mit Zielen verbunden sind, können Sie sich bei der Beschreibung Ihrer Ziele auch gerne an der sog. SMART-Regel orientieren. Dieses Akronym bedeutet Folgendes:

Persönliche Ziele SMART formulieren:

	Deutsch:	Englisch:
S	Spezifisch (konkret, genau)	Specific
M	Messbar (zahlenmäßiges Kriterium)	Measurable
A	Akzeptiert (erreichbar, umsetzbar)	Achievable
R	Realistisch (Aufwand, Zeit)	Realistic
T	Terminierbar (Zeitangabe)	Time constrained

Da die SMART-Regel (auch als SMART-Formel o. ä. bezeichnet) im Qualitäts- oder Projektmanagement häufig verwendet und in der diesbezüglichen Literatur beschrieben wird, wird hier auf nähere Ausführungen verzichtet.

Im Arbeitsblatt **TN | ANLEITUNG | Stressmanagement mit SORKC** finden Sie die Zusammenstellung der Prinzipien und Schemata zur Beschreibung, Analyse und Entscheidung im Rahmen Ihres Stressmanagements. Verwenden Sie dieses Arbeitsblatt für die künftigen Fallbesprechungen, vor allem auch im Hinblick auf Ihre eigene persönliche Stress-Situation.

Und nun fehlt nur noch Eines: **Umsetzung** und **Transfer auf den Alltag.**

Mit anderen Worten: **Üben, üben, üben!**

Nutzen Sie jede Möglichkeit, sei es hier im eher geschützten Rahmen des Kurses oder in der freien Wildbahn im Alltag!

Danke und viel Erfolg!

TN | ANLEITUNG | Stressmanagement mit SORKC

Stressmanagement mit SORKC

– Anleitung –

Im Folgenden werden die einzelnen Schritte beschrieben, wie das SORKC-Modell eingesetzt werden kann, und zwar

1. für die **Beschreibung** Ihrer persönlichen Stress-Situation, verbunden mit der

2. **Analyse und Bewertung** von Alternativen sowie

3. der **Entscheidung** für eine bestimmte Alternative, ggf. unter **Priorisierung** dieser Alternativen.

Sie können die nachfolgend aufgeführten Schritte und Schemata nicht nur auf Ihre eigenen Stress-Situationen anwenden, sondern auch auf Situationen, die von anderen Personen geschildert werden, z. B. bei Fallbesprechungen.

Nun zu den einzelnen Schritten:

- Verwenden Sie das **Schema in der Tabelle 1** auf den Folgeseiten zur **Beschreibung** der einzelnen SORKC-Komponenten für die Stress-Situation. Bei der Anwendung dieses Schemas können Ihnen die Fragen in **Tabelle 2** helfen.

- Verwenden Sie das **Schema in der Tabelle 3** zur **Analyse und Bewertung** möglicher Alternativen für jede der einzelnen S'O'R'K'C'-Komponenten. Dies können Sie auf zweierlei Weise tun:

  - Sofern Sie die Tabelle 3 nur für ein **Brainstorming** nutzen wollen, um für jede Komponente alle möglichen Alternativen zu notieren, können Sie diese durchnummerieren, z. B. bei mehreren Situationsalternativen mit S'_1, S'_2, ... S'_n , bei mehreren Verhaltensalternativen mit R'_1, R'_2, ... R'_n , usw..

  - Sofern Sie die Tabelle 3 für die **Analyse einer Alternativsituation** verwenden wollen, so tragen Sie unter S' nur diese einzige Situation ein. Danach tragen Sie bei den folgenden Komponenten (O', R', K', C') alle Änderungsmöglichkeiten ein, die Ihnen zu dieser einen Alternativsituation einfallen bzw. möglich sein könnten. Auch hierbei können Sie die Möglichkeit des Nummerierens wählen (aber nur für O', R', K', C'). Dieses Vorgehen ist allerdings aufwendiger, da Sie für jede mögliche Alternativsituation S' jeweils ein ganzes S'O'R'K'C'-Analyseschema bzw. eine Analysetabelle brauchen.

  Bei der Anwendung dieses Schemas können Ihnen die Fragen in **Tabelle 4** helfen. Zu Beginn wird Ihnen vieles vielleicht etwas abstrakt vorkommen. Und mit manchen Begriffen wie z. B. „Kontingenz" können Sie vielleicht noch gar nicht so viel anfangen. Aber keine Sorge; die Möglichkeit, diese Begriffe mit Leben zu füllen, z. B. in Fallbesprechungen, kann sogar Spaß machen und mit sportlichem oder künstlerischem Ehrgeiz verbunden sein, so wie ein Musiker aus einem Blatt abstrakter Noten nicht nur mit Disziplin, sondern mit Kreativität und Improvisation ein beeindruckendes Musikstück hervorzaubern kann. Und auch für Ihr Leben gilt: Die Welt ist bunt und bietet viele Alternativen im Vergleich zu dem, was gerade ist.

TN | ANLEITUNG | Stressmanagement mit SORKC

- Wenn Sie mit der Suche nach Alternativen fertig sind, geht es an deren **Bewertung**, vor allem im Hinblick auf die bevorstehende Entscheidung. Hierzu können folgende Fragen nützlich sein:

  - Wie realistisch ist meine Chance (Wahrscheinlichkeit), diese Alternative überhaupt umzusetzen?

  - Wie groß wäre der Nutzen und wie groß wären die Kosten für mich (oder andere Beteiligte/Betroffene) bei der Umsetzung?

  - Auf welche Weise und wie schnell könnte ich diese Alternative umsetzen?

  - Welche Mittel und Ressourcen bräuchte ich (a) prinzipiell sowie (b) zusätzlich, um diese Alternative umzusetzen?

  - Welche sonstigen Gründe könnten noch für oder gegen diese Alternative sprechen?

  Zu Beginn kann die Beantwortung der Fragen mit großer Unsicherheit verbunden sein. Viele dieser Fragen werden vielleicht nicht gleich bzw. erst im Verlauf zu beantworten sein. Für die Beantwortung mancher Fragen kann es sich lohnen, zuvor so viele Informationen wie möglich einzuholen. Ebenso kann es sinnvoll sein, für seine Erwartungen einen Spielraum anzugeben, z. B. „Die minimalen Kosten schätze ich auf …, die maximalen Kosten auf …". Entscheidend ist, dass Sie sich so gut es geht mit diesen Fragen auseinandersetzen, sich ggf. bei anderen kundigen oder mit dieser Thematik erfahrenen Menschen Rat holen und so schrittweise Ihre Entscheidung vorbereiten.

- Bei Ihrer **Entscheidung** spielen nicht nur die o. g. Bewertungen der einzelnen Alternativen eine Rolle, sondern auch andere Fragen, z. B.:

  - Die **Wichtigkeit** der Entscheidung:
    Wie wichtig ist diese Entscheidung für mich bzw. für andere Beteiligte/Betroffene?

  - Die **Dringlichkeit** der Entscheidung bzw. der zeitliche Spielraum:
    Wie rasch kann/will/soll/muss ich mich entscheiden?

  - Die **Ambivalenz**:

    Wie sehr stehe ich hinter dieser Entscheidung bzw. welche widerstrebenden Gefühle löst diese in mir aus?

  Wichtigkeit und Dringlichkeit sind auch die Kriterien des bekannten „Eisenhower-Prinzips", das von vielen Ratgebern für die Erledigung von Aufgaben empfohlen wird und sich auch auf Entscheidungen anwenden lässt. Aber bei allem Faible für rationale Entscheidungen sollte man das sog. „Bauchgefühl" bzw. die emotionalen Wogen bei Entscheidungen, die Ambivalenz, nicht unterschätzen. Viele, wenn nicht die meisten wichtigen Entscheidungen in unserem Leben gehen mit einander widerstrebenden Gefühlen einher, so dass Ambivalenz eher die Regel und nicht die Ausnahme darstellt und nicht selten mit einem „Entscheidungsstress" sui generis verbunden ist. Im Alltag kennen wir das, wenn wir „erst einmal eine Nacht darüber schlafen" wollen, oder auch rechtlich, wenn ein Vertrag innerhalb einer gewissen Zeitspanne für nichtig erklärt werden kann, oder wenn wir uns eine sonstige „Bedenkzeit" einräumen.

TN | ANLEITUNG | Stressmanagement mit SORKC

Leitsatz „Ambivalenz"

Durch manche Entscheidungen im Leben muss man sich einfach „durcharbeiten"!
Oder:
Schieben Sie Zweifel nicht beiseite, sondern arbeiten Sie sich durch diese durch!

- Eng verbunden mit diesen emotionalen Aspekten einer Entscheidung können auch die **sozialen** Aspekte sein: Wer, außer Ihnen, ist noch an dieser Entscheidung **beteiligt** oder von dieser **betroffen** bzw. wer könnte dies sein? Klären Sie dies im Vorfeld der Entscheidung, denn Sie selbst kennen Ihre eigenen Gründe, Gedanken, Einstellungen usw., die mit dieser Entscheidung einhergehen. Hinsichtlich der anderen Beteiligten bzw. Betroffenen aber kann es von Ihrer sozialen Orientierung, Ihrer Empathie, Ihrer Rücksichtnahme, Ihrer Kommunikation usw. abhängen, ob Sie auch sozial die richtige Entscheidung treffen.

- Bei Ihrer Entscheidung und für Ihre Entscheidung können Ihnen hoffentlich auch die Tabellen 5 und 6 helfen, in denen Sie Ihre Entscheidung im Sinne Ihrer **„Wunschsituation"** oder Ihrer **SOLL-Situation** nach dem S*O*R*K*C*-Modell systematisch beschreiben können.

- Zum Schluss noch ein Bild, um Sie zur Umsetzung Ihrer Ideen zu ermutigen: Seien Sie **Ihr eigener Regisseur** für das Drehbuch zu Ihrem Leben. Sorgen Sie für eine schöne Kulisse. Binden Sie die anderen Beteiligten am Set ein und sorgen Sie für eine positive Atmosphäre. Denken Sie an die künftigen Zuschauer. Und streben Sie nach einem „Happy End"!

Und nun legen Sie bitte los mit Ihrem **Stressmanagement**.
Füllen Sie die Theorie mit (Ihrem) **Leben**!

TN | ANLEITUNG | Stressmanagement mit SORKC

Tabelle 1: Beschreibung der IST-Situation mit SORKC

Komponente		Beschreibung (Wie sieht die Stress-Situation aus?)
S		
	Setting	
	Situation	
	Stimulus	
O		
	physisch	
	motorisch	
	kognitiv	
	emotional	
R		
	physisch	
	motorisch	
	kognitiv	
	emotional	
C		
	kurzfristig	positiv:
		negativ:
	langfristig	positiv:
		negativ:
K		
	kontinuierlich	
	intermittierend	(fest, regelmäßig, oder variabel, unregelmäßig)

TN | ANLEITUNG | Stressmanagement mit SORKC

Tabelle 2: Leitfragen für die Beschreibung der IST-Situation mit SORKC

S	Setting:	In welchem **Setting** bzw. in welcher **Umgebung** tritt der Stress auf?
	Situation:	In welcher **konkreten Situation** tritt der Stress auf? Wie würde dies als Szene in einem Film aussehen?
	Stimulus	Welche **Stimuli/Reize/Stressoren** sind es genau, auf die ich in der konkreten Stress-Situation reagiere?
O	physisch	Welche physische/körperliche **Konstitution** habe ich? In welcher **körperlichen Verfassung** bin ich? Wie **fit** bin ich?
	motorisch	Welche beobachtbaren **Verhaltensgewohnheiten** habe ich? Welche typischen **Verhaltensmuster** beobachten andere Menschen an mir?
	kognitiv	Wie verarbeite ich im Allgemeinen **Informationen**? Was sind meine **Denkmuster**? Wie **aufmerksam** bin ich in der Regel, wie nehme ich wahr? Wie funktioniert mein **Erinnerungsvermögen**/Gedächtnis? Was sind meine **Einstellungen** und wesentlichen **Überzeugungen**?
	emotional	Wie sieht meine **Grundstimmung** in der Regel aus? Wie fühle ich mich im Allgemeinen bzw. in den meisten Situationen bzw. den größten Teil der Zeit?
R	physisch	Wie reagiere ich physisch/physiologisch/**körperlich** in dieser Situation? Was spüre ich an körperlichen Reaktionen?
	motorisch	Wie **verhalte** ich mich? Welche **Reaktionen** beobachten andere an mir?
	kognitiv	Wie reagiere ich in **Gedanken** oder in **Bildern** oder in **Vorstellungen** (auf die konkrete Situation bzw. den konkreten Stimulus)? Wie verarbeite ich gedanklich diese Situation? Was sage ich in dieser Situation zu mir selbst? Was nehme ich in dieser Situation wahr?
	emotional	Wie reagiere ich emotional (auf die konkrete Situation/den konkreten Stimulus)? Welche **Gefühle** löst die Situation oder der Stimulus in mir aus? Welchen Einfluss hat diese Situation/dieser Stimulus auf meine Stimmung?
C	kurzfristig positiv	Welche kurzfristigen positiven **Konsequenzen**/Folgen/Auswirkungen hat mein Verhalten in dieser Situation?
	kurzfristig negativ	Welche kurzfristigen negativen Konsequenzen/Folgen/Auswirkungen hat mein Verhalten in dieser Situation?
	langfristig positiv	Welche langfristigen positiven Konsequenzen/Folgen/Auswirkungen hat mein Verhalten in dieser Situation?
	langfristig negativ	Welche langfristigen negativen Konsequenzen/Folgen/Auswirkungen hat mein Verhalten in dieser Situation?
K	kontinuierlich	Folgt die Konsequenz **stets** (immer) auf mein Verhalten?
	intermittierend	Folgt die Konsequenz nur **ab und zu** auf mein Verhalten? Wenn ja, eher **regelmäßig mit festen** Unterbrechungen (z. B. jedes dritte Mal oder nach jeweils sieben Tagen) oder **unregelmäßig mit variablen** Unterbrechungen?

TN | ANLEITUNG | Stressmanagement mit SORKC

Tabelle 3: Analyse mit SORKC: VERÄNDERUNGSMÖGLICHKEITEN (Alternativen)

Komponente		Analyse (Welche Veränderungen sind möglich?)
S'		
	Setting	
	Situation	
	Stimulus	
O'		
	physisch	
	motorisch	
	kognitiv	
	emotional	
R'		
	physisch	
	motorisch	
	kognitiv	
	emotional	
C'		
	kurzfristig	positiv:
		negativ:
	langfristig	positiv:
		negativ:
K'		
	kontinuierlich	
	intermittierend	(fest, regelmäßig, **oder** variabel, unregelmäßig)

TN | ANLEITUNG | Stressmanagement mit SORKC

Tabelle 4: Leitfragen für die Analyse mit SORKC: Veränderungsalternativen

S	**Setting:**	Was kann ich am **Setting**/an der **Umgebung** ändern? Welches alternative Setting/welche alternative Umgebung ist möglich? Wie würde dieses andere Setting/diese andere Umgebung aussehen?
	Situation:	Was kann ich an der **konkreten Situation** ändern? Welche alternative Situation ist möglich? Wie würde diese andere Situation aussehen?
	Stimulus	Was könnte ich an den **Stimuli/Reizen/Stressoren** ändern? Welche anderen **Stimuli/Reize/Stressoren** sind in dieser Situation möglich? Wie würden diese anderen **Stimuli/Reize/Stressoren** aussehen?
O	**physisch**	Was kann ich an meiner physischen/körperlichen **Konstitution/Verfassung/Fitness** ändern? Wie würde diese Änderung aussehen?
	motorisch	Was kann ich an meinen beobachtbaren **Verhaltensgewohnheiten**/typischen **Verhaltensmustern** ändern? Wie würde diese Änderung aussehen?
	kognitiv	Was kann ich an der Art, wie ich grundsätzlich **Informationen** wahrnehme, verarbeite, bewerte, und erinnere, ändern? Was kann ich an meinen **Denkmustern, Einstellungen, Überzeugungen** ändern? Wie würde diese Änderung aussehen?
	emotional	Was kann ich an meiner **Grundstimmung** bzw. meinen Grundgefühlen ändern? Wie würde diese Änderung aussehen?
R	**physisch**	Was kann ich an meiner physischen/physiologischen/**körperlichen** Reaktion ändern? Wie kann ich körperlich anders reagiere? Wie würde dies aussehen?
	motorisch	Was kann ich an meinen beobachtbaren Reaktionen/**Verhaltensweisen** ändern? Wie würden diese Verhaltensänderungen aussehen?
	kognitiv	Was kann ich an meinen **Gedanken, Bildern** oder **Vorstellungen**, mit denen ich auf die konkrete Situation bzw. den konkreten Stimulus reagiere, ändern? Wie kann ich meine Wahrnehmung oder gedankliche Verarbeitung dieser Situation ändern, wie meine Selbstgespräche? Wie würde diese Änderung aussehen?
	emotional	Was kann ich an meiner **emotionalen** Reaktion auf die konkrete Situation/den konkreten Stimulus ändern, was an meinen **Gefühlen** oder meiner **Stimmung** in dieser Situation?
C	**kurzfristig positiv**	Was kann ich an den kurzfristigen positiven **Konsequenzen**/Folgen/Auswirkungen meines Verhaltens in dieser Situation ändern?
	kurzfristig negativ	Was kann ich an den kurzfristigen negativen Konsequenzen/Folgen/Auswirkungen meines Verhaltens in dieser Situation ändern?
	langfristig positiv	Was kann ich an den langfristigen positiven Konsequenzen/Folgen/Auswirkungen meines Verhaltens in dieser Situation ändern?
	langfristig negativ	Was kann ich an den langfristigen negativen Konsequenzen/Folgen/Auswirkungen meines Verhaltens in dieser Situation ändern?
K	**kontinuierlich**	Was kann ich an den kontinuierlichen Konsequenzen ändern?
	intermittierend	Was kann ich an den intermittierenden Konsequenzen ändern?

TN | ANLEITUNG | Stressmanagement mit SORKC

Tabelle 5: Analyse mit SORKC: ENTSCHEIDUNG für eine SOLL-Situation

Komponente		Entscheidung (Für was habe ich mich entschieden?)
S*		
	Setting	
	Situation	
	Stimulus	
O*		
	physisch	
	motorisch	
	kognitiv	
	emotional	
R*		
	physisch	
	motorisch	
	kognitiv	
	emotional	
C*		
	kurzfristig	positiv:
		negativ:
	langfristig	positiv:
		negativ:
K*		
	kontinuierlich	
	intermittierend	(fest, regelmäßig, **oder** variabel, unregelmäßig)

TN | ANLEITUNG | Stressmanagement mit SORKC

Tabelle 6: Leitfragen für die Entscheidung mit SORKC: SOLL-Situation

S	Setting:	Wie soll das künftige **Setting**/die künftige **Umgebung** aussehen? Wie soll das künftige Setting/die künftige Umgebung gestaltet sein?
	Situation:	Wie soll die künftige **Situation konkret** aussehen? Wie würde dies als Szene in einem Film aussehen?
	Stimulus	Welche **Stimuli/Reize/Stressoren** sollen künftig mein Verhalten in der konkreten Situation bestimmen (steuern, „kontrollieren")?
O	physisch	Wie soll meine physische/körperliche **Konstitution/Verfassung/Fitness** künftig aussehen?
	motorisch	Wie sollen meine beobachtbaren **Verhaltensgewohnheiten**/typischen **Verhaltensmuster** künftig aussehen? Was muss ich dafür tun?
	kognitiv	Wie soll die Art und Weise, wie ich grundsätzlich **Informationen** wahrnehme, verarbeite, bewerte und erinnere, künftig aussehen? Welche **Denkmuster, Einstellungen, Überzeugungen** brauche ich dafür? Was muss ich dafür tun?
	emotional	Wie sollen meine **Grundstimmung**, mein Gemütszustand bzw. meine Grundgefühle künftig aussehen? Was muss ich dafür tun?
R	physisch	Wie soll ich künftig physisch/physiologisch/**körperlich** in dieser Situation reagieren?
	motorisch	Wie soll ich künftig beobachtbar reagieren bzw. mich **verhalten**? Wie würde dies aussehen?
	kognitiv	Wie soll ich künftig in meinen **Gedanken, Bildern** oder **Vorstellungen** auf die konkrete Situation bzw. den konkreten Stimulus reagieren? Mit welchen Leitsätzen, Leitregeln, inneren Dialogen oder anderen kognitiven Verhaltensweisen soll ich künftig reagieren, um diese Situation wahrzunehmen oder gedanklich zu verarbeiten?
	emotional	Wie soll meine **emotionale** Reaktion auf die konkrete Situation/den konkreten Stimulus künftig aussehen, wie meine **Gefühle** oder meine **Stimmung** in dieser Situation?
C	kurzfristig positiv	Wie sollen die kurzfristigen positiven **Konsequenzen**/Folgen/Auswirkungen meines Verhaltens in dieser Situation künftig aussehen?
	kurzfristig negativ	Wie sollen die kurzfristigen negativen Konsequenzen/Folgen/Auswirkungen meines Verhaltens in dieser Situation künftig aussehen?
	langfristig positiv	Wie sollen die langfristigen positiven Konsequenzen/Folgen/Auswirkungen meines Verhaltens in dieser Situation künftig aussehen?
	langfristig negativ	Wie sollen die langfristigen negativen Konsequenzen/Folgen/Auswirkungen meines Verhaltens in dieser Situation künftig aussehen?
K	kontinuierlich	Wie sollen künftig die kontinuierlichen Konsequenzen aussehen?
	intermittierend	Wie sollen künftig die intermittierenden Konsequenzen aussehen?

5.4.6 Hausaufgabe »Stressmanagement mit SORKC«

Hier geht es jetzt um die *Veränderung* der persönlichen Stress-Situation auf der Grundlage des SORKC-Modells. Die entsprechenden Arbeitsblätter sind zugleich Grundlage für die Fallbesprechungen im weiteren Kursverlauf.

Lernziele

Die Teilnehmer haben sich nach der systematischen Beschreibung ihrer persönlichen Stress-Situation (PSS) auf der Grundlage des SORKC-Modells eingehend mit der *Analyse und Bewertung möglicher Alternativen* auseinandergesetzt, und ggf. auch schon Überlegungen zu entsprechenden Entscheidungen angestellt.

Vorbereitung

Diese Hausaufgabe setzt Kenntnisse zum SORKC-Modell voraus, ebenso die Verfügbarkeit von Unterlagen, insbesondere die folgenden Arbeitsblätter:

- *TN | INFO | Stressmanagement mit SORKC*, sowie
- *TN | ANLEITUNG | Stressmanagement mit SORKC.*

Durchführung

Führen Sie kurz in diese Hausaufgabe ein, z. B. mit den Worten: *»Bei dieser Hausaufgabe geht es darum, dass Sie sich nach der systematischen Beschreibung Ihrer persönlichen Stress-Situation (PSS) auf der Grundlage des SORKC-Modells eingehend mit der Analyse und Bewertung möglicher Alternativen auseinandersetzen. Die nachfolgende Entscheidung für eine SOLL-Situation ist eher Schwerpunkt weiterer Hausaufgaben bzw. Fallbesprechungen.*
Verwenden Sie bitte die zwei Arbeitsblätter zum ›Stressmanagement mit SORKC‹ und die darin enthaltenen Anleitungen und Tabellen. Falls Sie bereits eine systematische Beschreibung Ihrer persönlichen Stress-Situation auf einem entsprechenden Tabellenblatt erstellt haben, können Sie an diese anknüpfen und hier jetzt gleich weitergehen zur Analyse und Bewertung der Alternativen.
Sollten Sie sich jetzt in der Phase des ›Stress mit dem Stressmanagement‹ befinden, so können Sie hier ggf. bereits eine kognitive Bewältigungsstrategie in Form positiver Selbstinstruktionen nutzen, z. B. ›Es kann nichts Schlimmes passieren‹, oder ›Der Kursleiter ist gutmütig!‹, oder ›Ich steh’ ja noch am Anfang!‹, oder ›Es geht ja nur ums Probieren und nicht um Leben oder Tod!‹. Viel Erfolg!«

5.5 Sitzung 05: Stress – wenn der Teufel im Detail steckt

Die *Informationsmodule* in dieser und in der darauffolgenden Sitzung bilden inhaltlich eine Einheit und sind *optional*, da sie das SORKC-Modell im Detail behandeln, was nicht unbedingt für alle Adressatengruppen notwendig ist.

Für die Durchführung werden Ihnen als Kursleiter deshalb je nach Adressatengruppe *drei Varianten* vorgeschlagen:

1. Für Ärzte, Therapeuten, Psychologen, Pädagogen und andere Berufsgruppen mit entsprechenden Qualifikationen oder Erfahrungen, die ggf. selbst Stressmanagement-Kurse durchführen wollen, können und sollten Sie diese und die folgende Sitzung mit *allen* Modulen wie beschrieben durchführen.
2. Für Berufsgruppen aus anderen Fachgebieten mit weniger Erfahrungen in diesem Bereich können Sie ggf. einzelne Themen oder Komponenten aus dem Informationsmodul »Stress – wenn der Teufel im Detail steckt« bzw. »Stress – Konsequenzen und Kontingenzen« *selektiv* auswählen und behandeln, vorzugsweise solche, die einen Bezug zu geschilderten Stress-Situationen der Teilnehmer aufweisen. Oder Sie wählen ggf. die nächste Variante:
3. Für andere Teilnehmer ohne wesentliche Vorkenntnisse oder Bezug zu medizinischen, therapeutischen, psychologischen oder pädagogischen Inhalten, die an dem Kurs nur für ihr eigenes Stressmanagement teilnehmen, dürfte die Vermittlung der bisherigen Inhalte und des SORKC-Modells wohl die größte Herausforderung gewesen sein, so dass Sie ihnen ggf. eine Verschnaufpause gönnen sollten. *Verzichten* Sie in diesem Fall auf die Informationsmodule in dieser und der nächsten Sitzung und führen Sie stattdessen nur die Fallbesprechungen und Hausaufgaben auf der Basis der bisher zur Verfügung gestellten Unterlagen durch, wofür Sie dann auch mehr Zeit haben. Oder Sie *überspringen* diese beiden Sitzungen und fahren mit den Fallbesprechungen und Hausaufgaben – unter Verzicht auf weitere Detaillierung – in der darauffolgenden Sitzung zum kurzfristigen Stressmanagement fort.

Wenn Sie diese Sitzung wie nachfolgend beschrieben durchführen, so begrüßen Sie die Teilnehmer und gehen Sie mit ihnen die Inhalte und Themen dieser Sitzung in der Übersicht durch, z. B. mit folgenden Worten: *»In der heutigen Sitzung werden wir uns nach der Besprechung Ihrer letzten Hausaufgabe mit den Komponenten des SORKC-Modells im Detail beschäftigen. Zuvor werden wir jedoch zur praktischen Übung zwei Fallbesprechungen durchführen. Und am Schluss steht dann wieder Ihre Hausaufgabe bis zum nächsten Mal.«*

5.5.1 Erfahrungen bei der Hausaufgabe »Stressmanagement mit SORKC«

Besprechen und protokollieren Sie diese Hausaufgabe gemäß den Hinweisen in den Informationsblättern, v. a. im Arbeitsblatt *KL | INFO | Bedeutung der Hausaufgaben*.

5.5.2 Fallbesprechung 02: »Stress – der Teufel im Detail«

Lernziele

Die Teilnehmer haben in der Gruppe das Stressmanagement mit SORKC auf ein Beispiel angewendet, mit Schwerpunkt auf den Details einzelner Komponenten.

Vorbereitung

Halten Sie die beiden Informationsblätter zur »*Bedeutung der Fallbesprechungen*« (*KL* und *TN*) sowie die Anleitung zum »*Stressmanagement mit SORKC*« bereit, sowie zusätzlich ein Arbeitsblatt mit einem *alternativen Stress-Szenario*, z. B.:

- *TN | FALLBESPRECHUNG | Wenn der Verkehr die Familie stresst.*

Durchführung

Führen Sie die Teilnehmer in diese Fallbesprechung ein, z. B. mit den Worten: »*In der heutigen Fallbesprechung liegt der Schwerpunkt auf der genaueren Analyse einzelner Komponenten des SORKC-Modells. Hierfür haben Sie die Gelegenheit, uns Ihr Stressmanagement anhand Ihrer persönlichen Stress-Situation vorzustellen. Und wenn Sie dabei Fragen zu einzelnen Komponenten haben, bringen Sie diese jetzt ein.*«

Falls Sie keinen Freiwilligen finden oder es aber aus didaktischen Gründen vorziehen, so verwenden Sie ggf. ein *beispielhaftes Stress-Szenario* aus der Retorte (siehe Arbeitsblätter).

Wenn Sie in der ersten Fallbesprechung als alternatives beispielhaftes Stress-Szenario *TN | FALLBESPRECHUNG | Wenn der Verkehr die Familie stresst* gewählt haben, können Sie am Ende oder bereits im Verlauf der Fallbesprechung den Teilnehmern nunmehr die Tabelle 2 (Alternativen) und Tabelle 3 (Entscheidung) im Sinne der »Musterlösung« zur Verfügung stellen (siehe Arbeitsmaterialien).

TN | FALLBESPRECHUNG | Wenn der Verkehr die Familie stresst

Wenn der Verkehr die Familie stresst

– Fallbesprechung –

Beschreibung

Die Beschreibung mittels Tabelle 1 wurde in einer vorherigen Fallbesprechung zur Fallbeschreibung mit SORKC bereits ausgeteilt und besprochen.

Anmerkungen

zu den nachfolgenden Tabellen 2 (Alternativen) und 3 (Entscheidung):

- Das „Setting" ganz zu ändern, z. B. durch Umzug in eine andere Wohngegend, ist meist sehr aufwendig und unverhältnismäßig, stellt aber prinzipiell eine Möglichkeit dar.

- Relativ verhältnismäßig erscheint die Veränderung des Settings, v. a. im Hinblick auf eine verkehrsberuhigte Zone, da mehrere Anwohner betroffen sind und sich einer Initiative vermutlich anschließen würden.

- Die Sache in die eigene Hand nehmen, z. B. durch private Geschwindigkeitsmessungen oder sonstige Kontrollen, ist keine Lösung. Die Feststellung von Ordnungswidrigkeiten ist eine typische Hoheitsaufgabe des Staates.

- Sich mit anderen betroffenen Anwohnern zu verbünden, um zuständige Stellen und Behörden anzusprechen, ggf. mit anwaltlicher Unterstützung, ist dagegen erfolgversprechender.

- So kann man sich z. B. an die Deutsche Verkehrswacht e.V. wenden, die im Fall genügender Beschwerden als privater Verein über die zuständige Straßenverkehrsbehörde Radarkontrollen im Auftrag veranlassen kann.

- Obgleich die emotionalen Reaktionen bei der Beschreibung wichtig sind („ärgern"), spielen sie für das Alternativ- und Entscheidungsverhalten eine relativ geringe Rolle, da das Problemlöseverhalten auf den anderen Ebenen (soziales Handeln, sich verbünden, Behörden und Rechtsanwalt einschalten, usw.) zur Abnahme des Ärgers und zu mehr Zufriedenheit führt.

Bitte beachten: Eintragungen in den Tabellen wurden nur für die Komponenten vorgenommen, die als wesentlich für die SORKC-Analyse erachtet wurden.

TN | FALLBESPRECHUNG | Wenn der Verkehr die Familie stresst

Tabelle 2: Analyse mit SORKC: VERÄNDERUNGSMÖGLICHKEITEN (Alternativen)

Komponente		Analyse (Welche <u>Veränderungen</u> sind möglich?)
S'		
	Setting	Neues Wohngebiet/Eigenheim. Oder: Bestehendes Wohngebiet, aber verkehrsberuhigter Bereich (Spielstraße).
	Situation	
	Stimulus	Lärmschutz-Fenster. Zusätzliche Verkehrsschilder. Private Hinweis-Transparente. Straßenschwellen. Geschwindigkeitsanzeigeanlage.
O'		
	physisch	
	motorisch	
	kognitiv	
	emotional	
R'		Bürgerinitiative gründen. Kommunal- und verkehrsverantwortliche Stellen ansprechen (Gemeinderat, Verkehrsbehörde, usw.), Anwalt beauftragen.
	physisch	
	motorisch	Umziehen. Spielwiese im Garten für die Kinder schaffen. Private Geschwindigkeitsmessungen durchführen.
	kognitiv	„Das kann so nicht bleiben!", „Wer ist hier (kommunal) zuständig?"
	emotional	
C'		
	kurzfristig	Positiv: Handlungsperspektiven. Soziale Unterstützung (Nachbarn).
		Negativ:
	langfristig	Positiv: Verkehrsberuhigung. Hilflosigkeit und Schlafstörungen nehmen ab.
		Negativ:
K'		
	kontinuierlich	
	intermittierend	(fest, regelmäßig, **oder** variabel, unregelmäßig)

131

TN | FALLBESPRECHUNG | Wenn der Verkehr die Familie stresst

Tabelle 3: Analyse mit SORKC: ENTSCHEIDUNG für eine SOLL-Situation

Komponente		Entscheidung (Für was habe ich mich entschieden?)
S*		Offiziell verkehrsberuhigter Bereich mit entsprechenden Schildern und Straßenschwellen bzw. Geschwindigkeitsanzeigeanlage.
	Setting	Wohngegend mit verkehrsberuhigtem Bereich.
	Situation	Geringer Straßenverkehr.
	Stimulus	Verkehrsschilder, Straßenschwellen bzw. Geschwindigkeitsanzeigeanlage.
O*		
	physisch	
	motorisch	
	kognitiv	
	emotional	
R*		Kurzfristig: Sich mit Nachbarn absprechen. Sich an die Straßenverkehrswacht e.V. wenden. Offizielle Geschwindigkeitsmessungen durch die Polizei veranlassen. Langfristig: Bürgerinitiative gründen. Zuständige Kommunal- und verkehrsverantwortliche Stellen ansprechen (Gemeinderat, Verkehrsbehörde, usw.). Anwalt beauftragen.
	physisch	
	motorisch	Gemeinderatssitzung besuchen. Anwalt aufsuchen. Mit Nachbarn sprechen. Anwohner-Versammlung einberufen.
	kognitiv	Sich mit den gesetzlichen Bestimmungen für verkehrsberuhigte Bereiche vertraut machen. Durchhalteparolen („Wir werden das schaffen!").
	emotional	Zufriedenheit („Wir tun was"). Abnahme der Ärger-Reaktionen.
C*		
	kurzfristig	Positiv: soziale Anerkennung und Gemeinschaftsgefühl (Anwohner).
		Negativ: Bürokratischer Aufwand. Kosten für Anwalt.
	langfristig	Positiv: verkehrsberuhigte Spielstraße, kaum Umgehungsverkehr, Nachtruhe. Gute Schlafqualität, auch bei offenem Fenster.
		Negativ:
K*		
	kontinuierlich	Etablierte Kontingenzen einer verkehrsberuhigten Zone.
	intermittierend	

5.5.3 Fallbesprechung 03: »Stress – der Teufel im Detail«

Lernziele, Vorbereitung und Durchführung

Sind identisch mit denen für die Fallbesprechung 02.

5.5.4 Stress – wenn der Teufel im Detail steckt

In diesem (optionalen) Informationsmodul werden zur Vertiefung die einzelnen Komponenten des SORKC-Modells für das Stressmanagement im Detail behandelt. Dabei kann der Schwerpunkt in diesem Modul auf die Komponenten »S«, »O« und »R« gelegt werden, im nachfolgenden Informationsmodul »Stress – Konsequenzen und Kontingenzen« dann auf »K« und »C« (in der nächsten Sitzung). Hierzu erhalten die Teilnehmer ein sehr ausführliches Arbeitsblatt, das die Inhalte beider Informationsmodule abdeckt.

Lernziele

Die Teilnehmer haben sich im Detail mit den einzelnen Komponenten des SORKC-Modells vertraut gemacht und können diese differenziert für die Strukturierung ihres Stressmanagements verwenden.

Vorbereitung

Halten Sie für die Durchführung folgende *Arbeitsmaterialien* bereit:

- *KL | FOLIEN | Stress – wenn der Teufel im Detail steckt* (Musterpräsentation für den Kursleiter online).
- *TN | INFO | Stress – wenn der Teufel im Detail steckt* (Informationsblatt für die Teilnehmer).

Durchführung

Führen Sie in dieses Informationsmodul ein, z. B. mit den Worten: »*Heute behandeln wir die Komponenten des SORKC-Modells für Ihr Stressmanagement im Detail. Hierfür erhalten Sie ein umfangreiches Arbeitsblatt als Handout. Lesen Sie dieses zuhause in Ruhe durch.*«

Falls Sie die Behandlung der einzelnen Komponenten wie empfohlen auf zwei Module bzw. Sitzungen verteilen wollen:
»*Zuerst werden wir den Schwerpunkt auf die ersten drei Komponenten S, O und R legen, bevor wir uns dann beim nächsten Mal den beiden Komponenten K und C zuwenden. Ihr Arbeitsblatt deckt alle Komponenten ab.*«

- Teilen Sie das Arbeitsblatt *TN | INFO | Stress – wenn der Teufel im Detail steckt* aus.

133

- Verwenden Sie dann die Musterpräsentation in der Datei *KL | FOLIEN | Stress – wenn der Teufel im Detail steckt*, wobei Sie im Fall der Aufteilung der Inhalte auf zwei Informationsmodule ggf. nur die drei Komponenten S, O, R behandeln.

Für die Diskussion können Sie folgende Leitfragen verwenden:

- Warum sind die Reize, auf die wir reagieren, manchmal schwierig zu erkennen?
- Welche Eigenschaften helfen gegen Stress, welche verstärken ihn?
- Können wir unsere Persönlichkeit ändern, um mit Stress besser fertig zu werden?
- Welche Verhaltensweisen helfen gegen Stress, welche verstärken ihn?

TN | INFO | Stress – wenn der Teufel im Detail steckt

Stress – wenn der Teufel im Detail steckt

Vergleichen wir das SORKC-Modell einmal mit einem „**einfachen**" Instrument, z. B. einer Gitarre:

Auf den ersten Blick tatsächlich einfach: Die Gitarre hat 6 Saiten, das SORKC-Modell nur 5 Komponenten. Aber dann die Details. Der Gitarrist hat die Wahl: Nylon- oder Metallsaiten, noch dazu unterschiedlicher Stärke und Qualität. Und dann die Gitarre selbst: die Art (z. B. Akustik- oder E-Gitarre), das Material für die Teile (z. B. verschiedene Hölzer), die Form, usw. Und schließlich der Gitarrenspieler selbst, wie er mit diesem Instrument umgeht und welche Töne er ihm entlockt (oder daran verzweifelt).

Mit dem SORKC-„Instrument" ist es ähnlich: Die Vielfalt der Settings, Situationen und Stimuli, die unser Verhalten „kontrollieren", ist nahezu unendlich, ebenso die Vielfalt der Persönlichkeiten und deren Verhaltensweisen wie auch der Konsequenzen und Kontingenzen für das jeweilige Verhalten. Und schließlich der „Spieler" dieses Instruments selbst, wie er mit diesem Instrument umgeht und welche Modelle und Hypothesen er ihm „entlockt".

Vielleicht haben Sie schon einmal Menschen bewundert, die mit Situationen, die bei Ihnen Stressreaktionen auslösen oder auslösen würden, beinahe „spielerisch" umgehen, ja vielleicht die entsprechende Herausforderung zu genießen scheinen, z. B. beim Freeclimbing an steilen Berghängen. Und vielleicht wünschen auch Sie sich gelegentlich, das eine oder andere Instrument so „spielerisch" einfach beherrschen (kontrollieren) zu können, wie der Virtuose, dem Sie gerade zuhören.

Nun, für Virtuosen gilt wohl Ähnliches wie für Genies: „1 % Inspiration und 99 % Transpiration" (Dieses Zitat wird dem amerikanischen Erfinder Thomas Alva Edison zugeschrieben). Und die Transpiration ist verbunden mit Üben und Arbeiten im und am Detail.

Auch beim Stressmanagement geht es oft um die Details, und nicht selten auch um das Durchhaltevermögen beim Üben. Wir werden uns deshalb die einzelnen Komponenten des SORKC-Modells noch ein bisschen mehr im Detail anschauen, um Ihnen ggf. den Umgang mit diesem Instrument zu erleichtern. Nur „Spielen", das müssen Sie dann doch selbst.

„Inspektor Columbo im Stress"

Vielleicht erinnern Sie sich an die Figur des Inspektors Columbo aus der US-amerikanischen Krimiserie. Der Schauspieler Peter Falk verkörpert darin einen intelligenten Polizisten mit großer Beobachtungsgabe und Menschenkenntnis, der bei seinen Untersuchungen äußerst gründlich vorgeht, penibel scheinbar unwichtige Indizien verfolgt und auf kleinste Details, Unregelmäßigkeiten und Widersprüche achtet. Und gerade dadurch den Kriminalfall löst.

TN | INFO | Stress – wenn der Teufel im Detail steckt

S – Setting, Situation, Stimulus

Beginnen wir mit zwei Beispielen:

Beispiel „strahlender Politiker"

Politiker P. setzt bei öffentlichen Auftritten (Setting) immer sein strahlendstes Lächeln auf, so auch im Rahmen einer Wahlkampfveranstaltung in Musterstadt (Situation). Dieses Verhalten ist besonders augenfällig, wenn P. bemerkt, dass eine Kamera läuft (Stimulus).

Im Beispiel des strahlenden Politikers können aufmerksame Außenstehende den Stimulus u. U. rasch erkennen. Wie ist dies beim nächsten Beispiel?

Beispiel „selbstunsicherer Manager"

M. arbeitet im Vertrieb eines modernen Technologieunternehmens (Setting) und gilt als erfolgreicher Manager mit Verhandlungsgeschick bei Kundenkontakten. Bei einer unternehmensinternen Fortbildungsveranstaltung zur Teambildung für Führungskräfte (Situation), die von einer erfahrenen und engagierten Psychologin einer externen Beratungsfirma moderiert wird, wirkt er überraschend selbstunsicher und befangen.

Auf welchen konkreten **Stimulus (Reiz)** jemand reagiert, ist nicht immer leicht festzustellen. Manchmal gelingt dies erst nach eingehender Analyse bzw. wiederholter Beobachtung gleichartiger oder ähnlicher Situationen bzw. Settings, in denen sich eine Person verhält. So mag im Beispiel des strahlenden Politikers die laufende Kamera als „Auslöser" für dessen strahlendes Lächeln rasch identifiziert werden. Dagegen ist im Beispiel des selbstunsicheren Managers nicht sofort klar, wodurch dessen Unsicherheit bedingt ist. Zunächst sehen wir nur, dass das Verhalten (Unsicherheit) in einer bestimmten sozialen Situation auftritt. Der funktional relevante Stimulus könnte mit der Person der erfahrenen, weiblichen Moderatorin assoziiert sein, oder mit dem Thema „Teambildung", oder mit der Anwesenheit seines unmittelbaren Vorgesetzten, von dem er sich angesichts einer bevorstehenden Beurteilung beobachtet fühlt, oder mit ganz anderen Aspekten der Situation. Wir haben hierzu also mehrere **Hypothesen**.

Die funktionale Bedeutung von Stimuli (Reizen) für unser Verhalten hängt von stammesgeschichtlichen sowie individuellen Lernerfahrungen ab. So lernen wir, dass manche Verhaltensweisen nur in bestimmten Situationen erfolgreich sind bzw. „belohnt" werden, in anderen Situationen jedoch nicht. Dementsprechend unterscheiden wir sog. **„diskriminative Reize"** (S^D), die uns darauf hinweisen, dass ein Verhalten von positiven Konsequenzen gefolgt wird, d. h. belohnt wird, von sog. **„S-Delta-Reizen"** (S^Δ), die uns darauf hinweisen, dass ein Verhalten ohne jede Konsequenzen bleibt, also weder zu positiven noch zu negativen Konsequenzen führt. Die dritte Möglichkeit, dass ein Verhalten zu negativen, unliebsamen, aversiven Konsequenzen führt, wird durch sog. **„aversive Stimuli"** (S^-) signalisiert. Im obigen ersten Beispiel lächelt der Politiker in Kameras (S^D), in derselben Situation ohne Kamera jedoch nicht, wenn ihm ein Kellner eine Tasse Kaffee bringt (S^Δ). Im zweiten Beispiel könnte ein möglicher negativer oder aversiver Stimulus (S^-) die Beobachtung durch den unmittelbaren Vorgesetzten

TN | INFO | Stress – wenn der Teufel im Detail steckt

darstellen, oder die Begegnung mit einer selbstsicheren, erfahrenen Moderatorin, oder mit der Thematik „Teambildung", zu der er sich nichts zu sagen traut oder mit der er schon einmal schlechte Erfahrungen gemacht hat.

In realen Lebenssituationen können dasselbe Setting bzw. dieselbe Situation nicht nur einen, sondern mehrere diskriminative, Delta- oder aversive Stimuli enthalten, sei es für ein oder dasselbe Verhalten oder für verschiedene Verhaltensweisen. So kann dasselbe Verhalten sowohl positive als auch negative Konsequenzen haben. Auch sind Entwicklungen nicht selten, bei denen ein Setting zuerst S^D-Charakter hat, sich schließlich jedoch immer mehr zu einem aversiven Setting S^- entwickelt. So sehr sich z. B. unser Politiker im obigen Beispiel freut, dass er durch sein Lächeln in die Kamera im Filmbericht „gut rüberkommt" (d. h. belohnt wird), so ärgert er sich doch am nächsten Morgen, wenn er in der Zeitung eine Glosse liest, in der sich ein Journalist gerade über dieses Heischen nach medialer Anerkennung lustig macht. Dies könnte nachfolgend sein Lächeln bzw. Verhalten in der Öffentlichkeit beeinflussen, zumindest wenn ein (oder gar *der*) Journalist anwesend ist (S^-).

Diese Komplexität und Vielschichtigkeit können wir an dieser Stelle nur streifen. Sie hängt mit dem zusammen, was wir „Leben" nennen. Oder mit den Worten des Philosophen Karl Popper (1994): „Alles Leben ist Problemlösen".

Womit wir wieder bei Inspektor Columbo wären.

O – Organismus, Person, Persönlichkeit

Beginnen wir mit einem Leitsatz:

> **Leitsatz „Eigene Persönlichkeit"**
>
> Wenn Sie wissen wollen, wie Sie „wirklich" sind, fragen Sie Ihre Frau/Ihren Mann/Ihre Kinder!

Zugegeben, es ist wissenschaftlich nicht erwiesen, ob Sie dann in jedem Fall eine ehrliche oder gar richtige Antwort bekommen. Aber dieser Satz weist auf die Frage hin: „Was zeichnet Sie als Person oder Persönlichkeit aus?" Woran kann man Sie erkennen?

Zur Organismus-Komponente (**O**) zählen wir alle **überdauernden** Reaktions- und Verhaltensweisen eines Organismus, die ihm aufgrund seiner Stammes- und Lerngeschichte eigen sind und ihn als Individuum kennzeichnen. Auch diese überdauernden Verhaltensweisen, die wir alltagssprachlich mit Begriffen wie „Gewohnheiten", „Eigenheiten", „Dispositionen", „Charakterzüge", „Persönlichkeitsmerkmale" etc. bezeichnen, können wir auf den vier Verhaltensebenen (physisch-physiologisch, motorisch, kognitiv, emotional) abbilden, wobei wir hier das Gewohnheitsmäßige und Nachhaltige (im Sinne stammes- und lerngeschichtlich begründeter überdauernder Verhaltensmuster) als konstitutives Merkmal annehmen.

Demzufolge können wir, wenn wir feiner differenzieren wollen, gewohnheitsmäßiges motorisches Verhalten eines Menschen mit dem Kürzel „O_M" kennzeichnen,

TN | INFO | Stress – wenn der Teufel im Detail steckt

überdauernd physiologisches Verhalten mit dem Kürzel „O$_P$", überdauernd kognitives Verhalten mit „O$_K$" sowie überdauernd emotionales Verhalten mit „O$_E$".

Übung „Eigene Person und Selbstbild"

Wie sehen Sie sich selbst als Person bzw. wie werden Sie von anderen Menschen gesehen? Verwenden Sie die oben genannten vier Verhaltensebenen, um Ihre „Persönlichkeit" im Sinne überdauernder Verhaltensweisen auf jeder dieser vier Ebenen mit mindestens einem Beispiel zu beschreiben.

(Optional: Bei welchen dieser Verhaltensweisen halten Sie stammes- oder lerngeschichtliche Einflüsse für wesentlich, und welche Einflüsse fallen ihnen dazu ein?)

Wenn wir die Persönlichkeit eines Menschen beschreiben, verwenden wir in der Alltagssprache oft Begriffe, die sich nicht auf ein umschriebenes Verhalten auf nur einer Verhaltensebene beziehen, sondern eher auf einen Komplex mehrerer Verhaltensweisen, die jeweils auf verschiedenen Verhaltensebenen auftreten können.

Übung „Persönlichkeitsmerkmal"

Kennen Sie „temperamentvolle" Menschen? Wenn ja, so beschreiben Sie anhand einer konkreten Person, die Ihnen hierzu einfällt, deren entsprechendes Verhalten auf den vier Ebenen.

(Optional: Wenn Ihnen mehrere temperamentvolle Personen hierzu einfallen: Was haben diese Personen gemeinsam? Und wo unterscheiden sie sich deutlich, ohne dass dies ihr „Temperament" beeinträchtigt?)

So, wie es „komplexe Situationen" gibt, kann es also auch **komplexe Persönlichkeiten**" geben. Und ich wette, Sie kennen ein paar. Vielleicht kennen Sie auch ein paar „komplizierte" Persönlichkeiten, die zu Ihrem Sozialstress beitragen, für Sie also einen „Stressor" darstellen.

In der Persönlichkeitspsychologie, aber auch im Alltag, haben sich zur Beschreibung der Persönlichkeit eines Menschen viele Typologien entwickelt. Auch in der Alltagssprache benutzen wir diesen Ausdruck, wenn wir davon sprechen, was für ein „Typ von Mensch" jemand ist. Typologien sind Ordnungsschemata, die uns helfen, die Vielfalt menschlicher Persönlichkeiten auf ein überschaubares Maß zu reduzieren, nicht selten unter funktionalen Gesichtspunkten, z. B. wenn wir von einem „hilfsbereiten Typ" oder aber von einem „stressigen Typ" sprechen. Letzterer ist nicht unbedingt jemand, der selbst unter Stress steht, sondern durch sein Verhalten anderen Menschen Stress bereitet.

Gibt es Personen- oder Persönlichkeitsmerkmale, die mit Stress und Stressbewältigung verbunden sein können? Betrachten wir hierzu die vier Ebenen:

- **Körperlich** („O$_P$"): Zu kleine Menschen (in Bezug auf die statistische Norm) können ihre geringe Größe als Makel ansehen und ein beeinträchtigtes Selbstbild entwickeln, zumindest in bestimmten Lebensphasen. Körperlich große und ggf. fitnessgestählte Menschen können dagegen bei entsprechend

TN | INFO | Stress – wenn der Teufel im Detail steckt

selbstbewusstem Auftreten dafür sorgen, dass ihnen andere Menschen automatisch Platz machen. Ebenso können (nach eigener Einschätzung) „hässliche" Menschen darunter leiden, dass sie es doch viel leichter im Leben (gehabt) hätten, wenn sie doch bloß hübscher (gewesen) seien, während ein „hübsches Äußeres" durchaus den Zugang zu sozialen Gratifikationen erleichtern und somit u. U. durchaus stresspräventiv sein kann.

- **Motorisch („O_M")**: Motorische Fähigkeiten und Fertigkeiten (im Englischen als „skills" bezeichnet) können in vielen Fällen eine wertvolle und stresspräventive Ressource darstellen, mit der man sogar sein Leben bestreiten kann, z. B. als Profi-Sportler. Ihr Fehlen kann dagegen eine Stressquelle sui generis sein. Manche dieser Skills (z. B. im Sport) sind relativ umschrieben, andere wiederum, z. B. die sozialen Skills, können sehr komplex sein und viele Facetten enthalten.

- **Kognitiv („O_K")**: Intelligenz, grundlegende Überzeugungen und Einstellungen, Neugier, generelle Aufmerksamkeit und viele andere Modi unserer Informationsverarbeitung, z. T. erkennbar an unserem Sprachstil, kennzeichnen uns, „wie wir ticken". Intellektuelle Einschränkungen können mit Behinderung und entsprechendem Stress verbunden sein; ebenso dysfunktionale Überzeugungen und Einstellungen (z. B. „Schuld sind immer die Anderen", oder „Ich muss bei allem perfekt sein!"), die bei vielen Lebensaufgaben die Gefahr des Scheiterns, und somit Stress, mit sich bringen.

- **Emotional („O_E")**: Spontaneität als Persönlichkeitseigenschaft wird in vielen Fällen geschätzt und belohnt, zumindest wenn das entsprechende Verhalten in der passenden Situation auftritt. Impulsivität kann mit Tatkraft verbunden und ebenfalls positiv gesehen sein, allerdings auch negativ, z. B. bei übereilten Reaktionen. Geht es bis zum Cholerischen, kann man damit u. U. zwar trotzdem noch Karriere machen, sieht sich aber oft auch sozialen Konflikten gegenüber und gilt nicht unbedingt als großer Sympathieträger. Diese und andere emotionale Verhaltensmuster stehen für die Gefühlslage, in der wir uns überwiegend oder oft befinden. Und wenn eine Person davon spricht, dass sie „schon immer nah am Wasser gebaut" gewesen sei, wissen wir, dass sie die Welt gefühlsmäßig wohl eher durch die schwarze als durch die rosarote Brille betrachtet, was ihr Stresserleben nachhaltig beeinflussen kann.

Noch einmal zurück zu unseren **„komplexen" Persönlichkeiten**. In der Tat sind viele Persönlichkeitseigenschaften eine Mischung aus mehreren der oben genannten Verhaltensebenen, also durchaus komplexer Natur. Ihrem Vorteil als Ordnungsschemata steht ihr Nachteil als „Schubladendenken" gegenüber. Diesen Gegensatz gilt es zu beachten, wenn man einen Menschen nach seiner „Persönlichkeit" beurteilt. **Persönlichkeitseigenschaften, -züge, -stile** gehören zum Normalbereich des Verhaltens. Treten sie sehr deutlich zutage, bis hin zur Grenze der (sozialen oder statistischen) Norm, so sprechen wir auch von einer **„akzentuierten Persönlichkeit"**, und bei klinisch relevanten **„Persönlichkeitsstörungen"** geht man sogar von einem Verhalten mit Krankheitswert aus.

Im Rahmen des Stressmanagements betrachten wir aber auch die positive Seite: Widerstandsfähigkeit gegenüber Stress, oft als **„Resilienz"** bezeichnet und mit

TN | INFO | Stress – wenn der Teufel im Detail steckt

Eigenschaften wie Stresskompetenz und Stresstoleranz verbunden, kann man erlernen, ebenso wie soziale Kompetenz, Selbstsicherheit und ein positives Selbstbild. Wäre dies nicht so, wären Sie in diesem Kurs an der falschen Stelle!

Und wenn Sie nicht sicher sind, ob bestimmte Persönlichkeiten noch „normal" sind, so könnte Ihnen bei der Antwort die Lektüre des Buches eines Psychiaters wie Manfred Lütz (2009) helfen, und dies gar auf vergnügliche Weise.

Oder Sie schauen sich doch noch eine Episode aus der Krimi-Serie „Inspektor Columbo" an und überlegen, um welchen „Typ" es sich bei diesem Inspektor handelt.

R – Reaktion, Verhalten

Beginnen wir mit dem Hinweis auf ein Verhalten, das wir in der Regel mit „Stress" verbinden.

„Kampf- oder Flucht-Reaktion"

In Stress-Situationen bzw. allgemein in bedrohlichen Situationen kommt es in der Regel zu sog. Kampf- oder Flucht-Reaktionen. Wenn wir in der Lage sind, einer bedrohlichen Situation aktiv zu begegnen, z. B. weil wir entsprechende Bewältigungsmechanismen gelernt haben, so werden wir eher zum Kämpfen neigen. Halten wir dagegen Kämpfen für aussichtslos, z. B. weil wir auf jeden Fall den Kürzeren ziehen bzw. verlieren würden, so werden wir eher zur Flucht neigen.

Kampf- oder Fluchtreaktionen laufen auf allen vier Verhaltensebenen ab, je nach der jeweiligen Situation. Phänomenologisch sind diese Reaktionen in unserer modernen Dienstleistungs- und Industrie-Gesellschaft natürlich verschieden von denen des Steinzeitmenschen, die grundlegenden Mechanismen jedoch sind die gleichen.

Übung „Kampf-oder-Flucht-Reaktion"

Beim Spazierengehen im Wald sehen Sie in ca. 200 Meter Entfernung plötzlich einen großen Hund um die Ecke biegen, der nicht angeleint ist. Ob sein Herrchen oder Frauchen in der Nähe ist oder ob dieser Hund herrenlos umherstreift, können Sie nicht sofort erkennen.

Beschreiben Sie beispielhaft mögliche Reaktionen auf allen vier Verhaltensebenen (motorisch, physiologisch-körperlich, kognitiv und emotional). Zu welchem Verhalten (Kampf oder Flucht) würden Sie am ehesten neigen? Von was würden Sie dabei ggf. ihre Entscheidung abhängig machen?

Da in einer Stresssituation sowohl Kämpfen (R_1) als auch Flüchten (R_2) Reaktionen sind, die uns zur Verfügung stehen, können wir sie zu unserem „**Verhaltensrepertoire**" (R_1, R_2, ... R_n) zählen.

Wenn wir in einer Stresssituation bisher immer geflüchtet sind, dies also unser (bisher übliches) Normalverhalten (**R**) war, können wir jede andere Reaktion, die in dieser Situation möglich wäre, als alternatives Verhalten (**R'**) betrachten. So gesehen wäre „Flüchten" also **R**, „Kämpfen" hierzu die Alternative **R'**. Hätten wir mehr als eine

TN | INFO | Stress – wenn der Teufel im Detail steckt

Alternative, so könnten wir diese durchnummerieren, z. B. Kämpfen (R'_1) Hilferufen (R'_2), Beten (R'_3), usw. (Was in diesem Beispiel die beste Alternative wäre, überlassen wir gerne Ihnen.

Schauen wir uns die Komponente „R" für **Reaktion**" noch einmal genauer an. Im engen Sinn ist damit eine Reaktion gemeint, die auf einen vorausgehenden spezifischen Stimulus erfolgt, z. B. wenn wir mit einer Hand zu nahe an eine heiße Herdplatte (S-Komponente) kommen und reflexhaft die betroffene Hand zurückziehen. Neben solchen unbedingten und bedingten Reflexen bezeichnet man als Reaktion auch gelernte und oft auch automatisierte **Verhaltensmuster**, z. B. wenn wir bei einer roten Ampel (S) „automatisch" auf die Bremse unseres Fahrzeugs treten. Im weiteren Sinn kann man auch komplexe oder zeitlich überdauernde Verhaltensmuster als Reaktion bezeichnen, z. B. wenn ein Mensch eine chronische Erkrankung erleidet und daraufhin seinen Lebensstil grundlegend ändert. Wenn dies mit einer nachhaltigen Verhaltensänderung einhergeht und ihm diese gewohnheitsmäßig „zur zweiten Haut" wird, vollzieht sich der Übergang zur Persönlichkeitseigenschaft.

Reaktionen (allgemein: Verhalten) lässt sich auf verschiedenen Ebenen beschreiben. Zu diesen **Verhaltensebenen** zählen wir

1. motorische Reaktionen (R_M), d. h. jedes Verhalten, bei dem wir unsere Sekelettmuskulatur einsetzen, z. B., um eine bestimmte Bewegung auszuführen,

2. physiologisch-körperliche Reaktionen (R_P), d. h. körperliche Prozesse, die unter (oder in) der Haut ablaufen,

3. kognitive Reaktionen (R_K), d. h. alle informationsverarbeitenden Prozesse eines denkenden Menschen, von der Aufmerksamkeit und Wahrnehmung bis hin zum abstrakten Denken, sowie

4. emotionale Reaktionen (R_E), d. h. alle Gefühlsregungen und emotionale Empfindungen.

In Klammern sind die jeweiligen Kürzel aufgeführt, die man für die Kennzeichnung von Reaktionen bzw. Verhalten auf der jeweiligen Verhaltensebene benutzen kann.

Prinzipiell umfasst jedes Verhalten alle genannten vier Verhaltensebenen. Während jedoch motorisches Verhalten in der Regel **öffentlich** ist, also prinzipiell von außen bzw. von Anderen beobachtbar ist, sind Reaktionen auf anderen Verhaltensebenen oft **privater** Natur. So sind physiologisch-körperliche Reaktionen oft nicht oder nur indirekt zu erkennen (z. B. wenn wir vor Scham erröten oder vor Schreck erblassen). Kognitive Reaktionen anderer Menschen sind unserer Wahrnehmung gänzlich entzogen, auch wenn wir mit den Mitteln der Sprache versuchen können, Denken „laut" werden zu lassen oder diese Menschen bitten können, uns das Gedachte mitzuteilen oder zu erklären. Auch emotionale Reaktionen sind uns nicht direkt zugänglich, sondern können meist nur aus begleitenden Reaktionen auf anderen Verhaltensebenen erschlossen werden. Diese privaten Reaktionen, Prozesse oder Ereignisse sind für den jeweils Handelnden genauso real wie öffentliche Ereignisse, jedoch sind sie nur ihm allein zugänglich und nur für ihn allein erlebbar.

Wenn Max Mustermann in einer sozialen Stress-Situation ratlos (R_K) oder unsicher (R_E) ist, anhand seiner Smart Watch merkt, dass sich seine Pulsfrequenz erhöht (R_P), und er

TN | INFO | Stress – wenn der Teufel im Detail steckt

sich für andere sichtbar am Kopf kratzt (R_M), würden wir dies als Verlegenheitsreaktion interpretieren. Wenn eine andere Person sich ebenfalls am Kopf kratzt, einen ratlosen und unsicheren Eindruck vermittelt, sich vielleicht „nachdenklich" ans Kinn fasst oder andere auffällige Zeichen der Körpersprache zeigt, dies sogar über ganz verschiedene Situationen hinweg und (für Insider) mit einer bestimmten Absicht, würden wir dahinter eine Persönlichkeitseigenschaft vermuten.

Womit wir wieder bei Inspektor Columbo wären!

C – Konsequenzen

Eine der bedeutendsten Leistungen der Lern- und Verhaltenspsychologie waren die Erkenntnisse, wie sehr und auf welche Weise die Konsequenzen eines Verhaltens eben dieses Verhalten bestimmen bzw. kontrollieren. Wenn wir an die „**Kontrolle des Verhaltens**" denken, so ist dieser Begriff der „Kontrolle", zumindest im deutschen Sprachraum, gefühlsmäßig wohl eher negativ besetzt, denn wer möchte bei seinem Verhalten schon (von außen) kontrolliert werden. Doch verhaltenspsychologisch ist dieser Begriff eher neutral bzw. funktional definiert und schließt auch positive Aspekte der **Eigen- oder Selbst-Kontrolle** mit ein.

Die Bedeutung der Konsequenzen für die Verhaltenskontrolle ist Gegenstand des sog. „**operanten Lernens**". Dabei unterscheidet man hinsichtlich ihrer funktionalen Bedeutung für das vorausgehende Verhalten folgende Arten von Konsequenzen:

1. **positive** Konsequenzen (**C+**):
   d. h. das vorhergehende Verhalten wird „belohnt" bzw. ist erfolgreich im Hinblick auf die Bedürfnislage der handelnden Person.

Beispiel „Lob vom Chef"

M. arbeitet als engagierter Therapeut in der Ambulanz einer Akutklinik. Als er merkt, dass durch urlaubs- und krankheitsbedingte Fehlzeiten die Patientenversorgung immer schwieriger wird, sich Patientenbeschwerden häufen und die verbliebenen Mitarbeiter sich zunehmend überfordert fühlen, entwirft er einen Übergangsplan und legt diesen seinem Chef vor. Dieser ist hocherfreut, lobt ihn vor versammelter Mannschaft und setzt sich dafür ein, dass M. im Rahmen des betrieblichen Vorschlagswesens eine Extra-Gratifikation erhält.

2. **negative** Konsequenzen (**C-**):
   d. h. das vorhergehende Verhalten wird „bestraft" bzw. ist für die handelnde Person im Hinblick auf ihre Bedürfnislage mit negativen, aversiven, unangenehmen Auswirkungen oder Empfindungen verbunden.

Beispiel „Ohrfeige"

A. ist im Betrieb als stets gut gelaunter Kollege und Stimmungskanone bekannt. Während eines Betriebsfestes macht er in gehobener Stimmung eine anzügliche Bemerkung gegenüber einer Kollegin, die ihm hierfür spontan eine Ohrfeige verpasst.

TN | INFO | Stress – wenn der Teufel im Detail steckt

3. **keine** Konsequenzen (C°):
d. h. das vorhergehende Verhalten bleibt (funktional) ohne Konsequenzen, ändert also nichts an der Bedürfnislage der handelnden Person.

Beispiel „Schülermobbing"

S., ein 14-jähriger Schüler, fühlt sich als Außenseiter und von seinen Mitschülern gemobbt. Zuerst versucht er „mitzuspielen", indem er versucht, gute Miene zum bösen Spiel zu machen und sich gegenüber diesen Mitschülern freundlich zu verhalten. Als diese jedoch nicht aufhören, ihn weiter zu mobben, wird er aggressiv und beschwert sich bei seinen Mitschülern lauthals über deren unmögliches Verhalten. Aber auch damit kann sich aber nicht durchsetzen und das Mobbing geht weiter.

„Belohnung und Bestrafung"

Die Begriffe „Belohnung", „Bestrafung" sowie „Bedürfnislage" verwenden wir hier im eher pragmatischen Sinne. Strenggenommen handelt es sich um Begriffe, die erst durch ihre operationale Verwendung im Rahmen experimenteller Designs und unter kontrollierten Bedingungen definiert werden. Da diese Begriffe sich jedoch eingebürgert haben und auch nahe am Alltagsverständnis ansetzen, verwenden wir sie auch hier für alle praktischen Zwecke.

Eine wichtige Eigenschaft von Konsequenzen haben wir also kennengelernt: ihre funktionale Qualität für die Kontrolle des Verhaltens. Dabei haben wir positive, negative und neutrale Konsequenzen unterschieden.

Konsequenzen, die unser Verhalten hat, können nur von uns selbst abhängen, z. B. wenn wir eine Tasse fallen lassen. Sie können aber auch von anderen abhängen, z. B. wenn wir eine Ohrfeige erhalten. Auch die Kombination ist möglich, z. B. wenn wir eine Tasse fallen lassen und dafür noch eine Ohrfeige erhalten.

Konsequenzen können vorhersehbar sein, z. B. dass wir nass werden, wenn wir bei strömendem Regen ins Freie gehen. Sie können aber auch unvorhersehbar oder nur schwer vorhersehbar sein, z. B. wenn wir bei Blitzeis mit dem Auto in eine Kurve hineinfahren und es zu einem Unfall kommt.

Konsequenzen hängen auch von Eigenschaften der jeweiligen Situation bzw. des jeweiligen Ereignisses ab. So gibt es eher häufige oder eher seltene Ereignisse, eher periodische bzw. regelmäßig wiederkehrende Ereignisse oder unregelmäßige Ereignisse oder einmalige Ereignisse.

Die funktionale Qualität von Konsequenzen für die Verhaltenskontrolle kann also von vielen Eigenschaften dieser Konsequenzen abhängen. Hierzu gehört auch die Latenzzeit, mit der eine Konsequenz auf eine Verhaltensweise folgt. Diesbezüglich unterscheiden wir kurzfristige (unmittelbare) Konsequenzen von langfristigen.

Analog zu alternativen Reaktionen (R'_1, R'_2, ... R'_n), die uns in einer bestimmten Stresssituation zur Verfügung stehen, können wir alternative Konsequenzen, die in dieser Stresssituation möglich sind, mit (C'_1, C'_2, ... C'_n) bezeichnen. Da in ein und derselben Situation ein alternatives Verhalten (R') auch zu einer anderen Konsequenz

TN | INFO | Stress – wenn der Teufel im Detail steckt

(C') führen kann, werden wir uns im Folgenden den Zusammenhang zwischen R und C näher ansehen.

Auch hier werfen wir wieder einen Blick auf Inspektor Columbo, dessen Verhalten – in letzter Konsequenz – stets zur Überführung des Täters führt (**C+**).

K – Kontingenzen

Hätte es eines Beispiels bedurft, den Zusammenhang zwischen Stress und Kontingenzen zu verdeutlichen, so hat dies die **COVID-19-Pandemie** erfüllt.

Beispiel „COVID-19-Pandemie und die Änderung der Kontingenzen"

Auf nahezu einen Schlag, d. h. mit relativ kurzer Latenz, wurde die „**Kontrolle unseres Verhaltens**", seien es Begrüßungen, Umarmungen, Handel und Verkehr, Arbeits- und Freizeitaktivitäten, Veranstaltungen, u. v. a. mehr in ein völlig neues Koordinatensystem gestellt, und dies weltweit. Dabei war es nicht unser Verhalten, das den Schalter umlegte, sondern es waren die neuen, schwerwiegenden und unter Umständen tödlichen Konsequenzen unseres sozialen Kontaktverhaltens, und zwar dann, wenn wir in Kontakt mit dem Corona-Virus kommen.

Hilft uns die Verhaltenspsychologie, den Zusammenhang zwischen Stress und einer solchen Pandemie zu beschreiben, und vielleicht sogar für unser weiteres Verhalten und unser Stressmanagement zu nutzen? Auch diese Frage könnte man auf verschiedenen „**System-Ebenen**" beantworten, von der Menschheit als Ganzes über die verschiedenen Völker und Nationen bis hinab zu unserer eigenen Person mit unseren direkten sozialen Beziehungen. Letzterem wollen wir uns v. a. widmen.

Doch zunächst zu den Grundlagen. Mit „**Kontingenz**" bezeichnet man die Art und Weise, wie ein Verhalten und seine Konsequenzen funktional miteinander verknüpft sind, also die Gesamtheit der Beziehungen zwischen diesem Verhalten und allen seinen Konsequenzen über die Zeit hinweg. Dabei ist nicht nur die Art der Konsequenz mit ihrer Erscheinungsform, Intensität, Häufigkeit und Regelmäßigkeit sowie Latenz von Bedeutung, sondern auch, ob und wie mehrere Konsequenzen auf das Verhalten folgen. So kann eine Mutter gegenüber Ihrer Tochter, die ihr Zimmer gerade aufgeräumt hat, sowohl Lob als auch Tadel aussprechen, z. B. mit dem Satz *„Schön, dass Du Dein Zimmer aufgeräumt hast, das nächste Mal aber gefälligst früher!"*

Beispiel „Erziehungsstile und Erziehungsstress"

In der Pädagogik werden verschiedene Erziehungsstile beschrieben wie z. B. autokratischer, autoritärer, autoritativer, antiautoritärer, demokratischer, egalitärer, permissiver, Laissez-faire, negierender Erziehungsstil u. a. Diese Typisierung des Erziehungsverhaltens nimmt Bezug auf die Art und Weise, wie Eltern mit ihren Kindern umgehen und wie sie auf deren Verhalten reagieren, wie sie für sie sorgen, welche Freiräume sie ihnen lassen, welche Vorgaben sie ihnen machen, wie sie deren Selbständigkeit fördern, wie sie ihnen Verantwortung lehren, und vieles andere mehr. Die Gesamtheit solcher Beziehungen zwischen dem Verhalten der Eltern und dem der Kinder, die man auch als Erziehungsatmosphäre bezeichnen könnte, kann

TN | INFO | Stress – wenn der Teufel im Detail steckt

man verhaltenspsychologisch unter Kontingenzen der Erziehung fassen. Nicht selten hängt der Erziehungsstress in einer Familie eng zusammen mit diesen Kontingenzen.

Achtung, jetzt wird es zunächst etwas abstrakt, und selbst für interessierte Laien kann es auf den ersten Blick schwierig sein, die folgenden Ausführungen zu verstehen. Aber wir haben ja noch einen zweiten Blick, bei dem wir die angesprochenen Zusammenhänge am Beispiel der COVID-19-Pandemie verdeutlichen können. Denn will man verstehen, wie Kontingenzen unser Verhalten in bestimmten Situationen kontrollieren, so muss man die Möglichkeiten kennen, die sich bei der Verstärkung und Bestrafung von „Verhalten in einer Situation" ergeben. Diese sind in der nachfolgenden **Tabelle 1** zusammenfassend dargestellt.

Dabei haben wir „Verstärkung" bzw. „Bestrafung" theoretisch als Zunahme bzw. Abnahme der Auftrittswahrscheinlichkeit des vorhergehenden „Verhaltens in dieser Situation" (**R**) definiert, was empirisch der Zunahme bzw. Abnahme der relativen Häufigkeit des Verhaltens entspricht.

Tabelle 1: Verstärkung und Bestrafung von „Verhalten in einer Situation"

		Änderung der Situation (Konsequenz)	
		Darbietung/ Einführung	Entfernung/ Beendigung
Art des Stimulus (bzw. der Situation)	**S+ positiv (belohnend)**	C+ (positive Verstärkung)	Ȼ+ (indirekte Bestrafung)
	S- negativ (aversiv)	C- (direkte Bestrafung)	Ȼ - (negative Verstärkung)

Verstärkung: R↑ Zunahme der Auftrittswahrscheinlichkeit

Bestrafung: R↓ Abnahme der Auftrittswahrscheinlichkeit

Hat ein Verhalten überhaupt keine Konsequenz (C^O), wird es **„gelöscht"**, d. h. seine Auftrittswahrscheinlichkeit in dieser Situation nimmt ab (da es „nutzlos" ist).

Um den „Abstraktionsstress" gleich etwas abzubauen, steigen wir in unser COVID-19-Pandemie-Szenario ein und vergleichen anhand einiger Beispiele, mit Blick auf Tabelle 1, wie die veränderten Kontingenzen unser Verhalten kontrollieren, im Vergleich vorher zu nachher.

Umarmen, Händeschütteln und sonstige Formen engen sozialen Kontakts

TN | INFO | Stress – wenn der Teufel im Detail steckt

- Körperliche Nähe und enges soziales Kontaktverhalten (**R**) stellen für viele Menschen eine wichtige Quelle der positiven Verstärkung dar („Belohnung", **C+**). Dies gilt auch unter Pandemiebedingungen. Hinzu kommt dabei jedoch die Ansteckungsgefahr mit der Möglichkeit gesundheitlicher Komplikationen bis hin zum Tod (direkte Bestrafung, **C-**). Als Resultat beider Bedingungen nimmt die Auftrittswahrscheinlichkeit für Umarmungen u. ä. ab, was gleichzeitig einer indirekten Bestrafung (**¢+**) entspricht, da uns die Verstärkung durch engen sozialen Kontakt entzogen wird.

- Bei Menschen in einem gemeinsamen Haushalt ist bei entsprechend gemeinsamem Quarantäne-Verhalten die Gefahr, sich anzustecken, dagegen sehr gering, so dass hier, unter ansonsten gleichen Bedingungen, keine wesentliche Verhaltensänderung zu erwarten ist.

Besuchen von Freunden und Bekannten

- Geselligkeit mit vertrauten, positiv besetzten Freunden und Bekannten, ist ebenfalls ein häufiger positiver Verstärker (**C+**) für unser Sozialverhalten (Besuchen, **R**). Auch hier wären Erkrankung und Tod im Fall einer Infektion eine direkte Bestrafung (**C-**). Die konkrete Situation mit einer Ansteckungsgefahr wäre ein aversiver Reiz (**S-**), wozu auch der Nachbar zählt, den wir früher freudig und mit Schulterklopfen begrüßt haben. Resultat: Abnahme des Besuchsverhaltens, mit entsprechendem Verstärkerverlust im Sinne einer indirekten Bestrafung (**¢+**).

Arbeitsverhalten

- Aufgrund der vielen verschiedenen Arbeitsbedingungen ist ebenso mit einer Vielzahl unterschiedlicher Verhaltensauswirkungen einer Pandemie zu rechnen.

- So wird z. B. ein beamteter Sachbearbeiter, der sich in seinem Büro vor Ansteckungsgefahren (**S-**) gut schützen oder auf Home Office ausweichen kann (**R'=R**), seiner Arbeit (**R**) in vielen Fällen weiter nachgehen können, und auch sein Gehalt (**C+**) wird weiter regelmäßig bei ihm eingehen. Vielleicht wird er sich im Fall des Home Office sogar freuen, mehr Zeit mit der Familie verbringen (**C+$_1$**) oder seinem Hobby der Gartenarbeit nachgehen zu können (**C+$_2$**).

- Ein selbständiger Gastronom, der sein Restaurant in einer Touristenregion erst kürzlich mit hohem finanziellem Aufwand unter Aufnahme von Schulden renoviert und erweitert hat, ist dagegen mit völlig anderen Kontingenzen konfrontiert. Quarantäne bedeutet für ihn ein direktes Arbeitsverbot, verhindert also nicht nur seine Arbeitstätigkeit (**R**), sondern auch die daraus resultierenden Einnahmen, was einem Entzug positiver Verstärker (Geld), also einer indirekten Bestrafung (**¢+**), gleichkommt. Die Alternative, seine Kunden mit einem Lieferservice zu bedienen (**R'$_1$**), mindert diesen Verstärkerverlust etwas, aber eben nur zum Teil. Und selbst bei einer Lockerung der Bedingungen mit einer schrittweisen Öffnung seines Restaurants (**R'$_2$**) kann er die verpassten Einnahmen nicht einfach aufholen und aus Hygienegründen auch nur die Hälfte seiner Tische besetzen, es bleibt also ein relativer Verstärkerverlust (**¢+**). Zudem hat er bei der Wiedereröffnung wegen erforderlicher Hygienemaßnahmen einen erhöhten Aufwand mit entsprechenden Belastungen (**C-$_1$**) und muss bei Verstößen mit

TN | INFO | Stress – wenn der Teufel im Detail steckt

einer entsprechenden Strafe (C_{-2}) rechnen. Dazu kommt die Unsicherheit (S_{-1}), ob seine Betriebsausfallversicherung den Schaden abdecken wird, was den Verstärkerverlust mindern würde. Unsicher (S_{-2}) ist auch, wie es mit dem Tourismus in seiner Region, von dem er abhängt, überhaupt weitergeht (eventuell auch langfristige Konsequenzen und Kontingenzen). Schlussendlich bereitet ihm auch die Angst, seine Schulden nicht begleichen zu können und Insolvenz anmelden zu müssen, schlaflose Nächte (C_{-3}).

Man könnte diese Analyse für andere Verhaltensweisen fortsetzen, z. B. für das Besuchen von Veranstaltungen, für Sportaktivitäten, für Ausflüge und Reisen, u. v. a.

Die Tatsache, dass die völlig veränderten Kontingenzen für verschiedene gesellschaftliche Gruppierungen z. T. sehr unterschiedliche Konsequenzen mit sich bringen, erhöht auch den Stress auf höheren Systemebenen, z. B. wenn **soziale Spannungen** (C-) zunehmen, sei es zwischen Generationen (jung vs. alt), Berufstätigen (Beamte vs. Angestellte vs. Selbständige), oder gar Nationen.

Bei Verstärkerverlust, vor allem wenn er länger andauert, sprechen wir auch von **Deprivation** (lat. deprivare = berauben), z. B. wenn wir längere Zeit nichts zu essen hatten und der Hunger an uns nagt. Dies kann zu heftigen emotionalen Begleitreaktionen und riskanten Verhaltensweisen führen, die im „gesättigten" Zustand so nicht zu erwarten wären, z. B. wenn ein stark durstender Mensch angesichts fehlender Alternativen schließlich sogar Salzwasser trinkt. Dies kann uns zu der Hypothese führen, dass manche Verhaltensweisen und Reaktionen im Zusammenhang mit der Lockerung von pandemiebedingten Maßnahmen, z. B. Demonstrationen und Forderungen nach mehr Freiheit, Ausdruck materieller, finanzieller, sozialer oder sonstiger Deprivation sind.

Dem aufmerksamen Leser ist vielleicht aufgefallen, dass die „**negative Verstärkung**" (**₵-**) eines Verhaltens, also die Zunahme seiner Auftrittswahrscheinlichkeit, wenn damit die Beendigung einer aversiven, negativen Situation verbunden ist, bei unserem Pandemiebeispiel bisher nicht aufgetaucht ist. Dies hat mit dem bekannten „**Präventionsparadox**" zu tun. Dies besagt, vereinfacht ausgedrückt: „Den Schaden, den man mit seinem Verhalten verhindert (hat), kann man nicht sehen".

In unserem Beispiel könnte der Schaden auf der persönlichen Ebene in einer (eher kurzfristigen) akuten Infektion mit dem Corona-Virus bestehen, verbunden mit Komplikationen bis hin zum Tod (C_{-1}). Auf der gesellschaftlichen System-Ebene bestünde ein möglicher Schaden z. B. im Kollaps unseres Gesundheitssystems, v. a. im Hinblick auf die Notfall- und Intensivmedizin, ggf. auch in Versorgungsengpässen. Langfristig könnten erkrankte Überlebende unter gravierenden Folgeschäden mit Behinderung leiden, und auch auf der gesellschaftlichen Ebene könnten bis zum Ende der Pandemie negative soziale und wirtschaftliche Folgen andauern. Diese Schäden sehen die meisten Menschen jedoch nicht, weder wurden sie krank, noch ist das Gesundheitssystem kollabiert, noch haben sich ihre Versorgungsängste nach ihren Hamstereinkäufen bestätigt. Stattdessen sind viele Intensivbetten in deutschen Krankenhäusern leer, und viele Menschen leiden nicht unter den (mit den bisherigen Maßnahmen verhinderten) Pandemieschäden, sondern immer mehr unter den wirtschaftlichen und sozialen Folgen der Präventionsmaßnahmen (C_{-2}). Dies wiederum

TN | INFO | Stress – wenn der Teufel im Detail steckt

löst bei vielen Menschen entsprechende kognitive und emotionale Reaktionen aus, z. B. die Einschätzung (R_K), das Virus sei gar nicht so schlimm, Maßnahmen wie der Lockdown oder Maskenpflicht seien übertrieben oder sogar sinnlos, Geschäftsschließungen müssten gar nicht sein, das alles sei doch gar nicht so kritisch. Auf der Gefühlsebene weicht nicht selten die primäre Angst (R_E) vor dem Virus den Sorgen ($R_E'_1$) über die Zukunft bzw. dem zunehmenden Unmut ($R_E'_2$) über die „deprivierenden" Maßnahmen und die angeblichen Überreaktionen der politischen Entscheidungsträger und der sie beratenden Virologen, und im Rahmen sog. Verschwörungstheorien kann es zu einem ganzen Bündel verschiedenster individueller und sozialer Reaktionen kommen, bis hin zu wahnhaften Vorstellungen, Angst vor fremden Mächten, Suche nach Schuldigen und Morddrohungen gegenüber Entscheidungsträgern und beteiligten Wissenschaftlern.

Ein Blick auf andere Länder (S'_1, S'_2, ... S'_n) wie Italien, Frankreich und Spanien bzw. auf Städte wie New York, wo Maßnahmen wie der Shutdown erst relativ spät(er) ergriffen wurden, könnte den Effekt des Präventionsparadox' auf kognitive Fehleinschätzungen und emotionale Gegenreaktionen relativieren, doch selektive Wahrnehmung und Interessen, zunehmende Deprivation und die Sehnsucht und Suche nach Normalität führen in eine andere Richtung.

Dazu kommt, dass Lockerungsmaßnahmen viel schwieriger sind als ein genereller Lockdown oder Shutdown, weil es nicht nur um ein rasches Entweder-Oder geht, sondern um viele differenzierte, spezifische Entscheidungen unter Unsicherheit hinsichtlich der Art der Lockerungen, ihrer Reihenfolge, der Geschwindigkeit bei der Umsetzung und möglicher Folgen, vor allem ein Wiederaufflammen der Infektionszahlen und die Frage, wie dann darauf reagiert werden soll.

Bei allem Handlungs- und Entscheidungsdruck unter Unsicherheit ist es für die Beteiligten oft schwer, die jeweiligen diskriminativen Stimuli (S^D) für eine richtige Entscheidung (R) zu identifizieren. Dazu kommt, dass die Entscheidungsträger in unserer Demokratie in hohem Maß darauf angewiesen sind, dass ihre Entscheidungen in der Bevölkerung auf Verständnis stoßen, als korrekt angesehen und mitgetragen werden ($C+$), da sie ansonsten eventuell nicht mehr gewählt werden ($\cancel{C}+$).

Dies führt uns zu einem weiteren Problem: Während das Verhalten von Virologen und anderen Wissenschaftlern, aber auch von vielen Politikern und vielen anderen Menschen, stark von der aktuell verfügbaren **wissenschaftlichen Evidenz** und den daraus abgeleiteten Folgerungen und **Hypothesen für (voraussichtlich) richtige Verhaltensregeln** beeinflusst bzw. „kontrolliert" wird, spielen für andere, wenig wissenschaftsgläubige oder gar wissenschaftskritische Menschen diese Evidenz und die daraus sich ergebenden Regeln keine Rolle. Statt ihr Verhalten an abstrakten diskriminativen Stimuli (S^D) wie Ansteckungs-, Sterblichkeits- oder Reproduktionsrate auszurichten, reagieren sie vorwiegend oder nur auf die Stimuli, die ihnen in ihrem eigenen, unmittelbaren Lebensalltag, oder aber auch in bestimmten und nicht selten von ihnen selektiv bevorzugten sozialen Medien, begegnen.

Im ersten Fall, wenn Menschen sich nach etablierten Regeln verhalten, die z. B. durch Wissenschaft und Politik vorgegeben werden, sprechen wir von „**regelgeleitetem Verhalten**" (engl. rule-governed behaviour). Im zweiten Fall, wenn Menschen nur auf

TN | INFO | Stress – wenn der Teufel im Detail steckt

die unmittelbaren Kontingenzen ihrer natürlichen Lebensbedingungen im Alltag reagieren, sprechen wir von **„kontingenzgesteuertem Verhalten"** (engl. contingency-shaped behaviour). Diese Unterscheidung hilft uns z. B. zu verstehen, warum kontingenzgesteuerte Menschen für Fehleinschätzungen und Unmutsäußerungen aufgrund des Präventions-Paradoxes eher anfällig sind als regelgeleitete Menschen, die in ihrer Einschätzung wissenschaftlichen Regeln folgen. Eine Variante ist bei dieser Unterscheidung aber noch zu beachten, und zwar dann, wenn Menschen ihr Verhalten an „falschen Regeln" ausrichten, z. B. an Verschwörungstheorien. Dies ist natürlich eine soziale Wertung, denn viele Verschwörungstheoretiker dürften davon überzeugt sein, dass ihre Theorie die wahre ist und die Wissenschaft nur Sand in die Augen der Bevölkerung streut. Ähnliches gilt auch für manche religiöse Gruppen, z. B. wenn sie glauben, dass Gott sie (gegenüber anderen Ungläubigen) besonders beschützen wird und sie sich deshalb weiter herzlich umarmen dürfen.

Das Präventionsparadox und andere Paradoxien sind eine Herausforderung für unser Denken und unser Verhalten. Wenn man Schäden, die aufgrund des eigenen Verhaltens ausgeblieben sind, nicht sieht, und deshalb die negative Verstärkung nicht unmittelbar greift, braucht man andere positive Verstärker, um das präventive Verhalten aufrechtzuerhalten, etwa soziale Verstärker (Belohnungen) durch Gleichgesinnte, z. B. in einer wissenschaftlichen oder politischen oder sonstigen Gemeinschaft. Das mag in einer Demokratie schwieriger sein als z. B. in einer Diktatur. Dies führt uns zu einem anderen Paradox, das man als das **„Paradox kontrollierter Freiheit"** bezeichnen könnte.

Leitsatz **„Paradox kontrollierter Freiheit"**

Freiheit setzt voraus, dass wir die Bedingungen für diese Freiheit kontrollieren können.

Mit anderen Worten: Freiheit im Sinne der Möglichkeit, sich frei zu verhalten, braucht Kontingenzen, die freies Verhalten fördern und verstärken, aber auch Grenzen setzen, um negative Konsequenzen zu verhindern, die eben diese Freiheit einschränken. So können wir uns auch bei einer Pandemie wieder freier bewegen, wenn wir mögliche negative Konsequenzen dieser Freiheit „kontrollieren", z. B. durch klare Verhaltensregeln im Rahmen des Infektionsschutzgesetzes, durch Gesichtsmasken oder durch eine Tracing-App.

Die Kontingenzen unseres politischen Systems, unserer Kultur und unserer Gesellschaft sind wertvolle Ressourcen und sollten bewahrt werden, wenn sie uns helfen, den Anforderungen des „normalen" Alltags entspannt zu begegnen und auch Krisen, ob persönlich, sozial oder global, wirkungsvoll zu meistern. Und genau darum geht es bei unserem Stressmanagement.

Zum Abschluss können wir uns noch überlegen, ob Inspektor Columbo mit Gesichtsmaske und sozialem Abstandsgebot genauso erfolgreich wäre wie unter ehemals „normalen" Kontingenzen. Auch könnte seine bisherige Körpersprache unter Pandemiebedingungen zu völlig neuen, hygienisch bedeutsamen Konsequenzen führen. Aber lassen Sie uns dies hier nicht weiterverfolgen. Im Vordergrund sollen schließlich Ihre eigenen Erfolge beim Stressmanagement stehen.

Ergänzung

Zu einzelnen oder mehreren Komponenten finden sich zahlreiche Publikationen. Hier einige Beispiele, die Sie ergänzend heranziehen können:

Für die S-Komponente den Artikel von Lenzen-Schulte und Schenk (2019) zur Stressquelle »Infraschall«.

Für die O-Komponente:

- Kaluza (2018) mit seinen Ausführungen und Arbeitsblättern zu individueller Stresskompetenz.
- Kircher (2019) mit vielen Arbeitsblättern, z. B. zum Selbstbild.
- Sendera und Sendera (2016) mit Ausführungen und Arbeitsblättern zur Stresstoleranz und entsprechendem Skills-Training bei Borderline- und Posttraumatischer Belastungsstörung.

Für die R-Komponente:

- Kaluza (2018) mit seinen Ausführungen und Arbeitsblättern zu Stressreaktionen, Warnsignalen für Stress sowie zu Alternativen wie die »Acht Gebote des Genießens«.
- Busch et al. (2015) mit ihrem Stressmanagementprogramm für Teams (z. B. das Führungskräftemodul zum Thema Wertschätzung).

Mehrere Komponenten werden z. B. thematisch angesprochen von:

- Kircher (2019) mit vielen Arbeitsblättern, z. B. zu Denkfallen, zum Selbstbild sowie zum Stimmungsbarometer und einer Liste mit Gefühlswörtern.
- Torchalla et al. (2013) mit ihren Arbeitsblättern zu Auslösern, Verhalten und Alternativen im Rahmen der individualisierten Tabakentwöhnung.
- Barnow et al. (2016) bei ihrer Beschreibung von Vermeidungsverhalten und alternativen Strategien im Rahmen der Emotionsregulation (mit Onlinematerial).
- Teigen (1994) mit seinem Artikel über das bekannte Yerkes-Dodson-Gesetz über den Verhaltenszusammenhang zwischen Leistung und Aktivierung bzw. Anspannung. Siehe hierzu auch die Originalarbeit von Yerkes und Dodson (1908).

Ergänzungen zu den Komponenten K und C werden im nächsten Informationsmodul »Stress – Konsequenzen und Kontingenzen« aufgeführt.

5.5.5 Hausaufgabe »PSS – der Teufel im Detail«

Lernziele

Die Teilnehmer haben sich im Detail mit den Komponenten des SORKC-Modells auseinandergesetzt und ggf. ihr Stressmanagement für diese Komponenten weiter detailliert.

Vorbereitung

Für die Erledigung dieser Hausaufgabe werden von den bisher ausgeteilten *Arbeitsmaterialien* vor allem folgende vorausgesetzt:

- *TN | ANLEITUNG | Stressmanagement mit SORKC.*
- *TN | INFO | Stress – wenn der Teufel im Detail steckt.*

Durchführung

Führen Sie kurz in diese Hausaufgabe ein, z. B. mit den Worten: »*Für die heutige Hausaufgabe bitte ich Sie, sich im Detail mit den einzelnen Komponenten des SORKC-Modells für Ihr persönliches Stressmanagement zu beschäftigen und dabei, falls möglich, Ihre Beschreibungen und Analysen zu detaillieren. Nutzen Sie hierfür Ihre beiden Arbeitsblätter »TN | ANLEITUNG | Stressmanagement mit SORKC« sowie »TN | INFO | Stress – wenn der Teufel im Detail steckt«.*

Falls Sie wie empfohlen die Behandlung der einzelnen Komponenten auf zwei Hausaufgaben-Module verteilen wollen, fahren Sie fort wie folgt:
»*Legen Sie hierfür den Schwerpunkt zunächst auf die ersten drei Komponenten S, O und R, bevor wir uns dann beim nächsten Mal den beiden Komponenten K und C zuwenden. Ihr Arbeitsblatt deckt alle Komponenten ab.*«

5.6 Sitzung 06: Stress – mein Verhalten und die Konsequenzen

Diese und die vorherige Sitzung bilden inhaltlich eine Einheit und sind *optional*, da sie das *SORKC-Modell im Detail* behandeln, was nicht unbedingt für alle Adressatengruppen notwendig ist. (Siehe hierzu die Einführung zur vorherigen Sitzung).

Beide Sitzungen behandeln die Komponenten des SORKC-Modells im Detail. Während in der vorherigen Sitzung sowie jetzt bei den beiden Fallbesprechungen die ersten drei Komponenten (S, O, R) den Schwerpunkt bildeten, sind es im Informationsmodul dieser Sitzung die beiden letzten Komponenten (K, C).

Wenn Sie diese Sitzung durchführen, so begrüßen Sie die Teilnehmer, z. B. mit folgenden Worten: »*In der heutigen Sitzung werden wir uns nach der Besprechung Ihrer letzten Hausaufgabe in den Fallbesprechungen zunächst schwerpunktmäßig weiter mit den Komponenten S, O und R des SORKC-Modells im Detail beschäftigen, und im darauffolgenden Informationsmodul mit den beiden Komponenten ›K (Kontingenzen)‹ und ›C (Konsequenzen)‹. Und am Schluss steht dann wieder Ihre Hausaufgabe bis zum nächsten Mal.*«

5.6.1 Erfahrungen bei der Hausaufgabe »PSS – der Teufel im Detail«

Besprechen und protokollieren Sie diese Hausaufgabe gemäß den Hinweisen in den Informationsblättern, v. a. im Arbeitsblatt *KL | INFO | Bedeutung der Hausaufgaben*.

5.6.2 Fallbesprechung 04: »Stressmanagement – SOR«

Lernziele, Vorbereitung und Durchführung

Sind prinzipiell identisch mit denen für die Fallbesprechungen 2 und 3 (siehe dort) und basieren auch auf denselben Unterlagen: Zusätzlich jedoch haben sich die Teilnehmer inzwischen zur Vertiefung und Konsolidierung mit dem Inhalt des Moduls »Stress – wenn der Teufel im Detail steckt« anhand des ausführlichen Arbeitsblatts und der Hausaufgabe auseinandergesetzt.

Hier knüpfen die jetzigen beiden Fallbesprechungen 4 und 5 an, in die Sie jetzt einführen, z. B. mit den Worten: *»Nachdem Sie sich zur Vertiefung mit den Details der Komponenten des Stressmanagements mit SORKC auseinandergesetzt haben, wollen wir dies für die heutige Fallbesprechung entsprechend nutzen, wobei wir uns vorwiegend den ersten drei Komponenten S, O und R widmen. Wer möchte hierzu gerne seine persönliche Stress-Situation einbringen?«*

Alternativ verwenden Sie ggf. ein *Stress-Szenario* aus der Retorte, wobei sich hier besonders die *Fallvignetten* zu den Komponenten des SORKC-Schemas eignen (siehe: *TN | FALLBESPRECHUNG | Fallvignetten* im Online-Arbeitsmaterial).

Halten Sie das Arbeitsblatt *TN | INFO | Stress – wenn der Teufel im Detail steckt* und die beiden Informationsblätter zur »Bedeutung der Fallbesprechungen« (*KL* und *TN*) sowie die Anleitung zum »Stressmanagement mit SORKC« bereit, sowie zusätzlich das Arbeitsblatt mit den Fallvignetten.

5.6.3 Fallbesprechung 05: »Stressmanagement – SOR«

Lernziele, Vorbereitung, Durchführung und Arbeitsmaterialien

Sind identisch mit denen für die Fallbesprechung 04.

5.6.4 Stress – Konsequenzen und Kontingenzen

Dieses Informationsmodul ist die Fortsetzung des vorherigen Informationsmoduls »Stress – wenn der Teufel im Detail steckt«. Beide Module dienen zur Vertiefung und detaillierten Behandlung der einzelnen Komponenten des SORKC-Modells für das Stressmanagement. Während im vorherigen Modul vor allem die Komponenten »S«, »O« und »R« im Vordergrund standen, wird in diesem Modul der

Schwerpunkt auf die Komponenten »K« und »C« gelegt. Das zuvor ausgeteilte ausführliche Arbeitsblatt deckt die Inhalte beider Informationsmodule ab.

Lernziele

Die Teilnehmer haben sich im Detail mit den einzelnen Komponenten des SORKC-Modells vertraut gemacht und können diese differenziert für die Strukturierung ihres Stressmanagements verwenden.

Vorbereitung

Halten Sie für die Durchführung dieselben *Arbeitsmaterialien* bereit wie bereits für das vorherige Modul »Stress – wenn der Teufel im Detail steckt«:

- *KL | FOLIEN | Stress – wenn der Teufel im Detail steckt* (Musterpräsentation für den Kursleiter online: Folien zu den Komponenten C und K).
- *TN | INFO | Stress – wenn der Teufel im Detail steckt* (Informationsblatt für die Teilnehmer; wurde an diese bereits in der Sitzung zuvor ausgeteilt).

Durchführung

Führen Sie in dieses Informationsmodul ein, z. B. mit den Worten: »*Heute behandeln wir weiter die Komponenten des SORKC-Modells für Ihr Stressmanagement im Detail. Hierfür haben Sie bereits ein umfangreiches Arbeitsblatt als Handout erhalten.*«

Falls Sie wie empfohlen die Behandlung der einzelnen Komponenten auf zwei Module verteilen:

»*Nachdem wir beim letzten Mal den Schwerpunkt auf die ersten drei Komponenten S, O und R gelegt haben, widmen wir uns heute den beiden Komponenten K und C. Ihr Arbeitsblatt deckt alle Komponenten ab.*«

- Verwenden Sie dann die Musterpräsentation in der Datei *KL | FOLIEN | Stress – wenn der Teufel im Detail steckt*, wobei Sie im Fall der Aufteilung der Inhalte auf zwei Informationsmodule ggf. nur die zwei Komponenten K und C behandeln.

Für die Diskussion können Sie folgende Leitfragen verwenden:

- Welche Konsequenzen hat unser Verhalten in Belastungs- und Stress-Situationen?
- Wie einheitlich oder wie unterschiedlich sind diese Konsequenzen unseres Verhaltens?
- Welche Bedeutung haben die Kontingenzen des Verhaltens, insbesondere auch für die Prävention von Stress?

Ergänzung

Zu den Konsequenzen und Kontingenzen für Stressreaktionen und Stressverhalten finden sich zahlreiche Publikationen. Hier einige Beispiele:

Kaluza (2018) thematisiert u. a. *Zivilisations-Stressoren* sowie Gesundheitsgefahren und den Zusammenhang zwischen chronischem Stress und Leistung (mit Arbeitsblättern).

Busch et al. (2015) behandeln bei ihrem Stressmanagementprogramm für Teams auch die Rolle von Führungskräften (*Arbeitsorganisation* bezieht sich auch auf die Gestaltung von Kontingenzen am Arbeitsplatz).

Unter dem Begriff »Kontingenzmanagement« finden sich viele Verfahren, die in der Verhaltensmodifikation, z. B. in der Pädagogik (Lohaus und Domsch 2015) oder in der Verhaltenstherapie (z. B. Wassmann 2013) bzw. in der Suchtbehandlung (z. B. Schnell 2020) eingesetzt werden.

Arbeitsblätter zu positiven Konsequenzen im Zusammenhang mit *angenehmen Aktivitäten* und die Verwendung entsprechender Listen finden sich bei Kircher (2019) sowie bei Torchalla et al. (2013) (in Verbindung mit Zeitmanagement).

5.6.5 Hausaufgabe »PSS – Konsequenzen und Kontingenzen«

Lernziele, Vorbereitung und Durchführung

Sind identisch mit denen für die vorherige Hausaufgabe »PSS – der Teufel im Detail«, mit der Ausnahme, dass hier der Schwerpunkt auf den beiden Komponenten K und C liegt.

Nutzen Sie auch dieselben Unterlagen wie bei der vorherigen Hausaufgabe.

5.7 Sitzung 07: Kurzfristiges Stressmanagement – wenn es brennt

Begrüßen Sie die Teilnehmer, z. B. mit folgenden Worten: »*In der heutigen Sitzung werden wir nach der Besprechung Ihrer letzten Hausaufgabe zwei Fallbesprechungen durchführen, in denen wir den Schwerpunkt auf die Komponenten ›K (Kontingenzen)‹ und ›C (Konsequenzen)‹ des SORKC-Modells legen. Dann widmen wir uns dem Thema kurzfristiges Stressmanagement, und am Schluss steht dann wieder Ihre Hausaufgabe bis zum nächsten Mal.*«

5.7.1 Erfahrungen bei der Hausaufgabe »PSS – Konsequenzen und Kontingenzen«

Besprechen und protokollieren Sie diese Hausaufgabe gemäß den Hinweisen in den Informationsblättern, v. a. im Arbeitsblatt *KL | INFO | Bedeutung der Hausaufgaben.*

5.7.2 Fallbesprechung 06: »Stressmanagement – C und K«

Lernziele, Vorbereitung und Durchführung

Sind prinzipiell identisch mit denen für die Fallbesprechungen 2 bis 5 (siehe dort) und basieren auch auf denselben Unterlagen, insbesondere mit dem Inhalt des Moduls »Stress – wenn der Teufel im Detail steckt«, wobei hier jetzt der Schwerpunkt auf den Komponenten »C« und »K« liegt.

Führen Sie in die jetzigen beiden Fallbesprechungen ein, z. B. mit den Worten: *»Nachdem Sie sich zur Vertiefung mit den Details der Komponenten des Stressmanagements mit SORKC auseinandergesetzt haben, wollen wir dies für die heutigen Fallbesprechungen entsprechend nutzen, wobei wir uns jetzt den beiden Komponenten C und K widmen. Wer möchte hierzu gerne seine persönliche Stress-Situation einbringen?«*

- Alternativ verwenden Sie ggf. ein *Stress-Szenario* aus der Retorte, wobei sich auch hier v. a. die *Fallvignetten* zu den Komponenten des SORKC-Schemas eignen (siehe Online-Arbeitsmaterial: *TN | FALLBESPRECHUNG | Fallvignetten*).
- Halten Sie das Arbeitsblatt *TN | INFO | Stress – wenn der Teufel im Detail steckt* und die beiden Informationsblätter zur *»Bedeutung der Fallbesprechungen«* (*KL* und *TN*) sowie die Anleitung zum *»Stressmanagement mit SORKC«* bereit, sowie zusätzlich das Arbeitsblatt mit den *Fallvignetten.*

5.7.3 Fallbesprechung 07: »Stressmanagement – C und K«

Lernziele, Vorbereitung, Durchführung und Arbeitsmaterialien

Sind identisch mit denen für die Fallbesprechung 06.

5.7.4 Kurzfristiges Stressmanagement – Was kann ich sofort tun?

Lernziele

Die Teilnehmer kennen Möglichkeiten für kurzfristiges Stressmanagement, bei dem sie prinzipiell in ihrem Verhaltensrepertoire verfügbare Verhaltensweisen einsetzen können.

155

Vorbereitung

Halten Sie für die Durchführung die folgenden *Arbeitsmaterialien* bereit:

- *KL | FOLIEN | Kurzfristiges Stressmanagement* (Präsentation online).
- *TN | INFO | Kurzfristiges Stressmanagement* (Informationsblatt).

Durchführung

Führen Sie in dieses Informationsmodul ein, z. B. mit den Worten: *»Heute greifen wir für Ihr Stressmanagement auf Möglichkeiten zurück, bei der Sie eine Änderung der Situation oder Ihres bisherigen Verhaltens umgehend realisieren können. Hierfür erhalten Sie ein umfangreiches Arbeitsblatt als Handout. Lesen Sie dieses zuhause in Ruhe durch.«*

- Teilen Sie das Arbeitsblatt *TN | INFO | Kurzfristiges Stressmanagement* aus.
- Nutzen Sie zur Präsentation *KL | FOLIEN | Kurzfristiges Stressmanagement*.

Für die Diskussion können Sie folgende Leitfragen verwenden:

- Über welche Verhaltensweisen, Kompetenzen und Ressourcen verfügen wir bereits, um mit Stress und Belastungen umgehen zu können?
- Auf welchen Verhaltensebenen und wie können wir rasch auf Stress reagieren, ihn vermindern oder gar verhindern?

TN | INFO | Kurzfristiges Stressmanagement

Kurzfristiges Stressmanagement

Beim kurzfristigen Stressmanagement setzen wir bereits realisierbare Veränderungsmöglichkeiten der Situation bzw. bereits gelernte und damit prinzipiell uns zur Verfügung stehende Verhaltensweisen ein. Unser bestehendes **Verhaltensrepertoire** reicht also für den Umgang mit Stress-Situationen in funktionaler Hinsicht aus, so dass wir relativ rasch eine Änderung herbeiführen können. Der Übergang zum langfristigen Stressmanagement, bei dem das Erlernen neuer Verhaltensweisen bzw. die Änderung relativ komplexer Situationen längere Zeit erfordert, ist jedoch fließend, da auch beim kurzfristigen Stressmanagement u. U. vorbereitende Bedingungen bzw. Verhaltensweisen erforderlich sein können.

Im Folgenden betrachten wir uns die einzelnen Komponenten mit der Frage, was sich an ihnen jeweils ändern lässt. Dabei werden wir sehen, dass die Änderung einer Komponente nicht selten mit Änderungen in anderen Komponenten einhergeht.

Was können wir kurzfristig an der Situation ändern?

Natürlich können wir uns zu Recht fragen, warum denn überhaupt Stress entstehen kann, wenn wir bereits Verhaltensweisen (**R**) in unserem **Verhaltensrepertoire** haben, mit den entsprechenden Situationen umzugehen. Hier hilft uns unser SORKC-Schema weiter. Denn wenn die Antwort auf die gerade gestellte Frage nicht beim Verhalten (**R**) liegt, müssen die Gründe woanders liegen. Bereits oben haben wir darauf hingewiesen, dass wir unter „Verhalten" prinzipiell immer „Verhalten in einer Situation" verstehen. Im Folgenden betrachten wir deshalb, **ob** die Situation bzw. die in ihr enthaltenen Stimuli (**S**) das Verhalten kontrollieren, und wenn ja, **wie**.

> *Beispiel „Verschlafen eines wichtigen Termins"*
>
> Haben Sie schon einmal einen wichtigen Termin verschlafen, obwohl „Aufstehen" sicher zu Ihrem Verhaltensrepertoire gehört?

Oder warum stürzen Flugzeuge seltener ab als in früheren Zeiten? Oder warum vergessen Chirurgen seltener eine Schere im Bauchraum eines Patienten als früher? Das Geheimnis, all diese Stressquellen zu vermeiden oder zu minimieren, heißt „Stimuluskontrolle". Sie stellen einen Wecker, dessen Ton sie morgens weckt. Das Cockpit eines Flugzeugs enthält zahlreiche Displays, die vor dem Ausfall wichtiger Funktionen warnen. Chirurgische Teams benutzen Check-Listen für die Vollständigkeit der OP-Bestecke.

Die „kontrollierenden" Stimuli können **diskriminativ** (s^D) sein und auf mögliche Belohnungen hinweisen, z. B. wenn Sie in Ihren Kalender nicht nur die wichtigen Geschäftstermine eintragen, sondern auch die Termine für angenehme und erholsame Aktivitäten, die sonst im Stress leicht „vergessen" werden. Dagegen sind **aversive** Stimuli (s^-) mit einer Bedrohung verbunden, z. B. wenn sie Brustschmerzen haben und deshalb rasch die Notfallambulanz aufsuchen. Wenn diese Stimuli jedoch Ihr Verhalten nicht adäquat kontrollieren, haben Sie „Stress", z. B. wenn Sie vor lauter Arbeit den Tanzabend mit Ihrem Partner vergessen oder trotz Brustschmerzen nicht ärztliche Hilfe in Anspruch nehmen. Dabei kann im letzteren Fall die fehlende oder mangelnde

TN | INFO | Kurzfristiges Stressmanagement

Wahrnehmung von Warnzeichen in Verbindung stehen mit kognitiven Fehlreaktionen (z. B. „Es kann nicht ein, was nicht sein darf!"), emotionalen Faktoren (z. B. Aufregung) oder Ablenkung (z. B. im Fußballstadion).

Leitsatz „Stimuluskontrolle"

Nutzen Sie die Möglichkeiten zur Stimuluskontrolle Ihres Verhaltens durch die entsprechende Gestaltung Ihrer Umgebung.

Check-Listen, To-do-Listen, Kalender, Warnschilder, Wecker, Uhren und andere Displays, u. v. a. mehr sind alltägliche Beispiele für die Stimuluskontrolle des Verhaltens, um Stress zu vermindern, vor allem unter präventiven Aspekten. Ihre Einführung in die Situation verändert diese im Sinne alternativer Situationen (S'_1, S'_2, ... S'_n), auf die wir dann auch anders reagieren. Noch weiter gehen wir, wenn wir nicht einzelne Aspekte, sondern die gesamte Situation verändern, z. B. indem wir aus einer Situation oder einem ganzen Setting fliehen (uns z. B. einen neuen Arbeitsplatz suchen). Womit wir zugleich bei Flucht- und Vermeidungsverhalten wären.

Was können wir kurzfristig an unserem Verhalten ändern?

Von der Stimuluskontrolle ist es nicht weit zu unserem Verhalten. Denn wenn wir kontrollierende Stimuli nicht wahrnehmen, übersehen, nicht erkennen oder falsch interpretieren (R_K), können wir auch nicht unser weiteres Verhalten daran adäquat ausrichten. Damit sind wir bei der **Aufmerksamkeit**, besonders in ihrer Form der **Achtsamkeit**, die sich ebenfalls als stress- und burnoutpräventiv erwiesen hat und fließende Übergänge zu einer achtsamen Grundhaltung im Sinne einer Persönlichkeitseigenschaft aufweist. Situative Aufmerksamkeit gilt sowohl gegenüber äußeren Reizen und Gegebenheiten, z. B. wenn wir auf der Straße nasses Laub oder Blitzeis übersehen und einen schweren Unfall bauen, oder aber gegenüber inneren Reizen, wenn wir wie oben angemerkt körperliche Warnsignale nicht wahrnehmen oder sie inadäquat verarbeiten, mit möglichen gravierenden Folgen für unsere Gesundheit. Wir haben Aufmerksamkeit in unserem Verhaltensrepertoire, z. B. wenn wir uns einer Aufgabe oder einer Sache „konzentriert" zuwenden. Gerade aber dann, wenn wir uns im Stress erleben, engt sich nicht selten unsere Aufmerksamkeit, unsere Wahrnehmung und unser Denken tunnelartig ein und wir rekurrieren zu einem relativ starren Verhalten. Im Leistungssport kennt man dies und versucht als Gegenmittel eine „Auszeit" zu nehmen, um wieder in eine andere „Reaktionslage" zu kommen. Dies lohnt sich immer dann, wenn man sich in etwas „verrannt" hat, nicht mehr flexibel auf die Situation reagiert und ein „kognitives und/oder emotionales Reset" braucht.

Alternative Reaktionen (R'_1, R'_2, ... R'_n) auf einen bestimmten Stimulus oder eine bestimmte Situation, die bereits in unserem Verhaltensrepertoire verankert sind, können auf allen Verhaltensebenen eingesetzt werden, z. B.

- **körperlich**: bewusst (kontrolliert) und ruhig atmen; Substanzen mit positiver Wirkung einnehmen (z. B. Medikamente),
- **motorisch**: fliehen; kämpfen; sich bewegen; (Ausgleichs-)Sport betreiben; Pausen einlegen; Auszeiten nehmen; nach Hilfe rufen; „Nein" sagen (bei

TN | INFO | Kurzfristiges Stressmanagement

unpassenden, inadäquaten oder stressinduzierenden Anfragen, Anforderungen, usw.),

- **kognitiv**: seine Aufmerksamkeit/Wahrnehmung auf etwas richten; sich etwas (bildlich) vorstellen; Selbstinstruktionen (positive innere Dialoge führen); eine Liste mit Pro-Contra-Argumenten erstellen (Entscheidungswaage),
- **emotional**: sich abreagieren (ggf. in Verbindung mit Auszeiten oder Verlassen der Situation); sich spontan entspannen.

Natürlich „wirken" bestimmte Verhaltensweisen auf mehreren Ebenen, z. B. wenn man eine Auszeit nimmt oder bewusst atmet.

Ein sehr effektives Alternativverhalten schließt die **Beobachtung** anderer Personen ein, um zu sehen, wie diese „**Modelle**" mit Problem- und Stress-Situationen umgehen. Das ist besonders wirksam im medialen Zeitalter, wo selbst ein ungeübter Heimwerker anhand verfügbarer Anleitungen im Internet den verstopften Abfluss wieder frei bekommt. Auch **Selbstbeobachtung** und **Protokollierung** des eigenen Verhaltens haben unmittelbare Effekte, z. B. indem sie bei Rauchern die Anzahl gerauchter Zigaretten senken helfen.

Besonders wirksam können **Rituale** sein, sofern sie situationsadäquat sind, da sie nahezu automatisch ablaufen, Sicherheit schaffen und nicht ständig neue Entscheidungen erfordern. Zeitplanung und der regelmäßige Blick in den Kalender schützen vor Terminstress, der regelmäßige Ernährungs-, Bewegungs- und Medikamentenplan schützt den insulinabhängigen Diabetiker vor lebensbedrohlichen Entgleisungen seines Blutzuckerspiegels, regelmäßiges Zähneputzen und andere Gesundheitsrituale schützen vor Krankheiten, selbst soziale Rituale haben eine stresspräventive Wirkung, sei es beim kollegialen Umgang mit Kollegen oder gar beim diplomatischen Dienst, wo entsprechende „Protokolle" zur Konfliktvermeidung beitragen können. Bei Ritualen greifen wir oft auf einfache Verhaltensmuster in unserem Verhaltensrepertoire zurück. Durch die Verknüpfung und gewohnheitsmäßige Ausübung können sie zu unserer „zweiten Haut" werden, wobei wir dann beim eher langfristigen Stressmanagement wären. Die Übergänge sind hier oft fließend.

Ähnliches gilt für unser Verhalten nach **Regeln**, die wir situativ einsetzen können (z. B. „Jetzt ist es Zeit für eine Pause!"), aber auch als Teil unserer persönlichkeitseigenen Selbstkontrolle.

Was können wir kurzfristig an unserer Person ändern?

Eigentlich könnten wir diesen Punkt rasch übergehen, wenn wir davon ausgehen, dass die O-Komponente sich prinzipiell auf die gewohnheitsmäßigen, „typischen" und überdauernden Eigenschaften und Verhaltensweisen einer Person bezieht. Da wir jedoch aus unserem eigenen Erleben wissen, dass auch bei uns trotz einer mehr oder minder bestehenden Konstanz und Kontinuität immer wieder relativ **kurzfristige** „**Zustandsänderungen**" auftreten können, die einen Einfluss auf unser Verhalten haben und unsere **Stress-Resistenz** herabsetzen können, wollen wir diese eher kurzfristigen Zustandsänderungen des Organismus an dieser Stelle abhandeln.

TN | INFO | Kurzfristiges Stressmanagement

Übermüdete Ärzte, Lkw- oder Omnibusfahrer oder Piloten können eine Stressquelle sein, für sich selbst als auch für andere. Die Beachtung (chrono-)biologischer Rhythmen mit entsprechend angepasstem Verhalten (z. B. Schlaf) schützt vor stressrelevanten Zuständen und Reaktionslagen. Auch unser Ernährungsverhalten, Diäten und Fasten können stressmodulierend wirken, ebenso wie die bereits oben genannten Erholungs- und Ruhepausen. Dazu tragen auch Wellness- und befriedigende Aktivitäten bei sowie kurze, aufmunternde Ansprachen (engl. „pep talk"), sei es von außen oder mit Selbstinstruktionen. Der achtsame und positive Umgang mit der eigenen Person ist also ein wichtiger Resilienzfaktor bei Stress.

Was können wir kurzfristig an den Konsequenzen und Kontingenzen ändern?

Einen Verkehrsunfall können wir nicht rückgängig machen. Denn wenn die Katastrophe bereits eingetreten und der Stress unvermeidbar ist, bleiben nur **schadensmindernde Maßnahmen** und der Versuch, weitere Komplikationen zu vermeiden. Beim Verkehrsunfall wären dies das Absichern der Unfallstelle (mit etlichen Einzelmaßnahmen), das Herbeiholen von Hilfe, usw. Wenn sich Unfälle an einem bestimmten Ort häufen, kann man diese Gefahrenquelle (Kontingenz) entschärfen, z. B. durch Geschwindigkeitsbegrenzung, Hinweisschilder, Leitplanken u. ä.

Damit wären wir bei der **Prävention** negativer Konsequenzen. Wenn letztere **unmittelbar** drohen, bleibt uns oft nur, davor zu fliehen, z. B. wenn wir bei aufkommendem Gewitter einen schützenden Raum aufsuchen. Oder wir merken auf einer langen Autofahrt, dass wir vor lauter Müdigkeit in die Gefahr eines Sekundenschlafs geraten, mit möglichen katastrophalen Folgen, was uns dazu bewegt, die nächste Parkmöglichkeit für eine Schlaf- oder Erholungspause zu nutzen. Bei **zeitlich und räumlich weiter entfernten „Gefahren"** können wir vorbeugen. Bei Fernreisen können uns vorherige Impfungen und die Mitnahme von Medikamenten vor aversiven Konsequenzen schützen. Ein gesundheitsbewusster Lebensstil mindert das Risiko von Erkrankungen, und Vorsorgeuntersuchungen ermöglichen ein frühes Handeln. Auch der Einsatz technischer Mittel mit Warnfunktion schützt vor unliebsamen Konsequenzen, z. B. wenn wir ein Fahrzeug mit Abstandswarner benutzen, was wieder die Brücke zur o. g. Stimuluskontrolle schlägt.

Leitsatz „FIFI"

„Früh identifizieren, früh intervenieren!"
Englisch: „EIEI": „Early identification, early intervention!"

Ergänzung

Die Verwendung von Checklisten wird ausführlich von dem amerikanischen Chirurgen Atul Gawande (2013) behandelt, der eindrucksvoll und sehr verständlich belegt, wie nicht nur in der Medizin, sondern in vielen anderen Bereichen diese einfache Methode hilft, Fehler und andere Stressquellen zu vermeiden.

Bei seiner Quart-A-(4-A-)Strategie empfiehlt Kaluza (2018) bei Entscheidungen für den Akutfall »Annehmen« (der Situation), »Abkühlen«, »Analysieren« (kurz) sowie »Ablenkung oder Aktion«. Weitere seiner vielen Empfehlungen schließen auch Bewegung und Sport ein. Barnow et al. (2016) empfehlen Gelassenheits-Mantras, ähnlich dem Gelassenheitsgebet, das bei den Anonymen Alkoholikern Anwendung findet.

Eine »Entscheidungswaage« im Sinne einer Zusammenstellung von Pro- und Contra-Argumenten, z. B. bei der Entscheidung zwischen Drogenkonsum und Abstinenz, findet sich z. B. bei Schober et al. (2022). Auch Kircher (2019) setzt Pro-Contra-Listen ein.

Bei Stress durch Rauchverlangen im Rahmen der Raucherentwöhnung empfehlen Torchalla et al. (2013) kurzfristige kognitive Strategien der Gedankenbeeinflussung wie Gedankenunterbrechung, (innerer) Dialog, sowie protektive Vorstellungsbilder. Barnow et al. (2016) raten zu Perspektivenwechsel und selbststärkenden Gedanken.

Ablenkung durch positive Aktivitäten, Aufschreiben, Perspektivenwechsel, Power Posing oder Gelassenheits-Mantras (im Rahmen der Emotionsregulation) empfehlen Barnow et al. (2016). Zu Ablenkung durch Selbstberuhigung und Änderung des Augenblicks sowie zu Spannungsprotokollen rät Kircher (2019). Sendera und Sendera (2016) setzen bei ihrer Unterbrechung kognitiv-emotionaler Schemata auf starke Reize oder trainierte Handlungen sowie ebenso auf Bewegung, Atemübungen oder sonstige Ablenkung.

Wilz et al. (2017) empfehlen das Führen eines Ressourcen-Tagebuchs als Reflexionshilfe, Kircher (2019) schlägt ein Schlaftagebuch und die Beachtung von Regeln zur Schlafhygiene vor.

Da viele Autoren bei Ihren Empfehlungen einen Mix aus kurzfristigen und langfristigen Strategien angeben, sei auch auf ergänzende Ausführungen beim langfristigen Stressmanagement verwiesen (siehe dort).

5.7.5 Hausaufgabe »Kurzfristiges Stressmanagement«

Lernziele

Die Teilnehmer nutzen die Möglichkeiten des *kurzfristigen Stressmanagements* für ihre persönliche Stress-Situation.

Vorbereitung

- Arbeitsblatt *TN | INFO | Kurzfristiges Stressmanagement.*

Durchführung

Führen Sie in diese Hausaufgabe ein, z. B. mit den Worten: »*Analysieren Sie Ihre persönliche Stress-Situation bezüglich der Frage, was Sie sofort an der Situation ändern können bzw. wie Sie sich sofort anders als bisher verhalten können, mit all den Verhaltensweisen und Fähigkeiten, über die Sie bereits verfügen. Fragen Sie hierzu ggf. auch Ihren Partner, Freunde oder andere Menschen, die Sie und Ihre Eigenheiten gut kennen, nach Vorschlägen. Gehen Sie zuhause alle diese Möglichkeiten in Ruhe durch und überlegen Sie, bei welcher Gelegenheit Sie Ihr kurzfristiges Stressmanagement einsetzen können. Planen Sie hierfür den nächsten Schritt. Viel Erfolg!*«

5.8 Sitzung 08: Langfristiges Stressmanagement – wenn ich Zeit brauche

Begrüßen Sie die Teilnehmer, z. B. mit folgenden Worten: »*In der heutigen Sitzung werden wir nach der Besprechung Ihrer letzten Hausaufgabe zwei Fallbesprechungen durchführen, in denen wir den Schwerpunkt auf die Möglichkeiten für Ihr kurzfristiges Stressmanagement legen. Danach widmen wir uns dem Thema langfristiges Stressmanagement, und am Schluss steht dann wieder Ihre Hausaufgabe bis zum nächsten Mal.*«

5.8.1 Erfahrungen bei der Hausaufgabe »Kurzfristiges Stressmanagement«

Besprechen und protokollieren Sie diese Hausaufgabe gemäß den Hinweisen in den Informationsblättern, v. a. im Arbeitsblatt *KL | INFO | Bedeutung der Hausaufgaben*.

5.8.2 Fallbesprechung 08: »Kurzfristiges Stressmanagement«

Lernziele

Die Teilnehmer haben in der Gruppe ein Fallbeispiel besprochen und dabei besonders die Möglichkeiten des *kurzfristigen Stressmanagements* für diesen Fall erörtert.

Vorbereitung

Halten Sie das Arbeitsblatt *TN | INFO | Kurzfristiges Stressmanagement* und die beiden Informationsblätter zur »*Bedeutung der Fallbesprechungen*« (*KL* und *TN*) sowie die Anleitung zum »*Stressmanagement mit SORKC*« bereit, sowie zusätzlich ein Arbeitsblatt mit einem *alternativen Stress-Szenario*, wobei hier als Alternative den Teilnehmern angeboten werden kann, ihre persönliche Gefährdungsbeurteilung für ihren Arbeitsplatz zu erstellen. Hierzu dient das Arbeitsblatt:

• *TN | FALLBESPRECHUNG | Persönliche Gefährdungsbeurteilung.*

Durchführung

Führen Sie die Teilnehmer in diese Fallbesprechung ein, z. B. mit den Worten: »*In der heutigen Fallbesprechung liegt der Schwerpunkt auf den Möglichkeiten Ihres kurzfristigen Stressmanagements. Hierfür haben Sie die Gelegenheit, uns Ihr Stressmanagement anhand Ihrer persönlichen Stress-Situation vorzustellen*«. Benutzen Sie dann für die Fallbesprechung eines Teilnehmers die Tabellen im *Arbeitsblatt TN | ANLEITUNG | Stressmanagement mit SORKC* und legen Sie dabei den Schwerpunkt auf die kurzfristigen Möglichkeiten des Stressmanagements.

Falls Sie keinen freiwilligen Teilnehmer finden, so verwenden Sie für die Fallbesprechung ggf. die persönliche Gefährdungsbeurteilung. Hier wird die systematische Beschreibung mittels SORKC mit einem Soll-Ist-Vergleich verbunden.

TN | FALLBESPRECHUNG | Persönliche Gefährdungsbeurteilung

Persönliche Gefährdungsbeurteilung psychischer Belastungen

Beschreibung

Sie sind ein engagierter Mitarbeiter und wollen Ihrem Arbeitgeber zuarbeiten. Denn dieser ist neuerdings nach dem Arbeitsschutzgesetz (ArbSchG) verpflichtet, auch psychische Belastungen bei der Arbeit als Bestandteil entsprechender **Gefährdungsbeurteilungen** explizit zu berücksichtigen (§ 5 ArbSchG).

Gesagt, getan, und so erstellen Sie in vorauseilendem Gehorsam Ihre eigene persönliche Gefährdungsbeurteilung psychischer Belastungen. Dabei nutzen Sie den Umstand, dass Arbeitsplätze und die darauf bezogenen Arbeitsprozesse in unserer Gesellschaft einen hohen Organisierungs-, Standardisierungs- bzw. Normierungsgrad haben. Dies zeigt sich in entsprechenden Ergonomie-Richtlinien, DIN-Normen u. a.

Indem Sie eine derartige Organisation bzw. Standardisierung oder Normierung zugrunde legen, können Sie für Ihre **SOLL-Arbeitssituation** jede Komponente nach dem SORKC-Modell mit einem kleinen Stern (*) bezeichnen. Dieses Sternchen signalisiert den idealen, standardisierten oder normierten Soll-Zustand, den Sie mit dem Ist-Zustand vergleichen, der mit den Komponenten ohne Sternchen dargestellt wird.

Ihr **erweitertes SORKC-Modell zur funktionalen Verhaltensanalyse und Gefährdungsbeurteilung am Arbeitsplatz** sieht dann so aus:

S*   Arbeitsplatz/-situation (Soll) (z. B. gem. Arbeitsplatzbeschreibung, DIN-Norm, Ergonomie-Richtlinie, usw.).

O*   Arbeitnehmer-/Mitarbeiter-Profil (Soll) (Qualifikation, Erfahrung, persönliche Eigenschaften inkl. soziale Fähigkeiten, usw.).

R*   Aufgaben-/Tätigkeits-Profil (Soll) (Aufgaben, Tätigkeiten, Verantwortlichkeiten gem. Stellen- bzw. Tätigkeitsbeschreibung; Verhaltensanforderungen und -erwartungen).

C*   Arbeitsergebnis/-konsequenzen (Soll) (Erledigung von Aufträgen; korrekte Durchführung einer Tätigkeit; Erreichen eines vorgegebenen Ziels; Gratifikation (finanziell, materiell, sozial; z. B. Geld, Geschenk, Lob).

K*   Stabilität/Beständigkeit/Zuverlässigkeit der Arbeitsbedingungen (Soll) (bei der Aufgabenerledigung; bei der Gratifikation).

Wenn Sie nun Ihre **SOLL**-Arbeitssituation im **Vergleich** zur **IST**-Situation betrachten, für die Sie die normale SORKC-Notation verwenden, so ergibt sich folgendes Bild:

TN | FALLBESPRECHUNG | Persönliche Gefährdungsbeurteilung

Tabelle 1: Persönliche Gefährdungsbeurteilung psychischer Belastungen (IST-SOLL-Vergleich der Arbeitssituation)

Soll-Ist	Vergleichsergebnis	Bemerkungen / Beispiele
S* < S	Idealer Arbeitsplatz	großzügige Ausstattung; hervorragende Organisation; usw.
S* = S	funktionaler Arbeitsplatz	Ausreichende, normgerechte Ausstattung und Organisation
S* > S	ungenügender Arbeitsplatz	Ausstattungsmängel; Organisationsmängel
O* < O	Überqualifikation	Wissen/Kompetenzen eines Mitarbeiters werden nicht benötigt
O* = O	passende Qualifikation	Wissen/Kompetenzen entsprechen den Anforderungen
O* > O	Unterqualifikation	Wissens-/Kompetenzmängel
R* < R	überengagierter Arbeitseinsatz	Der Mitarbeiter tut mehr als er muss bzw. was von ihm erwartet wird
R* = R	angemessener Arbeitseinsatz	Der Mitarbeiter tut genau das, was er tun soll bzw. was von ihm erwartet wird
R* > R	unzureichender Arbeitseinsatz	Der Mitarbeiter tut weniger als er muss bzw. was von ihm erwartet wird
C* < C	Über-Soll-Erfüllung	überragendes Arbeitsergebnis; reichliche Gratifikation
C* = C	funktionale Soll-Erfüllung	adäquates Arbeitsergebnis; adäquate Gratifikation
C* > C	Unter-Soll-Erfüllung	ungenügendes Arbeitsergebnis; mangelnde Gratifikation
K* < K	überdurchschnittliche Stabilität	sicherer Arbeitsplatz; transparente und zuverlässige Organisation; offene Kommunikation; stets korrekte Aufgabenerledigung; regelmäßige, stets verlässliche und korrekte Gehaltszahlungen; etc.
K* = K	durchschnittliche Stabilität	z. B. arbeitsmarktkonforme oder branchenübliche Arbeitsabsicherung; ausreichende Organisation und Kommunikation; prinzipielle Aufgabenerledigung; regelmäßige Gehaltszahlungen; etc.
K* > K	unterdurchschnittliche Stabilität	unsicherer Arbeitsplatz; intransparente oder mangelhafte Organisation; verdeckte Kommunikation; häufig unzureichende Aufgabenerfüllung; unzuverlässige Gehaltszahlungen; etc.

TN | FALLBESPRECHUNG | Persönliche Gefährdungsbeurteilung

Übung „Stressmanagement und Gefährdungsbeurteilung psychischer Belastung am Arbeitsplatz"

Bewerten Sie Ihren gegenwärtigen Arbeitsplatz durch einen Soll-Ist-Vergleich unter Verwendung des erweiterten SORKC-Modells.

Verwenden Sie dabei alle wesentlichen Informationen, die Sie kennen bzw. die bereits vorliegen, z. B. Stellen- und Tätigkeitsbeschreibungen, Dienstvereinbarungen, Leitbilder, Qualitätshandbücher, etc.

Bewerten Sie dann anhand des Soll-Ist-Vergleichs, welche Komponenten mit potenziellen Gefährdungen, Überlastungen und Stress verbunden sein können. Überlegen Sie dabei jeweils, welche Maßnahmen zur Stressprävention sinnvoll sein könnten.

Anmerkungen

In dieser Systematik kommt der C-Komponente eine doppelte Bedeutung zu, je nachdem ob die Konsequenz des Verhaltens eines Mitarbeiters von ihm selbst herbeigeführt wird, z. B. wenn er eine Arbeit „erfolgreich" abschließt, oder ob die Konsequenz „von außen" auf sein Verhalten folgt, z. B. wenn er von seinem Vorgesetzten gelobt wird oder eine Prämie oder sein Gehalt erhält. Diese Unterscheidung findet sich in ähnlicher Weise auch in manchen Motivationstheorien, die von intrinsischer und extrinsischer Motivation des Verhaltens sprechen.

Dieses erweiterte SORKC-Modell erlaubt es uns, anhand eines systematischen Soll-Ist-Vergleichs **prinzipielle bzw. typische Belastungs- und Stressquellen** zu identifizieren, ggf. auch im Rahmen von Gefährdungsanalysen oder im Rahmen innerbetrieblicher Gesundheitsmanagementprogramme.

Natürlich ist das oben dargestellte erweiterte SORKC-Modell nur ein grobes Raster und muss bei der funktionalen Verhaltensanalyse für den oder die jeweils betroffenen Mitarbeiter im Detail mit Inhalten gefüllt werden (konkretes „Verhalten in einer Situation" inklusive der jeweiligen Konsequenzen und Kontingenzen).

Literatur

Bundesanstalt für Arbeitsschutz und Arbeitsmedizin (2014) (Hrsg.) Gefährdungsbeurteilung psychischer Belastung. Erfahrungen und Empfehlungen. Berlin: Erich Schmidt Verlag.

Da es für die Arbeitswelt mit ihren Tätigkeitsbereichen, Berufen und Branchen eine Vielzahl von Beschreibungen bis hin zu Organisations- und Arbeitshilfen gibt, wollen wir an dieser Stelle nicht weiter darauf eingehen und darauf verweisen (z. B. auf die Publikationen und die Internetseite der Bundesanstalt für Arbeitsschutz und Arbeitsmedizin, www.baua.de, die Initiative Neue Qualität der Arbeit, www.inqua.de, die Betriebskrankenkassen und das Projekt „Psychische Gesundheit in der Arbeitswelt", http://psyga.info).

5.8.3 Fallbesprechung 09: »Kurzfristiges Stressmanagement«

Lernziele, Vorbereitung, Durchführung und Arbeitsmaterialien

Sind identisch mit denen für die Fallbesprechung 08.

5.8.4 Langfristiges Stressmanagement – für welche Änderungen brauche ich Zeit?

Lernziele

Die Teilnehmer kennen Möglichkeiten für langfristiges Stressmanagement, bei dem sie Zeit brauchen, um sich wiederholende Situationen zu verändern oder neue Verhaltensweisen aufzubauen.

Vorbereitung

Halten Sie für die Durchführung die folgenden *Arbeitsmaterialien* bereit:

- *KL | FOLIEN | Langfristiges Stressmanagement* (Musterpräsentation für den Kursleiter online).
- *TN | INFO | Langfristiges Stressmanagement* (Informationsblatt für die Teilnehmer).

Durchführung

Führen Sie in dieses Informationsmodul ein, z. B. mit den Worten: »*Nicht immer haben wir die Möglichkeit, eine bestehende Stress-Situation oder unser Verhalten sofort zu ändern, sondern brauchen Zeit, um uns für das nächste Mal zu wappnen und uns so vorzubereiten, dass die Situation in ihrer bisherigen Form nicht mehr auftritt oder wir ihr effektiver gegenübertreten können. Hierzu lernen wir heute die Möglichkeiten des langfristigen Stressmanagements kennen. Auch hierfür erhalten Sie ein umfangreiches Arbeitsblatt als Handout. Lesen Sie dieses zuhause in Ruhe durch.*«

- Teilen Sie das Arbeitsblatt *TN | INFO | Langfristiges Stressmanagement* aus.
- Verwenden Sie dann die Musterpräsentation in der Datei *KL | FOLIEN | Langfristiges Stressmanagement*.

Für die Diskussion können Sie folgende Leitfragen verwenden:

- Welche zusätzlichen Verhaltensweisen, Kompetenzen und Ressourcen brauchen wir, um künftig in sich wiederholenden Situationen mit Stress und Belastungen besser umgehen zu können?
- Auf welchen Verhaltensebenen und wie können wir diese zusätzlichen Verhaltensweisen, Kompetenzen und Ressourcen erwerben?

TN | INFO | Langfristiges Stressmanagement

Langfristiges Stressmanagement

Beim langfristigen Stressmanagement brauchen wir **Zeit**, um bestehende **Situationen und Kontingenzen** unseres Verhaltens zu ändern oder um unser **Verhaltensrepertoire** so zu erweitern, dass wir mit Anforderungen und Belastungen künftig angemessener, effektiver, unbelasteter umgehen können, insbesondere wenn sich diese Situationen zukünftig in gleicher oder ähnlicher Form wiederholen werden.

Leitsatz „Stress und Intelligenz"

Intelligenz ist, wenn man denselben Fehler nicht zweimal macht!

Auch beim langfristigen Stressmanagement betrachten wir die Änderungsmöglichkeiten für die Komponenten eingedenk ihrer engen wechselseitigen Verknüpfung. Hierbei fassen wir jedoch angesichts der Kontinuität bzw. Wiederholbarkeit der Verhaltensbedingungen die Situationen, Konsequenzen und Kontingenzen zusammen, ebenso wie die langfristigen Änderungen des Verhaltens und der Person.

Was können wir langfristig an der Situation, den Konsequenzen und Kontingenzen ändern?

Unsere Kulturgeschichte, von den Naturvölkern bis hin zum Homo industrialis, zeigt, wie die Menschheit ihre jeweiligen **Lebenssituationen** entscheidend verändert hat, von der Sesshaftigkeit mit Ackerbau und Viehzucht bis hin zur globalisierten Wirtschafts- und Industriewelt. Die Änderung dieser zentralen **Kontingenzen** ist das Ergebnis kollektiven Verhaltens sozialer Gemeinschaften bzw. der Menschheit im Ganzen. Der Schutz vor naturgegebenen Stressquellen wie Hitze, Kälte, Hunger, Durst, usw. ist vielerorts zur Selbstverständlichkeit geworden. Und nicht zuletzt die COVID-19-Pandemie zeigt uns, wie wichtig **funktionierende Gesundheits-, Sozial- und Gesellschaftssysteme** für unsere **Resilienz** gegenüber infektionsbedingten Stressentwicklungen sind.

Leitsatz „Stress und Kultur"

Kulturen sind zentrale Institutionen unseres Stressmanagements auf gemeinschaftlicher Ebene.

Die Gestaltung wesentlicher Kontingenzen ist also vor allem **Gemeinschaftsaufgabe** und reicht von globalen Entwicklungen bis hinab zur Gemeindeplanung, Ortsentwicklung und Nachbarschaftshilfe. Auch im privaten Bereich basiert unsere Stressresistenz oft auf sozialen Unterstützungssystemen, ob in der Partnerschaft und in der Familie, im Freundes- oder Bekanntenkreis oder in sonstigen sozialen Netzwerken.

Als Einzelner kann man an den zentralen Kontingenzen seiner Lebenswelt oft wenig ändern. Ist der Stress hier zu groß, bleibt oft nur die Wahl des „Tapetenwechsels", sei es in Form beruflicher oder sonstiger **sozialer Mobilität** oder bis hin zur **Auswanderung** bzw. Migration in andere Länder oder Kontinente. Davon können selbst unsere Partnerschaften und andere Lebensformen betroffen sein, wenn das Ungleichgewicht und der Stress zu groß werden.

TN | INFO | Langfristiges Stressmanagement

Auf der anderen Seite ist die Änderung und Gestaltung der Kontingenzen eine Herausforderung für unser Stressmanagement, uns sozial und politisch zu engagieren, damit die Errungenschaften unserer kulturellen Resilienz erhalten bleiben.

Was können wir langfristig an unserem Verhalten und unserer Person/Persönlichkeit ändern?

Prinzipiell stellt jedes **erlernte Verhalten**, insbesondere im Rahmen einer Aus-, Fort- oder Weiterbildung, einer beruflichen **Qualifikation**, eines Trainings, etc. eine Möglichkeit des Stressmanagements dar. Unsere Kultur fördert für wichtige Lebensbereiche den Aufbau entsprechender Verhaltensweisen, besonders sichtbar in der Arbeitswelt und bei den Berufen. Die Bewältigung großer Herausforderungen durch Höchstleistungen ist in vielen Disziplinen ohne **systematisches Verhaltenstraining** kaum möglich. Ohne solche Kenntnisse und Fertigkeiten (engl. „**hard skills**") wären wir vielen Stressquellen und Belastungen ausgeliefert.

Dazu kommen aber auch unsere „**soft skills**", unsere sozialen Fähigkeiten und Fertigkeiten, die wir von Kindesbeinen auf in der freien Wildbahn erwerben, die aber oft auch Bestandteil etablierter Bildungs- und Ausbildungsprogramme sind, da soziale Kompetenzen oft auch entscheidend für berufliche Leistungen und Erfolg sind.

Im Vergleich zu eher kurzfristigen, reaktiven Verhaltensweisen sind langfristige Verhaltensweisen, die wir für unser Stressmanagement erst lernen müssen, proaktiv. Im Folgenden behandeln wir einige Verhaltensbereiche, die zu unserer Resilienz gegenüber Stress beitragen können und oft auf mehreren Ebenen wirksam sind:

Systematische Entspannung, Meditation, Autoregulation

Während die Fähigkeit zur **Spontan-Entspannung** für alle praktischen Zwecke unseres Alltags prinzipiell allen Menschen gegeben ist (und übrigens auch bei Tieren beobachtet werden kann), ist die Fähigkeit zur **bewussten und systematischen (Tiefen-) Entspannung** das Ergebnis eines gezielten Lernprozesses, in dessen Rahmen definierte diskriminative Stimuli und deren Generalisierung bzw. Transfer auf Alltagssituationen Entspannungsreaktionen „kontrollieren", so dass diese schließlich nach entsprechend häufigem Üben immer schneller und nahezu automatisch ablaufen können. Die Analogie zu sportlichen Übungen ist hier nicht zufällig. Auch häufig geübte motorische Abläufe in vielen Sportarten laufen schließlich „wie von selbst" ab, ähnlich wie das Fahrrad- oder Autofahren, wo wir ebenfalls diesen Automatismus erleben.

Verschiedene diskriminative Stimuli können im Alltag unsere Entspannungsreaktion fördern. Zum einen kommen hierfür Vorstellungen und innere Bilder in Betracht, die sich auf entspannungsrelevante Aspekte unseres Körpers beziehen. Dies wenden wir z. B. beim **Autogenen Training** an, wenn wir Vorstellungen mit Instruktionen an uns selbst und mit Leitsätzen verbinden, z. B. „Ich bin ganz ruhig!". Eine zweite Möglichkeit besteht in der Konzentration auf propriozeptive Empfindungen, die mit Anspannung und Entspannung bestimmter Muskelgruppen zu tun haben, ebenfalls verbunden mit entsprechenden Selbstinstruktionen. Dieses Prinzip liegt z. B. der **Progressiven Muskelrelaxation** zugrunde. Eine weitere Möglichkeit besteht darin, die Entspannungsreaktion an langsame, kontrollierte und fließende Bewegungen zu koppeln, wie wir sie beim **Yoga, Tai Chi oder Qi Gong** finden. Und schließlich können

169

TN | INFO | Langfristiges Stressmanagement

wir das Prinzip der Wahrnehmungslenkung auf innere Zustände, unter weitestgehender Ausblendung äußerer Reize, auch bei der **Meditation** finden, verbunden mit bestimmten inneren und äußeren Haltungen sowie ggf. mit entspannungsfördernden oder gar inhaltsleeren stereotypen Formeln.

Welche Methode der „Autoregulation" unseres emotionalen und inneren Gleichgewichts die beste für uns ist, müssen wir selbst herausfinden, analog zu sportlichen Aktivitäten.

Achtsamkeit

Eng verbunden mit autoregulativen Methoden sind Verfahren wie die „achtsamkeitsbasierte Stressreduktion" (engl. mindfulness-based stress reduction, MBSR) nach Kabat-Zinn (2013). Dabei bezieht sich Achtsamkeit nicht nur auf die Wahrnehmung von Warnzeichen, z. B. bei drohendem Burnout, sondern auch auf die Wahrnehmung eigener Bedürfnisse, der eigenen Gesundheit und des eigenen Wohlbefindens, oft verbunden mit der Reflexion dessen, was einem gut tut und was einem jetzt oder für die Zukunft wichtig ist. Oft umfassen auch achtsamkeitsbasierte Ansätze Entspannungsverfahren, meditative Verfahren, Körperübungen und andere Verhaltensübungen, die vor allem auf der emotionalen Verhaltensebene wirken.

Regelmäßige Bewegung und Sport

Ein **regelmäßiges Bewegungs- und Fitness-Programm** wirkt sich positiv auf unser Immunsystem aus und bietet uns Schutz vor physischer oder psychischer Überlastung bis hin zur Prävention von Erkrankungen.

Gesunde Ernährung

Auch unsere **Ernährung** ist Teil unseres Stressmanagements. Die Wechselwirkung zwischen Stress und Ernährung zeigt sich oft an Negativbeispielen, z. B. wenn wir uns in Zeiten starker Belastung unregelmäßig oder falsch ernähren, z. B. zu viel Fast Food, zu viele Fertigprodukte, zu viel Zucker, etc. Umgekehrt kann eine gesunde Ernährung nicht nur zu unserem Wohlgefühl und Wohlergehen beitragen, sondern auch unser Immunsystem unterstützen und uns gegen Erkrankungen schützen.

Schlafhygiene

Auf die Beachtung circadianer Biorhythmen wurde bereits beim kurzfristigen Stressmanagement hingewiesen. Zur adäquaten Schlafhygiene können ergänzend Rituale und Gepflogenheiten beitragen, die für einen ausreichenden und regelmäßigen Schlafrhythmus sorgen.

Funktionale kognitive und emotionale Selbstkontrolle

„Regelgeleitetes Verhalten" im Sinne von Selbstkontrolle, kognitiver Steuerung, und planvollem Verhalten kann ein Segen für unser Stressmanagement sein, wenn die Regeln **„richtig** sind, d. h. die Wirklichkeit abbilden, und **„funktional",** d. h. uns zu den erwünschten Zielen führen und **verhaltenswirksam** sind. Umgekehrt heißt dies, dass wir unrichtige, dysfunktionale Regeln als solche erkennen und ändern müssen, wenn sie mit Stress verbunden sind, sei es für uns oder aber für Andere oder die Umwelt. Hierzu gehören **dysfunktionale Sichtweisen, Einstellungen und Überzeugungen**, wie z. B. situationsinadäquater „Perfektionismus". Ebenso können unreflektierte

TN | INFO | Langfristiges Stressmanagement

Ärgerreaktionen und Impulsivität unser Leistungsverhalten negativ beeinflussen und zu sozialem Stress führen. Aber auch „Ärgermanagement" lässt sich lernen. „Schlechte" Gewohnheiten oder Persönlichkeitseigenschaften, die mit Stress einhergehen, sind kein Schicksal. Allerdings bedarf ihre Änderung oft mehr als nur der Einsicht, z. B. sozialer Verstärkung oder manchmal sogar professioneller Unterstützung.

Leitsatz „regel- und einsichtsgeleitetes Verhalten"
Verhalten wird von Regeln und Einsicht geleitet, wenn es hierfür entsprechend verstärkt (belohnt) wird!

Planung, systematisches Problemlösen, Zeitmanagement

Auch diese komplexen kognitiven Strategien sind eng verbunden mit regelgeleitetem Verhalten und können gelernt werden.

Aufbau positiver befriedigender Aktivitäten

Menschen „im Dauerstress" oder „Burnout" berichten auf Nachfrage häufig, dass sie über die Zeit hinweg immer weniger früher für sie befriedigende Aktivitäten ausgeübt haben. Dies ist lernpsychologisch gleichbedeutend mit einem „Verstärkerverlust", wie er auch bei depressiven Menschen beobachtet werden kann. Der **„Aufbau positiver befriedigender Aktivitäten"** kann dem entgegenwirken und dazu führen, dass wir „gewohnheitsmäßig" wieder mehr Freude und positive Gefühle empfinden.

Aufbau und Pflege sozialer Kontakte

Nicht umsonst werden befriedigende Aktivitäten oft gemeinschaftlich ausgeübt. Das Vereinsleben in Deutschland ist ein deutlicher Beleg für die wichtige Rolle sozialer Verstärkung für unser Stressmanagement und unsere Lebensqualität.

Die genannten Verhaltensstrategien können sowohl zur **aktiven** als auch zur **passiven** Stressbewältigung beitragen. Im aktiven Fall verändern wir die Situation und verhindern, vermindern oder vermeiden drohende oder aktuelle Überlastungen. Im passiven Fall ändern wir nicht die Situation, verhindern, vermindern oder vermeiden jedoch ihre negativen Folgen.

Wenn gelerntes Verhalten gewohnheitsmäßig zu unserer „zweiten Haut" wird, ist es als nachhaltiger Bestandteil unserer Lerngeschichte Teil unserer **Persönlichkeit**.

TN | INFO | Langfristiges Stressmanagement

Langfristiges Stressmanagement und Änderungen unserer Lebenssituation

Oft bringt die Änderung unserer Lebenssituation neue oder stärkere Belastungen mit sich und ist Anlass für Neuorientierung und die Frage des Umgangs mit diesen neuen Belastungen. Solche Änderungen können mit dem Eintreten oder Durchlaufen bestimmter Lebensphasen einhergehen. Oder das Gleichgewicht in unserem Leben gerät ins Wanken, weil die ständigen Ärgernisse unseres Alltags und die kleinen Freuden nicht mehr im angemessenen Verhältnis stehen oder weil besondere kritische Ereignisse eintreten, für die wir nicht ausreichend gewappnet sind. Beides, sowohl die Stressbewältigung in bestimmten Lebensphasen als auch bei einer gestörten Work-Life-Balance, werden wir an anderer Stelle ausführlicher behandeln.

Ein Beispiel für solch ein Ereignis, das jeden treffen kann, ist eine plötzliche Erkrankung mit chronischem Verlauf, Behinderung und Einschränkungen für unser weiteres Leben.

Natürlich hängt die Dynamik solcher Ereignisse von der Art, Schwere und dem Verlauf der jeweiligen Erkrankung ab, aber natürlich auch davon, wen sie wann, wo und unter welchen Umständen trifft, also von der Person und ihrer Lebenssituation.

Beispiel „Leben nach dem Herzinfarkt"

Barbara Genscher, Schirmherrin der Deutschen Herzstiftung und Ehefrau des ehemaligen deutschen Außenministers Genscher, antwortete auf die Frage, wie sie sich fit halte, um ihr Alltags-Pensum zu schaffen:

„Ernährung, Entspannung und Bewegung sind wichtige Säulen einer herzgesunden Lebensweise. Mein Mann – der ja 1989 einen Herzinfarkt erlitten hat – und ich sorgen durch Spazierengehen und regelmäßiges Radfahren für ausreichende Bewegung. Wir versuchen, unser Leben ernährungsbewusst nach dem Vorbild der Mittelmeerküche zu gestalten. Ganz wichtig ist aus meiner Sicht, für genügend Entspannung zu sorgen und die regelmäßigen ärztlichen Kontrollen wahrzunehmen." (https://www.herzstiftung.de/Informationen-Barbara-Genscher.html).

Bei der Krankheitsverarbeitung und -bewältigung chronischer Erkrankungen und dem damit verbundenen Stressmanagement ist entscheidend, dass die Betroffenen

- sich aktiv mit ihrer Erkrankung auseinandersetzen, sich darüber informieren (lassen) und ihre eigenen Bedürfnisse und Ziele in eine gemeinsame Entscheidungsfindung mit Ärzten, Therapeuten und anderen Helfern einbringen,
- herausfinden, was für sie selbst die zentralen „Säulen" ihres Lebens mit dieser Erkrankung und Behinderung sind, und
- aktiv die verfügbaren Hilfen ihres sozialen Umfeldes in Anspruch nehmen, von ihren Angehörigen und Selbsthilfegruppen bis hin zu den institutionalisierten Leistungen zur medizinischen Rehabilitation und zur Teilhabe am Arbeitsleben.

Ergänzung

Langfristiges Stressmanagement mit entsprechendem Verhaltenstraining kann sich auf zahlreiche Lebensbereiche beziehen. Für einige gängige Bereiche werden nachfolgend beispielhafte Hinweise zur weiteren Literatur sowie zu extern verfügbaren Materialien und Trainingsprogrammen gegeben (Letztere enthalten oft mehrere Ansätze für kurzfristiges und langfristiges Stressmanagement):

Gesundheit und Wohlergehen, Lebensqualität, Selbstfürsorge

Eine Fundgrube sowohl für Experten als auch (intelligente) Laien zu Fragen der Gesundheit sind die Veröffentlichungen der Bundeszentrale für gesundheitliche Aufklärung (BZgA), auch im Zusammenhang mit Stressmanagement (im Internet: www.bzga.de).

Eine Orientierung zur »Gesundheitskompetenz der Bevölkerung in Deutschland« bietet die Studie von Schaeffer et al. (2017).

Von den zahlreichen diagnostischen Instrumenten seien beispielhaft aufgeführt:

- Der EQ-5D-5L Fragebogen zur Gesundheit und Lebensqualität bei Erwachsenen bzw. der EQ-5D-Y für Kinder und Jugendliche (Schulenburg et al. 1998).
- Der WHO-5-Fragebogen zum Wohlbefinden, WHO-5 Index (Bech 2004; Topp et al. 2015).
- Siehe hierzu auch das Modul »Stress-Diagnostik«.

Eine ausführliche Darstellung professioneller Stressmanagement-Methoden mit Schwerpunkt Gesundheit, Wohlergehen und Behandlung bei umschriebenen Störungen bietet das ausführliche Sammelwerk von Lehrer et al. (2007).

Empfehlungen zu gesundheitsbezogenen Aspekten der Lebensführung finden sich in vielen Stressmanagementprogrammen, z. B. zu einem erholsamen Urlaub, zu einem gesunden Schlaf, zu angenehmen Erlebnissen (Kaluza 2018).

Systematische Entspannung, Autogenes Training, Achtsamkeit, Meditation

Die Progressive Muskelrelaxation (PMR) nach Jacobson (1924) ist ein etabliertes Entspannungsverfahren und Bestandteil zahlreicher Trainingsprogramme zum Stressmanagement (z. B. Kaluza 2018).

Das Autogene Training nach Schultz (1932) ist gleichfalls ein wirksames Entspannungsverfahren (Stetter und Kupper 2002), zu dem zahlreiche Anleitungen existieren, u. a. auch die Originalanleitung von Schultz (2016).

Auch bewegungsinduzierte Entspannung, z. B. durch Hatha Yoga, Qi Gong, Tai Chi, sowie achtsamkeitsbasierte Verfahren und Meditation haben stressprotektive Effekte (Pascoe et al. 2017; Sandlund und Norlander 2000; Morgan et al. 2014).

Unter den achtsamkeitsbasierten Verfahren (siehe Heidenreich und Michalak 2003, 2009; Michalak et al. 2012) hat sich besonders die MBSR (mindfulness-based stress reduction) (Kabat-Zinn 2013) als stress- und burnoutpräventiv erwiesen. Ein spezielles Trainingsprogramm findet sich z. B. bei Wolf-Arehult und Beckmann (2018) und Williams und Penman (2015), sowie bei Barnow et al. (2016) im Rahmen der Emotionsregulierung und bei Sendera und Sendera (2016) in der Behandlung von Persönlichkeitsstörungen.

Zur Erfassung der Achtsamkeit dient z. B. die »Mindful Attention Awareness Scale (MAAS)« (deutsche Version siehe Michalak et al. 2008).

Kognitives Verhalten, Einstellungen, Denkmuster, Entscheidungen

Zu Gedankenprotokollen, dem Umgang mit dysfunktionalen Gedanken, Entscheidungsübungen und Bewertungen finden sich Arbeitshilfen bei Kircher (2019), Sendera und Sendera (2016), Kaluza (2018) und Torchalla et al. (2013).

Arbeitsorganisation, Zeitmanagement, Planungsverhalten, Problemlösen

Anleitungen und Programme für komplexere Strategien im Rahmen des Stress- und Selbstmanagements umfassen Arbeitsorganisation (z. B. Scherrmann 2015) und Zeitmanagement (z. B. Weisweiler et al. 2013) sowie Problemlösen und Selbstmanagement (D' Zurilla und Goldfried 1971, Kanfer et al. 2012).

Soziale Beziehungen, soziale Kompetenz, Kommunikation

Stressmanagement-Strategien in sozialen Stress-Situationen umfassen Selbstsicherheitstraining bzw. soziales Kompetenztraining (z. B. Hinsch und Pfingsten 2015, Güroff 2019) und Kommunikationstraining (z. B. Wagner-Link 2001), auch als Komponente in Therapieprogrammen (z. B. Alsleben und Hand 2013, Sendera und Sendera 2016).

5.8.5 Hausaufgabe »Langfristiges Stressmanagement«

Lernziele

Die Teilnehmer nutzen die Möglichkeiten des *langfristigen Stressmanagements* für ihre persönliche Stress-Situation.

Vorbereitung

Arbeitsblatt *TN | INFO | Langfristiges Stressmanagement.*

Durchführung

Führen Sie in diese Hausaufgabe ein, z. B. mit den Worten: »*Analysieren Sie Ihre persönliche Stress-Situation bezüglich der Frage, was Sie auf längere Sicht bzw. im Wie-*

derholungsfall an der Situation ändern können bzw. wie Sie sich längerfristig anders als bisher verhalten können und welche Verhaltenskompetenzen Sie hierfür benötigen und erlernen müssen. Orientieren Sie sich hierzu ggf. auch an erfolgreichen »Modellen«, also Menschen, die mit solchen Stress-Situationen erfolgreich umgehen können. Fragen Sie ggf. auch Ihren Partner, Freunde oder andere Menschen, die Sie und Ihre Eigenheiten gut kennen, nach Vorschlägen. Gehen Sie zuhause alle diese Möglichkeiten in Ruhe durch und überlegen Sie, bei welcher Gelegenheit Sie Ihr langfristiges Stressmanagement einsetzen können. Planen Sie hierfür den Zeitraum, das Setting und die Gegebenheiten für den nächsten Schritt, bei dem Sie eine solche langfristige Änderung der Situation anpacken bzw. hierfür eine neue Verhaltenskompetenz erlernen wollen. Viel Erfolg!«

5.9 Sitzung 09: Burnout – wenn Stress zur Erschöpfung führt

Begrüßen Sie die Teilnehmer, z. B. mit den folgenden Worten: *»In der heutigen Sitzung werden wir nach der Besprechung Ihrer letzten Hausaufgabe zwei Fallbesprechungen durchführen, in denen wir den Schwerpunkt auf die Möglichkeiten für Ihr langfristiges Stressmanagement legen. Dies ist zugleich eine gute Vorbereitung für das Thema »Burnout«, dem wir uns danach widmen werden. Und am Schluss steht dann wieder Ihre Hausaufgabe bis zum nächsten Mal.«*

5.9.1 Erfahrungen bei der Hausaufgabe »Langfristiges Stressmanagement«

Besprechen und protokollieren Sie diese Hausaufgabe gemäß den Hinweisen in den Informationsblättern, v. a. im Arbeitsblatt *KL | INFO | Bedeutung der Hausaufgaben.*

5.9.2 Fallbesprechung 10: »Langfristiges Stressmanagement«

Lernziele

Die Teilnehmer haben in der Gruppe ein Fallbeispiel besprochen und dabei besonders die Möglichkeiten des *langfristigen Stressmanagements* für diesen Fall erörtert.

Vorbereitung

Halten Sie das Arbeitsblatt *TN | INFO | Langfristiges Stressmanagement* und die beiden Informationsblätter zur *»Bedeutung der Fallbesprechungen«* (*KL* und *TN*) sowie die

Anleitung zum »*Stressmanagement mit SORKC*« bereit, sowie zusätzlich ein Arbeitsblatt mit einem *alternativen Stress-Szenario* (Online-Arbeitsmaterial):

- *TN | FALLBESPRECHUNG | Fehlende Berufsperspektive.*

Durchführung

Führen Sie die Teilnehmer in diese Fallbesprechung ein, z. B. mit den Worten: »*In der
heutigen Fallbesprechung liegt der Schwerpunkt auf den Möglichkeiten Ihres langfristigen
Stressmanagements. Hierfür haben Sie die Gelegenheit, uns Ihr Stressmanagement anhand
Ihrer persönlichen Stress-Situation vorzustellen*«.

Falls Sie keinen Freiwilligen finden oder es aber aus didaktischen Gründen vorziehen, so verwenden Sie ggf. ein *beispielhaftes Stress-Szenario* aus der Retorte (Online-
Arbeitsmaterial).

TN | FALLBESPRECHUNG | Fehlende Berufsperspektive

Fehlende Berufsperspektive

– Fallbesprechung –

Freie Beschreibung

M. lebt in einer deutschen Großstadt und ist mit seinem Leben unzufrieden. Er ist zwar glücklich verheiratet und seine Frau hat als ausgebildete Friseurin eine feste Stelle. Aber seine eigene Berufsperspektive lässt zu wünschen übrig. Dabei ist er überaus qualifiziert, emotional schon immer recht stabil und sozial umgänglich. Nach seinem Abitur hat er sich zunächst für zwei Jahre freiwillig zum Militärdienst bei der Bundeswehr gemeldet. Danach hat er Geologie und Mineralogie studiert und mit Erfolg abgeschlossen. Das Studium hat ihm sehr viel Spaß gemacht. Aber danach stellt er fest, dass es für ihn sehr schwierig ist, eine seiner Qualifikation entsprechende Stelle zu finden. Dass er so viele Absagen auf seine Bewerbungen erhielt, hat ihn überrascht und zugleich frustriert. Da seine Frau in ihrem Beruf nicht allzu viel verdient und er auch nicht untätig zuhause in ihrer kleinen Mietwohnung herumsitzen will, nimmt er zunächst einen Aushilfsjob bei einem Lieferservice an. Nach etlichen weiteren Gelegenheitsjobs arbeitet er schließlich bei einem Automobilhersteller als Akkordarbeiter am Band. Dies sichert ihm zwar seine Existenz, auch bleibt ihm Zeit mit seiner Frau und für ihre gemeinsamen Hobbys, z. B. Ausflüge mit dem Motorrad und Sport. Doch nagt an ihm seine unterqualifizierte Tätigkeit, vor allem, weil er und seine Frau sich Kinder wünschen und die künftige Familie finanziell besser abgesichert sein soll.

Obwohl er eigentlich schon immer ein eher optimistischer, aktiver, tatkräftiger und unternehmungslustiger Mensch war und Spaß daran hatte, handwerklich alles anzupacken, was ihm unter die Finger kam, einschließlich der Reparaturen seines Motorrads, sitzt er jetzt doch immer öfter nach der Arbeit zuhause und grübelt über verpasste Chancen und ob er trotz seiner Begeisterung für die Geologie und Mineralogie doch die falschen Fächer studiert hat. Wenn er daran denkt, dass er nächstes Jahr 30 Jahre alt wird, vielleicht immer noch am Band steht und keine klare Perspektive hat, packt ihn das Grausen. Irgendetwas muss sich ändern!

Beschreibung und Analyse mit SORKC

Nachfolgend wird hier gleich eine mögliche "Musterlösung" (Entscheidung für eine Soll-Situation) in Tabelle 3 aufgeführt. Tabelle 1 (Beschreibung) und Tabelle 2 (Veränderungsmöglichkeiten) sind zusätzlich in dem ONLINE verfügbaren Arbeitsblatt enthalten (siehe dort).

TN | FALLBESPRECHUNG | Fehlende Berufsperspektive

Tabelle 3: Analyse mit SORKC: ENTSCHEIDUNG für eine SOLL-Situation

Komponente		Entscheidung (Für was habe ich mich entschieden?)
S*		Neuer Kontinent, neues Land: Australien.
	Setting	Neue Arbeitsumgebung im gelernten Beruf in einer australischen Firma.
	Situation	Feste Anstellung als Geologe/Mineraloge.
O*		Erweiterte Sprachkompetenz (Englisch).
	kognitiv	„Ich tu was!", „Ich lass mich nicht hängen!", „Ich suche nach Alternativen!", „Etwas wagen statt ertragen!", „Auf zu neuen Ufern!".
	emotional	Zufriedenheit mit der Lebenssituation. Positive Grundstimmung.
R*		Auswanderung. Berufstätigkeit als Geologe und Mineraloge.
C*		
	kurzfristig	Positiv: Möglichkeit zur sofortigen Tätigkeit im gelernten Beruf. Höhere Entlohnung. Anerkennung. Positives Selbstwertgefühl (statt Hilflosigkeit).
		Negativ: ggf. höherer Aufwand (für Neuorientierung).
	langfristig	Positiv: Bisherige Qualifikation wird belohnt. Langfristige Arbeits- und Lebensperspektive, auch für die Familie. Mehr Entwicklungsmöglichkeiten. Gesichertere Existenz.
K*		Gute Arbeitsbedingungen für Geologen (hoher Bedarf, gute Entlohnung), auch für die Ehefrau. Höhere Lebensqualität und Absicherung der Familie.

Anmerkungen

Dieses Fallbeispiel lehnt sich an eine reale Begebenheit an, mit folgender „Lösung", die in der obigen Tabelle 3 schematisiert dargestellt wird:

M. entschließt sich zusammen mit seiner Frau, sein Heil im Ausland zu suchen. Nach einigen Erkundigungen fällt seine Wahl schließlich auf Australien, da er dort für sich als Geologe und Mineraloge bessere Berufsaussichten sieht und die dortige Amtssprache Englisch ihm und seiner Frau das Erlernen einer neuen Sprache erspart. Als er in Australien ein Jobangebot bekommt, verabschiedet er sich von seinen Verwandten und Freunden und zieht mit seiner Frau nach Australien. Bei gelegentlichen Telefonkontakten mit Freunden schildert er seine Zufriedenheit mit seiner neuen Existenz. Die Berufsaussichten für Geologen und Mineralogen seien hier hervorragend, er habe einen festen Job, auch seine Frau habe eine feste Anstellung, und das Klima sowie die weiten Räume (er ist begeisterter Motorradfahrer) kämen ihnen beiden sehr entgegen. Nach etlichen Jahren teilt er seinen Freunden schließlich mit, dass er sich

TN | FALLBESPRECHUNG | Fehlende Berufsperspektive

erfolgreich um die australische Staatsbürgerschaft beworben habe, eine feste Position in einem Unternehmen mit Entwicklungsperspektive innehabe und inzwischen mit seiner Frau auch ein eigenes geräumiges Heim mit viel Platz drumherum bewohne. Er könne sich inzwischen nicht mehr vorstellen, je wieder zurück nach Deutschland zu kommen, es sei denn zu Besuch.

Dieses Beispiel für sozialen Stress mit fehlenden Perspektiven im Heimatland und der Stressmanagementstrategie „Auswanderung" zeigt, dass es hier nicht um eine einzelne Stress-Situation geht, sondern um grundlegende Arbeits- und Lebensbedingungen.

Die **Auswanderung** in ein anderes Land ist dann ein Beispiel für ein langfristig erfolgreiches Stressmanagement, wenn damit die maßgeblichen Kontingenzen für zuvor bestehende Belastungen verändert werden. In dem genannten Beispiel ist dies im Herkunftsland der soziale Stress bei der Jobsuche, verbunden mit den Enttäuschungen und Frustrationen, trotz hoher Qualifikation keine Stelle zu finden, die den eigenen Fähigkeiten entspricht. In der neuen Heimat dagegen wird gerade diese Qualifikation geschätzt und belohnt, verbunden mit Anerkennung und finanzieller Absicherung.

Soziale Mobilität kann somit eine aktive, langfristige Stressmanagementstrategie sein, um Belastungen, die durch ein Verbleiben am Ort weiterbestehen würden, zu vermeiden bzw. bessere, positive Ressourcen zu erlangen. Dies gilt auch dann, wenn man grundsätzlich in seinem Heimatland bleiben will, jedoch aus beruflichen Gründen aus der Provinz in die Stadt oder in eine andere Region zieht.

5.9.3 Fallbesprechung 11: »Langfristiges Stressmanagement«

Lernziele, Vorbereitung, Durchführung und Arbeitsmaterialien

Sind identisch mit denen für die Fallbesprechung 10.

5.9.4 Burnout – wenn Stress zur Erschöpfung führt

Lernziele

- Die Teilnehmer wissen, dass Burnout eine Sonderform von Stress ist und durch zusätzliche Eigenschaften gekennzeichnet wird.
- Sie kennen die drei Hauptkriterien, an denen man ein Burnout erkennen kann.
- Sie kennen kurz- und langfristige Möglichkeiten, um einem Burnout vorzubeugen.

Vorbereitung

Lesen Sie die beiden Informationsblätter für Sie und die Teilnehmer.
Halten Sie für die Durchführung die folgenden *Arbeitsmaterialien* bereit:

- *KL | INFO | Burnout* (Informationsblatt für den Kursleiter).
- *KL | FOLIEN | Burnout – wenn Stress zur Erschöpfung führt* (Musterpräsentation für den Kursleiter online).
- *TN | INFO | Burnout – wenn Stress zur Erschöpfung führt* (Informationsblatt für die Teilnehmer).

Durchführung

Führen Sie in dieses Informationsmodul ein, z. B. mit den Worten: »*Heute widmen wir uns dem Begriff »Burnout«, der in diesen Zeiten zu einem festen Begriff in unserer Alltagssprache geworden ist und den viele Menschen mit Stress verbinden. Insbesondere werden wir dabei den Fragen nachgehen, wie wir ein Burnout erkennen und wie wir diesem vorbeugen können. Auch hierfür erhalten Sie ein umfangreiches Arbeitsblatt als Handout. Lesen Sie dieses zuhause in Ruhe durch.*«

- Teilen Sie das Arbeitsblatt *TN | INFO | Burnout – wenn Stress zur Erschöpfung führt* aus.
- Verwenden Sie dann die Musterpräsentation in der Datei *KL | FOLIEN | Burnout – wenn Stress zur Erschöpfung führt*.

Für die Diskussion können Sie folgende Leitfragen verwenden:

- Was sind die Besonderheiten bei Burnout und woran können wir ihn erkennen?
- Wie können wir auch Burnout im Rahmen des SORKC-Modells beschreiben?
- Was können wir bei Burnout tun und wie können wir ihn vermindern oder verhindern?

KL | INFO | Burnout

Burnout

– Hinweise für den Kursleiter –

Aus psychiatrischer und psychotherapeutischer Sicht handelt es sich bei Burnout nicht um ein konkretes Störungsbild, das einer definierten psychischen Störung nach den Kriterien der ICD-10 entspricht, sondern um **„Probleme mit Bezug auf Schwierigkeiten bei der Lebensbewältigung"**, die im Kapitel XXI der ICD-10-GM Version 2016 bei „Personen, die das Gesundheitswesen aus sonstigen Gründen in Anspruch nehmen (Z70-Z76)" mit der zusätzlichen **Codierung Z73** versehen wird. Neben dem Begriff **„Ausgebranntsein [Burn-out]"** werden unter dieser Codierung auch Begriffe wie „Stress, andernorts nicht klassifiziert", „Zustand der totalen Erschöpfung", „körperliche oder psychische Belastung o. n. A.", „Einschränkung von Aktivitäten durch Behinderung", „Mangel an Entspannung oder Freizeit", aber auch „sozialer Rollenkonflikt andernorts nicht klassifiziert", „Akzentuierung von Persönlichkeitszügen", sowie „unzulängliche soziale Fähigkeiten, andernorts nicht klassifiziert" aufgeführt.

Probleme und Schwierigkeiten bei der Lebensführung treten jedoch auch bei vielen psychischen Störungen auf, z. B. bei Depressionen, Angststörungen, posttraumatischen Belastungsstörungen, u. a. Deshalb wird an dieser Stelle auf das **„Positionspapier der Deutschen Gesellschaft für Psychiatrie, Psychotherapie und Nervenheilkunde (DGPPN)** zum Thema Burnout" vom 07.03.2012 verwiesen, in dem prinzipiell zwei Kategorien unterschieden werden: Burnout ohne und mit gleichzeitig bestehender ICD-10-Erkrankung (siehe im Internet: www.dgppn.de).

Dass im DGPPN-Konzept eine längerfristige Arbeitsüberforderung als notwendige Bedingung für ein Burnout definiert wird, ist gut begründbar. Dennoch gehen wir hier aus verhaltenstherapeutischer Sicht einen Schritt weiter und schließen Überforderungen in anderen Lebenssituationen mit ein. So können z. B. die chronische Krankheit, Behinderung, und/oder Pflege eines nahen Angehörigen oder die Erziehung eines schwer behinderten Kindes oder die Versorgung einer mehrköpfigen Familie oder die Alleinerziehung eines Kindes ohne Partner oder längerfristige finanzielle oder soziale Probleme konstellative Faktoren in der eigenen Lebenssituation darstellen, die zu einem Ungleichgewicht zwischen den Gesamtanforderungen der Lebenssituation und den eigenen Bewältigungsmöglichkeiten führen. Oder mit anderen Worten: Während das DGPPN-Konzept primär den Aspekt der **Work-Life-Balance** betont, schließen wir hier den Aspekt der **Life-Work-Balance** bewusst mit ein, da wir davon ausgehen, dass eine funktionale Äquivalenz besteht zwischen **arbeitsbezogenen Überforderungen** einerseits und **Überforderungen aus sonstigen existentiellen Lebenssituationen** andererseits. Dies ist im Einklang mit der Systematik des SORKC-Modells und den funktionalen Beziehungen zwischen Situationen und Verhalten. Denn der private, familiäre, partnerschafts- bzw. freundschaftsbezogene Lebensbereich bringt sowohl in positiver (soziale Unterstützung, Absicherung, befriedigende Aktivitäten) als auch negativer Hinsicht (partnerschaftliche oder familiäre Konflikte, Sorgen um Andere) Ressourcen und/oder Belastungen mit sich, die einen wesentlichen Einfluss auf die Entstehung und den Verlauf eines Burnouts haben können.

KL | INFO | Burnout

Wie können wir Burnout im Rahmen unseres SORKC-Modells darstellen und funktional interpretieren? Einen Vorschlag hierfür finden Sie in der nachfolgenden Liste zu frühen und späten Faktoren des Burnouts, an denen sich die Veränderung der Kontingenzen im Verlauf hin zum Zustand der Erschöpfung erkennen lässt:

„Burnout im Verlauf: frühe Faktoren"

Situation (S):

- starke (Arbeits-)Belastung;
- soziale Rollenkonflikte.

Person/Organismus (O):

- Leistungsträger;
- sozialer Beruf (z. B. in der Gesundheitsbranche);
- Enthusiasmus;
- idealisiertes Verhältnis zur Arbeit;
- Überengagement.

Verhalten/Reaktion (R):

- „brennen" für die Arbeit;
- überengagierter Einsatz;
- positive Erwartungen an die Arbeit;
- Aufrechterhaltung, ggf. aber auch Zurückstellung anderer befriedigender Aktivitäten (ohne Leistungsbezug);
- intensive, hochfrequente Arbeits- und Lebensweise.

Konsequenzen (C):

- soziale und/oder materielle Anerkennung (Lob, Vergütung, Karriere, usw.);
- leichte bzw. kurzfristige und reversible Erschöpfungsphasen.

Kontingenzen (K):

- kontinuierliche oder intermittierende positive Verstärkung (Anerkennung) überwiegt gelegentliche aversive Konsequenzen (leichtere Erschöpfung).

KL | INFO | Burnout
„Burnout im Verlauf: späte Faktoren"
Situation (S):

- weiterhin starke (Arbeits-)Belastung;

- soziale Rollenkonflikte;

- Mangel an Freizeit/Entspannungszeiten.

Person/Organismus (O):

- weiterhin Leistungsträger;

- sozialer Beruf (z. B. in der Gesundheitsbranche);

- emotionale Erschöpfung (Zustand);

- Zynismus/Distanzierung/Depersonalisation (Grundhaltung);

- verringerte (Arbeits-)Leistungsfähigkeit und Arbeitsunzufriedenheit (Zustand).

Verhalten/Reaktion (R):

- Gefühl des Ausgebranntseins/Ausgelaugtseins;

- müde, lustlos, niedergeschlagen;

- überfordert/angespannt/entspannungsunfähig;

- frustriert/verbittert;

- Vernachlässigung/Aufgabe anderer befriedigender Aktivitäten (ohne Leistungsbezug);

- Unkonzentriertheit;

- Leistungsminderung;

- negative körperliche Symptome (v. a. vegetativ).

Konsequenzen (C):

- Abnahme der sozialen und/oder materiellen Anerkennung/relativer oder absoluter Verstärkerverlust;

- längere bzw. anhaltende und nicht kurzfristig reversible Erschöpfungsphasen.

Kontingenzen (K):

- aversive Konsequenzen werden häufiger/intensiver und überwiegen die bisherige positive Verstärkung;

- Passivität und Antriebsminderung bis hin zur schweren Erschöpfung.

KL | INFO | Burnout

Da Burnout (wie auch Stress) ein relationaler Begriff ist, müssen wir die Komponenten in ihrer funktionalen Relation zueinander betrachten. Beispiel: „längerfristige Arbeitsüberforderung" als Relation zwischen Arbeitsanforderungen einerseits und persönlichen Bewältigungsmöglichkeiten andererseits. Dies gilt auch für die Relation zwischen Arbeit und Freizeit/Privat, die wir mit den Begriffen Work-Life-Balance bzw. Life-Work-Balance bezeichnet haben. Wir behandeln deshalb im Folgenden die Komponenten und funktionalen Zusammenhänge in Form von **Leitfragen**.

1. Welche **situativen Anforderungen** (S_1 .. S_i... S_m) werden an die **Person (O)** gestellt? (Aufgaben, Vorgaben, Aufträge, Tests, usw.)

2. Verfügt die Person über die **erforderlichen Reaktions-/Verhaltensweisen** (R_1 ... R_m) bzw. Kompetenzen (O_1 ... O_m), um der jeweiligen Anforderung (S_i) zu genügen? (Verhaltensrepertoire, Kompetenzen, Fähigkeiten, Kenntnisse)

3. Besteht bei einer oder mehreren der Anforderungen (S_1 .. S_i... S_m) eine **Überforderung** (im Sinne negativer, aversiver Konsequenzen) (C_{-1} .. C_{-i}... C_{-m})?

4. Falls eine oder mehrere Überforderungen bestehen: Welche dieser Überforderungen (C_{-i}) **dauert längere Zeit an**?

5. Sind eine oder mehrere Überforderungen mit **Konsequenzen** verbunden, die eines oder mehrere der folgenden **Verhaltensmuster (Symptome, Beschwerden)** als Kennzeichen eines **Burnouts** erfüllen:

   • Emotionale Erschöpfung,

   • Zynismus/Distanzierung/Depersonalisation,

   • Verringerte (Arbeits-)Leistung?

6. Falls Burnout-Beschwerden festgestellt werden: Sieht der/die **Betroffene selbst** sein/ihr **Beschwerdebild als Folge** der (andauernden) (Arbeits-)Belastung an?

7. Besteht gleichzeitig eine **Erkrankung** gemäß der ICD-10?

8. Falls eine oder mehrere gleichzeitige Erkrankungen bestehen: Wurde eine **genaue, notwendige sowie hinreichende medizinische Diagnostik** durchgeführt? Falls nein, sollte diese Diagnostik angeordnet bzw. durchgeführt werden.

9. Falls ja: Liefert diese Diagnostik hinreichende Hinweise, dass die Burnout-Beschwerden

   • **Auslöser** einer oder mehrerer psychischer oder somatischer Erkrankung(en) darstellen, d. h. dieser/diesen Erkrankung(en) zeitlich vorausgehen und als Folge einer längerfristigen Überforderung angesehen werden können, oder aber

   • **Folgen** einer oder mehrerer Krankheit(en) sind, welche diesen Beschwerden zeitlich vorausgehen und als Ursache dieser Beschwerden angesehen werden können?

10. Lassen sich für die Burnout-Beschwerden (ohne oder mit zusätzlicher Erkrankung im Sinne eines Auslösers (Fall I) oder einer Folge (Fall II)) jeweils **Risikofaktoren** feststellen, die

    • in der Lebenssituation (Arbeit und/oder privat) oder

KL | INFO | Burnout

- in der Person des/der Betroffenen liegen?

Jede dieser zehn Leitfragen ist mit weiteren diagnostischen Maßnahmen verbunden, deren Ergebnisse und Interpretation die Feststellung eines Burnouts begründen. Aus verhaltenstherapeutischer Sicht ist dabei eine funktionale Verhaltens- und Problemanalyse mit Erstellung eines hypothetischen Bedingungsmodells für die beobachteten bzw. berichteten Symptome der Kern dieser Diagnostik, unter Nutzung ergänzender medizinischer Befunde und ggf. fremdanamnestischer Informationen.

Von den **Messinstrumenten** zur Erfassung von Burnout, auf die wir hier nicht näher eingehen, dürfte das **Maslach-Burnout-Inventar (MBI)**, eine Selbstbeurteilungsskala mit 25 Items, das bekannteste sein (Maslach et al. 1996, Maslach et al. 2009).

Für **Veränderungsprozesse** können folgende Fragen als „**Gesprächshilfen**" dienen:

1. Für welche der beschriebenen Situationen könnten Sie sich eine Änderung am ehesten vorstellen?
2. Was wäre der erste oder nächste Schritt, um diese Situation zu verändern?
3. Wann und wie wäre es für Sie möglich, diesen ersten oder nächsten Schritt zu unternehmen?
4. Welche Unterstützung bräuchten Sie dazu?
5. Wer oder was könnte Ihnen dabei helfen

Burnout – wenn Stress zur Erschöpfung führt

„Burnout" („Ausgebranntsein") ist eine Sonderform von Stress, die nicht selten als Endstrecke einer längeren persönlichen Entwicklung, z. B. vom Engagement bis hin zur Erschöpfung, auftritt und eng mit der jeweiligen Lebenssituation und Lebensführung verbunden ist.

Wer von Burnout bedroht oder betroffen ist, sollte professionelle Hilfe suchen, da hier der Übergang vom Alltagsstress zu einer eventuell behandlungsbedürftigen Entwicklung zur Debatte steht. Zum einen kann sich Burnout auf verschiedenste Weise entwickeln und zeigen und ist oft nicht leicht zu erkennen. Zum anderen sind mit einem Burnout oft seelische Belastungen bis hin zu ernsthaften psychischen Störungen verbunden, die selbst ein intelligenter Laie nicht so ohne weiteres festzustellen vermag.

Wir legen deshalb den Schwerpunkt auf die **Burnout-Prävention**, mit zwei Fragen:

1. Woran können wir Burnout erkennen?
2. Wie können wir einem Burnout vorbeugen?

Woran können wir Burnout erkennen?

Menschen, die „ausgebrannt" sind, haben zuvor „gebrannt", d. h. sie waren in ihrem Leben bisher sehr engagiert, haben sich mit Enthusiasmus ihren Aufgaben gewidmet, mit großem Idealismus, vollem Einsatz und voller Kraft. Dabei haben sie in ihrem Beruf oder ihren Aufgabenbereichen oft mehr Anforderungen an sich selbst gestellt als von Anderen unbedingt als notwendig erachtet. D. h., sie haben sich oft selbst ein Über-Soll an Verpflichtungen auferlegt und dabei alles versucht, diesen zu genügen. Haben gutmeinende Außenstehende ihren „Über-Eifer" kommentiert mit Worten wie „Nun mach' doch mal langsamer!" oder „Nicht alles auf einmal!" oder „Gönn' Dir doch auch ein bisschen Ruhe!", haben sie sich dabei kaum bremsen lassen. Da Leidenschaft, Engagement und hohe Einsatzbereitschaft mit großem Verantwortungsgefühl und hohem Leistungsanspruch in vielen sozialen Bereichen große Wertschätzung erfahren und verstärkt werden, kann es zu Entwicklungen kommen, die letztlich zur Erschöpfung der Betroffenen führen, besonders in sog. „helfenden" und in Hochleistungsberufen. Aus einem Leben mit Vollgas und auf der Überholspur wird plötzlich ein Dahinschleichen mit stotterndem Motor und schließlich der Stillstand auf dem Seitenstreifen.

Diese Beschreibung ist natürlich sehr typisierend und überzeichnet, soll aber den Kern des Problems bildhaft verdeutlichen. Wie kann es zu solch einer Entwicklung kommen? Die Antwort bedarf oft der professionellen Analyse. Lerngeschichte, Persönlichkeit sowie aktuelle Lebenssituation, v. a. auch im beruflichen Bereich, spielen dabei eine große Rolle. Hinzu kommen häufig seelische Probleme und psychische Begleiterkrankungen, die nicht für jeden offensichtlich sind und zu komplizierten Verläufen führen können. Burnout wird zwar als Risikofaktor für Begleit- und Folgekrankheiten angesehen, ist aber für sich genommen keine Krankheit, sondern steht aus medizinischer Sicht für „**Probleme mit Bezug auf Schwierigkeiten bei der Lebensbewältigung**". Diese offizielle und etwas gestelzt wirkende Bezeichnung weist aber darauf hin, dass die „Lebensbewältigung" der Betroffenen eingeschränkt und mit

TN | INFO | Burnout – wenn Stress zur Erschöpfung führt

möglichen dysfunktionalen negativen Konsequenzen und Kontingenzen verbunden ist. Nach offizieller Lesart ist Burnout durch drei Kriterien definiert:

1. **Emotionale Erschöpfung** (Gefühl der Überforderung und des Ausgelaugtseins; Energiemangel; Müdigkeit; Niedergeschlagenheit; oft Unfähigkeit, sich zu entspannen; Schlafstörungen, körperliche Beschwerden).

2. **Zynismus/Distanzierung/Depersonalisation** (aus dem idealisierten Verhältnis zur Arbeit wird Frustration mit Distanzierung von der Arbeit, verbunden mit Schuldzuweisungen, Verbitterung, Abwertung, Zynismus, Schuldgefühlen und Gefühlsverlust (Depersonalisation)).

3. **Verringerte Arbeitsleistung** (nachhaltige Minderung der Arbeitsleistung, Kompetenz und Kreativität; Konzentrationsstörungen, Arbeitsunzufriedenheit).

Diese Kennzeichen für die Entwicklung eines Burnouts können durch eine funktionale Verhaltensanalyse (mit dem SORKC-Modell) in einen Entwicklungszusammenhang gestellt werden, was jedoch eher in einem professionellen Rahmen erfolgen sollte.

Wie können wir einem Burnout vorbeugen?

Alle Strategien unseres kurzfristigen und langfristigen Stressmanagements dienen auch der Burnout-Prävention. Darüber hinaus kommt es auch auf eine Betrachtung der „**Lebensbewältigung**" der Betroffenen insgesamt an. Hierzu sei auf ein eigenes Modul zum Thema „**Work-Life-Balance**" bzw. „**Life-Work-Balance**" verwiesen.

Nun zu einigen Möglichkeiten, der Entwicklung eines Burnouts kurzfristig oder langfristig vorzubeugen, in Abhängigkeit von den individuellen Gegebenheiten:

1. Kurzfristiges Stressmanagement bei Burnout:

Bis auf die ggf. inadäquate Achtsamkeit für die eigene Lebensführung und mangelnde Berücksichtigung des eigenen Wohlergehens verfügen Betroffene oft über wesentliche Verhaltensweisen für eine „erfolgreiche" Lebensführung, mit entsprechenden sozialen, finanziellen und sonstigen Ressourcen. Dies ist hilfreich für die folgenden Ansätze:

Auszeit („Time out") oder das Verlassen der Situation.

Ziel ist die Schaffung eines Schutzraums, um von bisherigen Anforderungen entlastet zu werden und Zeit und Freiraum zur Regeneration zu haben.

Erholung und Ruhe (körperlich und psychisch).

Regeneration ist nicht immer ein Selbstläufer. In vielen Fällen sollte die Schutz- und Erholungszeit genutzt werden zur Reflexion und Vorbereitung weiterer Situations-, Verhaltens- und Kontingenzänderungen. Diese „aktive" Zeit der Erholung kann auch die Hinwendung zu kreativen, musischen oder sonstigen erholsamen Aktivitäten einschließen, die individuelle Freiräume lassen, auf das emotionale Erleben positiv wirken und im wohltuenden Kontrast zu leistungsorientierten Anforderungen stehen.

Klärung der prinzipiellen Veränderungsmöglichkeiten und Veränderungswünsche.

Um es mit einem Bild zu vergleichen: Bei „stotterndem Motor" sollte man nicht einfach weiterfahren, sondern nach den Ursachen suchen, ggf. auch die „Werkstatt" (d. h. professionelle Hilfe) aufsuchen. Wenn ein „Weiter so" bei der Lebensführung mit

TN | INFO | Burnout – wenn Stress zur Erschöpfung führt

weiteren negativen Konsequenzen verbunden ist, sollte man „bremsen" und aktiv (in der Erholungsphase) nach Veränderungsmöglichkeiten suchen.

Bewegung und körperliche Aktivität.

Vorsichtige, d. h. nicht leistungsbetonte, körperliche Aktivierung durch Bewegung kann ebenfalls einem drohenden Burnout entgegenwirken.

Annehmen professioneller Unterstützung und Hilfe.

Das Auftreten eines Burnouts ist oft ein Zeichen, dass die soziale Unterstützung durch Angehörige, Freunde, Arbeitskollegen, etc. nicht (mehr) ausreicht, die Balance aufrecht zu erhalten, selbst bei Menschen, die aufgrund ihres großen sozialen Engagements über ein großes soziales Netzwerk verfügen. Deshalb sollte man bei beginnenden Erschöpfungszeichen frühzeitig die Reißleine ziehen und ggf. professionelle Hilfe aufsuchen, damit der freie Fall nicht mit einem harten Aufschlag endet.

2. Langfristiges Stressmanagement bei Burnout:

Vor ihrem Burnout sind viele Betroffene nicht selten sehr erfolgreiche und sozial geschätzte Menschen, d. h. die realen und sozialen Verstärkungen ihres Verhaltensmusters stehen einer Verhaltensänderung zunächst im Wege. Dies ändert sich erst, wenn die bisher erfolgreichen Verhaltensweisen zunehmend negative, aversive Folgen haben. Menschen reagieren auf diese Änderung der Konsequenzen ihres bisherigen Verhaltens nicht selten mit Verzweiflung. Deshalb ist für viele der nachfolgend aufgeführten Möglichkeiten eine professionelle Unterstützung angeraten.

Änderung der Situation und der Kontingenzen.

Vielen Betroffenen ist bewusst, dass sie ihre Lebenssituation ändern müssen, ggf. sogar grundlegend. Den Nutzen einer vorübergehenden Auszeit haben wir bereits angesprochen. Danach aber sollten Situationen mit einem hohen **Anforderungs- oder Beanspruchungsgrad** auf Dauer eingeschränkt oder vermieden werden, je nach Freiheitsgraden und Realisierungschancen in der gegenwärtigen Lebenssituation.

Dabei muss jedoch beachtet werden, dass auch die Konsequenzen danach in einem angemessenen Verhältnis stehen und wichtige „Belohnungen" wie finanzielle Ressourcen und soziale Anerkennung nicht auf der Strecke bleiben. Dies geht nicht selten mit Zielkonflikten und Ambivalenzen einher, die geklärt werden müssen.

Änderung des Verhaltens und des Lebensstils.

Der Änderung der Lebenssituation entspricht auf der Verhaltensebene die Änderung des bisherigen **Lebensstils**, also der Verhaltensmuster, die mit überlastenden Beanspruchungen und zunehmenden Verstärkerverlusten verbunden sind. Wenn die Lebensbewältigung in eine Schieflage zu geraten droht, ist in puncto Gesundheit und Burnout-Prophylaxe ein nachhaltiger, gesundheitsfördernder **Lebensstil** anzustreben.

Hierzu gehört auch die Ablehnung der Übernahme weiterer Aufgaben (soweit möglich). **„Nein"-Sagen-Können** ist prinzipiell eine kurzfristig verfügbare Verhaltensweise, man muss sie jedoch in den entsprechenden Situationen auch einsetzen. Ebenso will der **Umgang mit sozialem Druck und den Erwartungen Anderer** gelernt sein. Viele unserer Entscheidungen und Verhaltensweisen treffen wir in einem sozialen Rahmen und machen soziale Verpflichtungen zu unseren eigenen, auch wenn damit Belastungen verbunden sind. Was kann dabei helfen?

TN | INFO | Burnout – wenn Stress zur Erschöpfung führt

Förderung und Training der Achtsamkeit.

Achtsamkeitsübungen können helfen, Zeichen der Überforderung früh zu erkennen und darauf zu reagieren. Dies gilt auch für unsere Wahrnehmung drohender Belastungen (**S**·), z. B. wenn ein Teamkollege uns anspricht: „Du bist doch unser klügster Kopf, könntest du nicht ein Konzept für unser nächstes Meeting schreiben?". In Achtsamkeit kann man sich schulen, z. B. durch entsprechende Programme mit Burnout-prophylaktischer Wirkung wie die „achtsamkeitsbasierte Stressreduktion" (engl. mindfulness-based stress reduction, MBSR) nach Kabat-Zinn (2013).

Kognitive Restrukturierung: Neue Einstellungen und Verhaltensregeln.

Bei drohendem Burnout lohnt es sich, die Aussagen zum eigenen Verhalten näher zu betrachten, die mit „Ich muss ..." beginnen bzw. Verhaltensimperative darstellen.

Natürlich gibt es **Verhaltensverpflichtungen**, die z. B. von der eigenen Körperhygiene bis hin zu sozialen Verpflichtungen reichen, z. B. bei der Sorge für und der Erziehung von Kindern. Andere Verpflichtungen, z. B. die Annahme eines Ehrenamtes, einer Zusatzaufgabe oder eines Zusatzjobs, die Ausübung eines zeitaufwendigen Hobbys, u. a. m. sind jedoch nicht zentral für das eigene Leben oder die Gesellschaft bzw. können anderweitig oder durch andere Personen ersetzt werden.

Da für Burnout-Symptome häufig helfende Einstellungen und Verhaltensweisen geltend gemacht werden, bei denen sich der Einzelne überfordert, sollten **Einstellungen und Überzeugungen** überprüft und ggf. geändert werden, die eine solche Überforderung nahelegen oder einer Erholung entgegenstehen. Dies gilt sowohl für die Führungskraft, die der Überzeugung ist: „Wenn ich es nicht mache, macht es keiner (so gut)" und deshalb zu wenig delegiert, als auch für die Tochter, die ihre pflegebedürftige Mutter zuhause versorgt und jeden Vorschlag an Urlaub abwehrt mit dem Gedanken: „Ich kann meine Mutter in so einer Situation nicht alleine lassen!".

Je nach Fall sollten bei der kognitiven Restrukturierung bestimmte **Themen** angesprochen werden, v. a. im Hinblick auf die Arbeit (z. B. Idealismus, Altruismus, Aufopferung, Pflichterfüllung, Perfektionismus, Nicht-Nein-Sagen-Können, etc.).

Aufbau befriedigender Aktivitäten und Ressourcen-Aktivierung.

Zurück zur Freude und Entspannung. Denn nicht selten stellt man bei Betroffenen fest, dass sie immer weniger Zeit für sich, für eigene Bedürfnisse und für erholungsfördernde Aktivitäten hatten. Es kann jedoch auch sein, dass die Betroffenen neben ihren beruflichen und sozialen „Verpflichtungen" bis zum Schluss versucht haben, ihre Hobbys und andere befriedigende Aktivitäten im gewohnten Umfang zu pflegen und gerade durch diese Rundumbelastung in die Überforderung geraten sind. Deshalb ist auch hier das Gleichgewicht wichtig zwischen den anfordernden Alltagsaktivitäten einerseits und den erholsamen Aktivitäten andererseits.

Nicht selten verfügen Burnout-Betroffene über **persönliche Ressourcen**, die ihnen selbst vor lauter Problemfokussierung aus dem Blick geraten sind. **Ressourcen-Aktivierung** hat ein breites Anwendungsspektrum und stützt sich auf bereits vorhandene Verhaltensmuster und Kompetenzen. Sie kann auch darüber hinausgehen, z. B. wenn ein Betroffener dazu ermutigt und begleitet wird, **kreative Aktivitäten** ohne Leistungsanspruch auszuprobieren und dabei merkt, dass ihm dies guttut und er auf diesem Weg weitergehen will.

TN | INFO | Burnout – wenn Stress zur Erschöpfung führt

Aufbau resilienter Verhaltensweisen.
Vor allem, wenn bei der Entstehung eines Burnouts persönliche Verhaltensdefizite erkennbar werden, die mit einer Rückfallgefahr verbunden sind, sollte ein entsprechendes **Verhaltenstraining** erfolgen.

Beispiel „soziales Kompetenztraining"

Wenn z. B. ein Arbeitnehmer bisher in steter Pflichterfüllung Weisungen von Vorgesetzten nie hinterfragte, auch wenn sie für ihn eine Überforderung bedeuteten, und zudem selbst in für ihn kritischen Situationen zu selbstunsicher war, seine berechtigten Interessen als Arbeitnehmer wahrzunehmen, könnte ein gezieltes **Selbstsicherheitstraining**, verbunden mit **Rollenspiel**, ihm helfen, solchen Situationen besser vorbereitet zu begegnen und auch **Nein sagen** zu können.

Neben den bereits angesprochenen Ansätzen können für die Burnout-Prävention folgende „**Regeln**" nützlich sein:

- Finde Dein **eigenes Schritttempo** und entscheide, was Du **als Erstes oder als Nächstes** anpacken willst.
- Finde Deine **Balance** zwischen dem, was Du für Andere tust und dem, was Du für Dich selbst tust.
- Plane sorgfältig Deine **Rückkehr in den Arbeitsalltag** und nutze verfügbare Hilfen (z. B. im Rahmen eines innerbetrieblichen Gesundheitsmanagements, ggf. auch die schrittweise Wiedereingliederung).
- **Lerne, was Dir guttut** und suche Dir **Umgebungen**, die Deinen (neuen) Lebensstil unterstützen (z. B. Vereine, ggf. Selbsthilfegruppen, u. a.).

Leitsatz „Verpflichtungshierarchie"

Sei zuerst Dir selbst verpflichtet. Denn wenn Du nicht mehr für Dich da sein kannst, kannst Du auch nicht mehr für Andere da sein!

Ergänzung

Als Kursleiter sollten Sie das »Positionspapier der Deutschen Gesellschaft für Psychiatrie, Psychotherapie und Nervenheilkunde (DGPPN) zum Thema Burnout« (Berger et al. 2012) kennen, da Burnout häufig mit begleitenden psychischen Störungen einhergehen kann, über die man informiert sein sollte.

Sowohl zur *Differentialdiagnostik* als auch zur *Therapie* des Burnout-Syndroms existieren hilfreiche Übersichten (z. B. bei Korczak et al. 2010, 2012).

Christina Maslach hat nicht nur das *Burnout-Syndrom* intensiv beschrieben (Maslach et al. 2001), sondern auch dem bekannten *Maslach-Burnout-Inventar (MBI)*, einer Selbstbeurteilungsskala mit 25 Items, ihren Namen gegeben (Maslach et al. 1996, Maslach et al. 2009). Ziel eines solchen Inventars ist die Erfassung des subjektiven Ausmaßes der Beschwerden. Damit können Verfahren wie das MBI eine zusätzliche Hilfe und Ergänzung der funktionalen Verhaltensanalyse im Einzelfall darstellen.

Von der Vielzahl anderer Instrumente zur Erfassung von Burnout seien exemplarisch das Copenhagen Burnout Inventory *(CBI)* (Nübling et al. 2005) und die Burnout-Screening-Skalen *(BOSS)* von Geuenich und Hagemann (2014) angegeben. Für den Einsatz im betrieblichen Rahmen bzw. in Organisationen ist der ausführliche *Burnout-Ampel-Fragebogen* im Anhang bei Scherrmann (2015) gedacht, der auch weitere Arbeitshilfen, z. B. Check-Listen, enthält. Zur Erfassung *beruflicher Gratifikationskrisen* gibt es zahlreiche Arbeiten von Siegrist (2013, Siegrist et al. 2014).

Von den vielen *Ratgebern* zu Burnout und Burnout-Prävention mit entsprechenden Arbeitshilfen seien nur einige wenige exemplarisch genannt, z. B. Bergner (2016), Fengler (2013) und Koch et al. (2015).

Auszeiten mit begleitenden Hilfen sind bei Burnout eine wichtige Interventionskomponente. Eine »Kur« sowie eine »Rehabilitation« können als institutionalisierte Auszeit im Rahmen unserer Kultur angesehen werden. Für die »Risikogruppe Burnout« existieren in der Kur- und in der Rehabilitationsmedizin entsprechende Programme (z. B. Frisch 2018), die auch für die Sekundär- und Tertiärprävention wichtig und effektiv sein können, z. B. nach einem Herzinfarkt (Blumenthal et al. 2016).

5.9.5 Hausaufgabe »Burnout-Prävention«

Lernziele

Die Teilnehmer kennen die Kennzeichen und drei Hauptkriterien für Burnout und können diese auf ihre persönliche Stress- und Lebenssituation anwenden, um abzuschätzen, ob sie selbst von der Entwicklung eines Burnouts bedroht sind.

Sie wissen, wie man dem Burnout vorbeugen kann und nutzen dies präventiv für ihr eigenes Stressmanagement.

Vorbereitung

Arbeitsblatt *TN | INFO | Burnout – wenn Stress zur Erschöpfung führt.*

Durchführung

Führen Sie in diese Hausaufgabe ein, z. B. mit den Worten: »*Analysieren Sie Ihre persönliche Stress-Situation sowie Ihre gegenwärtige Lebenssituation bezüglich der Frage, wie sehr Sie sich emotional erschöpft fühlen oder gefährdet sind, ein Burnout zu entwickeln. Orientieren Sie sich dabei an den drei Hauptkriterien für das Erkennen eines Burnouts. Überlegen Sie weiterhin, wie Sie sich kurz- und langfristig davor bewahren können, in den Zustand eines Burnouts zu geraten.*«

5.10 Sitzung 10: Mein Leben im Gleichgewicht – Work-Life-Balance und Life-Work-Balance

Begrüßen Sie die Teilnehmer, z. B. mit den folgenden Worten: »*In der heutigen Sitzung werden wir nach der Besprechung Ihrer letzten Hausaufgabe zwei Fallbesprechungen durchführen, in denen wir den Schwerpunkt auf das Erkennen eines drohenden Burnouts legen sowie auf die Möglichkeiten, einem Burnout kurz- und langfristig vorzubeugen. Dies ist zugleich eine gute Vorbereitung für das Thema »Work-Life-Balance und Life-Work-Balance«, dem wir uns danach widmen werden. Und am Schluss steht dann wieder Ihre Hausaufgabe bis zum nächsten Mal.*«

5.10.1 Erfahrungen bei der Hausaufgabe »Burnout-Prävention«

Besprechen und protokollieren Sie diese Hausaufgabe gemäß den Hinweisen in den Informationsblättern, v. a. im Arbeitsblatt *KL | INFO | Bedeutung der Hausaufgaben*.

5.10.2 Fallbesprechung 12: »Burnout-Prävention«

Lernziele

Die Teilnehmer haben in der Gruppe ein Fallbeispiel besprochen, besonders mit der Frage, inwieweit die Entwicklung eines Burnouts droht, wie man dies erkennen und ihm ggf. vorbeugen kann.

Vorbereitung

Halten Sie das Arbeitsblatt *TN | INFO | Burnout – wenn Stress zur Erschöpfung führt* und die beiden Informationsblätter zur »*Bedeutung der Fallbesprechungen*« (*KL* und *TN*) sowie die Anleitung zum »*Stressmanagement mit SORKC*« bereit, sowie zusätzlich ein Arbeitsblatt mit einem *alternativen Stress-Szenario*:

- *TN | FALLBESPRECHUNG | Burnout Krankenpflegerin.*

Durchführung

Führen Sie die Teilnehmer in diese Fallbesprechung ein, z. B. mit den Worten: »*In der heutigen Fallbesprechung liegt der Schwerpunkt auf der Frage, wie man die Entwicklung eines Burnouts rechtzeitig erkennen und diesem ggf. vorbeugen kann. Für solch eine Besprechung eignet sich am besten eine länger anhaltende Lebenssituation, die viel Kraft kostet, um das äußere und innere Gleichgewicht aufrecht zu erhalten. Nutzen Sie die Gelegenheit, uns Ihr Stressmanagement auch anhand einer solchen Lebenssituation vorzustellen*«.

Falls Sie keinen Freiwilligen finden oder es aber aus didaktischen Gründen vorziehen, so verwenden Sie ggf. ein *beispielhaftes Stress-Szenario* aus der Retorte.

TN | FALLBESPRECHUNG | Burnout Krankenpflegerin

Burnout Krankenpflegerin

– Fallbesprechung –

Freie Beschreibung

K. ist eine junge Frau Anfang zwanzig mit Freude im Umgang mit Menschen und der Liebe zur Arbeit im Team. Nachdem sie ihr Abitur mit guten Noten geschafft und nur knapp einen Medizinstudienplatz verfehlt hat, hat sie sich erfolgreich für eine Ausbildung zur Gesundheits- und Krankenpflegerin beworben. Im Rahmen dieser Ausbildung ist sie in einem städtischen Krankenhaus tätig. Dort begegnet sie vielen Patienten mit zum Teil schweren Erkrankungen und Leiden. Durch ihre Freundlichkeit und ihre Sorgfalt im Umgang mit den notwendigen pflegerischen Aufgaben gewinnt sie schnell das Vertrauen von Patienten. Viele Schicksale der von ihr betreuten Patienten gehen ihr sehr zu Herzen und beschäftigen sie auch noch lange nach Dienstschluss. Ihr Partner, dem sie von ihren Erfahrungen im Pflegedienst berichtet, ist oft ein geduldiger Zuhörer, gibt ihr aber auch zu verstehen, dass sie öfter abschalten müsse und sich nicht alles so zu Herzen gehen lassen solle. Auch tue ihm leid, dass sie mit ihren Gedanken auch in der Freizeit oft bei der Arbeit sei und sich bei ihrem großen gemeinsamen Hobby, dem Tanzsport, nicht mehr so richtig entspannen und mitmachen könne. K. fühlt sich in ihrer Arbeit zunehmend unsicher und angespannt. Die ursprüngliche Freude, kranken Menschen helfen zu wollen und zu können, weicht immer mehr dem Gefühl der eigenen Unzulänglichkeit und Unzufriedenheit. Dazu kommen Zweifel über ihren Berufswunsch, zunehmende Schlafstörungen und Konzentrationsprobleme bei der Arbeit. Auch macht sie des Öfteren Fehler bei der Arbeit, vergisst Aufträge oder verlegt Arbeitsmaterialien. Als sie für einige Zeit auf einer Palliativstation eingesetzt wird und mit Überstunden den Ausfall einer Kollegin kompensieren soll, eskaliert die Situation. Nach einem Dienst, den sie mit letzter Kraft zu Ende bringt, bricht sie zuhause mit Weinkrämpfen zusammen, fühlt sich innerlich leer und unfähig, weiter zu arbeiten und ist voller Angst, wie es weitergehen soll.

Beschreibung und Analyse mit SORKC

Nachfolgend wird hier gleich eine mögliche "Musterlösung" (Entscheidung für eine Soll-Situation) in Tabelle 3 aufgeführt. Tabelle 1 (Beschreibung) und Tabelle 2 (Veränderungsmöglichkeiten) sind zusätzlich in dem ONLINE verfügbaren Arbeitsblatt enthalten (siehe dort).

TN | FALLBESPRECHUNG | Burnout Krankenpflegerin

Tabelle 3: Analyse mit SORKC: ENTSCHEIDUNG für eine SOLL-Situation

Komponente		Entscheidung (Für was habe ich mich entschieden?)
S*		Auszeit und Neuorientierung (Krankschreibung und Reha-Antrag zur Erholung und Entscheidung über weiteren beruflichen Weg).
	Setting	Zuhause (Krankschreibung); Reha-Einrichtung; danach je nach Entscheidung (z. B. stufenweise Wiedereingliederung und ambulante Psychotherapie, oder neue Ausbildung mit anderem Berufsziel).
	Situation	(je nach Setting, siehe oben).
	Stimulus	Interne Stimuli (Achtsamkeit für eigene Bedürfnisse: Was tut mir gut, was will ich?). Checkliste für eigene Bedürfnisse.
O*		Körperliche und psychische Erholung mit Neuorientierung (Reha). An den eigenen Bedürfnissen orientierte Lebensplanung (Psychotherapie).
	physisch	Körperliches Bewegungs- und Fitnessprogramm.
	motorisch	Soziales Kompetenztraining.
	kognitiv	Kognitive Restrukturierung: funktionale Einstellungen, ausgerichtet an den eigenen Bedürfnissen und der Balance „Ich" und „die Anderen".
	emotional	Emotionsregulierung, Achtsamkeit, systematische Entspannung.
R*		Einüben eines erholsamen Lebensstils mit Achtsamkeit für eigene Bedürfnisse.
	physisch	Körperliche Erholung (durch Schlafhygiene, gesunde Ernährung, usw.).
	motorisch	Wiederaufnahme der regelmäßigen Tanzsportaktivitäten mit dem Partner.
	kognitiv	Einplanen fester Termine für befriedigende Aktivitäten.
	emotional	Regelmäßige Achtsamkeits- und Entspannungsübungen.
C*		
	kurzfristig	Positiv: Entlastung durch Auszeit.
	langfristig	Positiv: Erhöhte Resilienz und Selbstwirksamkeit (durch neue Kompetenzen und den achtsamen Umgang mit sich selbst).
K*		Kurzfristig durch Auszeit Abnahme aversiver Reize und Situationen. Langfristig durch Neuorientierung, Kompetenzerweiterung und neuen Lebensstil Zunahme an positiver Verstärkung und Belohnung (durch befriedigende Arbeit und Aktivitäten).

195

TN | FALLBESPRECHUNG | Burnout Krankenpflegerin

Anmerkungen

Betrachten wir dieses Beispiel im Rahmen des SORKC-Models:

Das alltägliche Miterleben von Krankheiten und Leiden in einem Krankenhaus (S) kann sehr belastend sein. Dazu kommen in der Pflege tägliche Verrichtungen körperlicher Art wie z. B. Wundversorgung oder seelischer Beistand bei Ängsten oder Krisen (R), die tätigkeitsbezogene Kompetenzen und seelische Stabilität (O) erfordern. Allgemein stressinduzierende Faktoren, z. B. Arbeitsverdichtung oder Personalmangel (S) sowie besondere Bedingungen, etwa die Erfahrung von Leid und Sterben von Patienten auf einer Palliativstation (S) oder die Erfahrung der eigenen Hilflosigkeit (R-C), können zu einer zunehmenden persönlichen Überforderung und totalen Erschöpfung (O) führen.

Dabei muss der **zeitliche Verlauf** berücksichtigt werden. Während sich das allgemeine Setting Krankenhaus (S) nicht ändert, können spezifische Situationen (S) sowie das Verhalten (R) von K. und die Konsequenzen (C) dieses Verhaltens durchaus Änderungen unterworfen sein. So kann z. B. die starke Leidenserfahrung oder der plötzliche Tod eines Patienten bei K. emotionale Reaktionen auslösen, die sich bei Zunahme solcher Erfahrungen, etwa in einem palliativen Setting, verdichten und intensivieren können, bis hin zu starken vegetativen Störungen und Verhaltenshemmungen in Verbindung mit dem Gefühl der Hilflosigkeit und Verzweiflung. Solche Reaktionsmuster im Rahmen einer Überforderung können über die Zeit hinweg die allgemeine Reaktionslage eines Menschen grundlegend ändern, wie es z. B. beim Zustand einer totalen Erschöpfung (O) beobachtet werden kann. Dabei ist der Übergang von Reaktionsmustern (R), die für eine Überforderung kennzeichnend sind (z. B motorische Verhaltenshemmung und Passivität, kognitive Beeinträchtigungen, vegetative Aktivierung) zu Zustandsänderungen im Sinne einer O-Komponente dieser Person fließend. Bezeichnenderweise kennzeichnet der Begriff der „Erschöpfung" diesen Übergang sehr treffend, indem er auf das schlussendliche Ergebnis verweist, wenn über längere Zeit anhaltende Reaktionsanforderungen nicht mehr ausreichen, ein zuvor bestehendes Gleichgewicht weiter aufrecht zu halten.

Wie bei Symptomen einer sog. „gelernten Hilflosigkeit" sind auch beim Burnout **dysfunktionale Verstärkungspläne und Kontingenzen** über längere Zeit hinweg verhaltenswirksam. Die Besonderheiten, die dem Burnout-Verhalten zugrunde liegen, sind dabei differentialdiagnostisch im Hinblick auf gelernte Hilflosigkeit oder depressive Entwicklungen nicht immer trennscharf. Deshalb muss auch in diesem Fall sorgfältig geprüft werden, z. B. im Rahmen einer medizinischen Rehabilitation, ob bei der Krankenschwester K. ein Burnout mit oder ohne psychische Störung vorliegt. Würde man z. B. eine zusätzliche behandlungsbedürftige Depression feststellen, so müsste man das mit K. besprechen, damit sie dies ggf. bei ihrer weiteren Lebensplanung berücksichtigen kann.

5.10.3 Work-Life-Balance und Life-Work-Balance

Lernziele

Die Teilnehmer kennen die Begriffe »Work-Life-Balance« bzw. »Life-Work-Balance« und wissen, dass diese sich auf das Gleichgewicht ihrer Lebensbedingungen im Arbeits- und Privatleben beziehen (im Querschnitt).

Sie können das Werkzeug (Tool) »*Persönliches Work-Life-Balance-Profil*« auf dem gleichnamigen Arbeitsblatt nutzen, um ihre eigene Work-Life-Balance anhand der für sie wesentlichen Lebensbereiche zu bewerten und erwünschte Änderungen in ausgewählten Bereichen zu planen.

Vorbereitung

Halten Sie für die Durchführung die folgenden *Arbeitsmaterialien* bereit:

* *KL | FOLIEN | Work-Life-Balance und Life-Work-Balance* (Musterpräsentation für den Kursleiter online).
* *TN | INFO | Work-Life-Balance und Life-Work-Balance* (Informationsblatt für die Teilnehmer).
* *TN | ANLEITUNG | Persönliches Work-Life-Balance-Profil* (Arbeitsblatt mit einem Tool für die Teilnehmer zur Erstellung ihres eigenen Profils).

Durchführung

Führen Sie in dieses Informationsmodul ein, z. B. mit den Worten: »*Heute betrachten wir unser Stressmanagement im Querschnitt über alle für uns wichtigen Lebensbereiche hinweg. Dabei schauen wir, ob diese Lebensbereiche, vor allem hinsichtlich unserer Arbeit und unserem Privatleben, im Gleichgewicht zueinanderstehen. Hierfür haben sich die Begriffe »Work-Life-Balance« bzw. »Life-Work-Balance« eingebürgert. Auch hier werden wir wieder auf unser SORKC-Modell zurückgreifen können, um für die Lebensbereiche, für die wir uns eine Änderung wünschen, die maßgeblichen Komponenten näher zu analysieren. Auch hierfür erhalten Sie ein Arbeitsblatt als Handout zur Information sowie ein zusätzliches Arbeitsblatt mit einem Werkzeug (Tool) zur Erfassung Ihres persönlichen Work-Life-Balance-Profils. Lesen bzw. arbeiten Sie diese beiden Arbeitsblätter zuhause in Ruhe durch.*«

* Teilen Sie das Arbeitsblatt *TN | INFO | Work-Life Balance und Life-Work-Balance* sowie das Arbeitsblatt *TN | ANLEITUNG | Persönliches Work-Life-Balance-Profil* aus.
* Verwenden Sie dann die Musterpräsentation in der Datei *KL | FOLIEN | Work-Life Balance und Life-Work-Balance*.

Für die Diskussion können Sie folgende Leitfragen verwenden:

- Welche Lebensbereiche sind für unsere Gesundheit und unser Wohlergehen wichtig?
- Welche Belastungen können mit bestimmten Lebensbereichen verbunden sein und wie können wir damit am besten umgehen?
- Wie können wir unsere Gesundheit erhalten und Krankheiten vorbeugen?

TN | INFO | Work-Life-Balance und Life-Work-Balance

Work-Life-Balance und Life-Work-Balance

Stress begleitet uns unser ganzes Leben lang, sei es in unseren aktuellen Lebensbereichen und Lebensfeldern (im **Querschnitt**) oder im Verlauf unserer Entwicklung von frühen zu späten Lebensphasen (**Längsschnitt**). Dabei begegnet er uns in vielerlei Gestalt. Zum einen können uns schwere „Schicksalsschläge" treffen und aus der Bahn werfen wie z. B. der überraschende Tod eines geliebten Menschen oder die Diagnose einer lebensbedrohlichen Erkrankung. Solche bedeutsame, große **kritische Lebensereignisse** stellen wohl für die meisten Menschen eine außerordentliche Belastung dar. Daneben gibt es aber noch die kleinen **Ärgernisse des Alltags**, also die alltäglichen kleinen „nervigen" Stressoren, die wir vielleicht einzeln noch hinnehmen können, die uns aber mit zunehmender Dauer oder zusammengenommen auch an den Rand der Verzweiflung bringen können, z. B. anhaltender Lärm, längere Verkehrsstaus, soziale Spannungen unter Partnern, Angehörigen oder bei der Arbeit, u. v. a. Zwischen diesen beiden Polen gibt es natürlich alle möglichen weiteren Schattierungen.

Das Gegenstück, und somit potenziell stresspräventiv, stellen zum einen **große freudige Ereignisse** dar, z. B. ein erfolgreich bestandenes Abschlussexamen oder eine tiefe Liebesbeziehung, zum anderen die **kleinen Freuden des Alltags**, die uns durch unser Leben tragen wie z. B. ein Treffen mit Freunden, unsere Hobbys u. ä.

Am Rande sei vermerkt, dass auch freudige Ereignisse wie z. B. eine Heirat, zumindest körperlich, eine Belastung darstellen können. Und wer bei großer Aufregung „vor lauter Freude" einen Herzinfarkt bekommt, wird sich kaum damit trösten können, dass man diese Belastungen im Rahmen freudiger Anlässe als „**Eustress**" (griechisch „eu" = gut) bezeichnet und dem schädlichen „**Disstress**" oder „Dysstress" (griechisch „dys" = schlecht) gegenüberstellt.

Ob und wie sehr wir „gestresst" sind, hängt von dem Gleichgewicht aller dieser Höhen und Tiefen ab, denen wir in unserem Leben ausgesetzt sind, sei es bei der Arbeit oder im Privaten, sei es in Form freudiger oder kritischer Lebensereignisse oder in Form kleiner Freuden oder Ärgernisse des Alltags.

Hierfür hat sich der Begriff „**Work-Life-Balance**" eingebürgert, der es auch in die deutsche Sprache geschafft hat und im Duden als „ausgewogenes Verhältnis zwischen beruflichen Anforderungen und privaten Bedürfnissen einer Person" definiert wird. Hier ergänzen wir ihn durch den Begriff „**Life-Work-Balace**", um eine Störung dieses Gleichgewichts aus zwei Perspektiven zu betrachten: Im ersteren Fall belasten uns die Anforderungen bei unserer Arbeit so sehr, dass es uns schwer fällt, ein unbeschwertes oder zufriedenstellendes Privatleben zu führen. Im letzteren Fall sind es gerade die privaten Belastungen in unseren Beziehungen und in der Familie, die es uns erschweren, den Anforderungen unserer Arbeit gerecht zu werden.

Wie können wir unsere **persönliche Work-Life- bzw. Life-Work-Balance** erreichen? Bei der Analyse (hier im Querschnitt) können uns folgende **Fragen** helfen:

1. Welche Lebensbereiche sind mir wichtig?

2. In welchen Lebensbereichen wünsche ich mir eine Veränderung?

TN | INFO | Work-Life-Balance und Life-Work-Balance

3. Wie plane ich diese Veränderungen?

4. Wie setze ich diese Veränderungen um?

Als **Arbeitshilfe (Tool)** für die Beantwortung dieser Fragen steht Ihnen eine Anleitung mit Tabellen im Arbeitsblatt **„Praxis: Stressmanagement für Gruppen"** zur Verfügung.

Hierzu ein paar Anmerkungen:

1. Nicht alle **Lebensbereiche** sind für uns gleich wichtig, ganz zu schweigen davon, wie wir von uns gestaltbare Bereiche (wie z. B. unsere Freizeit) ausfüllen. Deshalb wird zusätzlicher Raum gelassen für Lebensbereiche, die uns persönlich besonders wichtig sind.

2. Die Frage, in welchen Lebensbereichen wir eine **Änderung** wünschen, ist für viele Menschen gar nicht so einfach zu beantworten. **Ambivalenz** ist bei vielen Entscheidungen eher die Regel als die Ausnahme. Dazu kommt, dass die Änderung in einem Bereich oft Änderungen in anderen Bereichen nach sich zieht. Deshalb ist es sinnvoll, die gewünschten Änderungen in ihrer Gesamtheit zu betrachten und sich kognitiv und emotional damit auseinanderzusetzen bzw. sich zu einer Entscheidung „durchzuarbeiten". Dabei ist die Unterstützung von Menschen, die uns wohlgesonnen sind oder uns lieben, oft besonders hilfreich.

„Ambivalenz auf bayrisch"

Der bayerische Rundfunk hat in einem Bericht zur Psychologie der Ambivalenz den diesbezüglichen „Stoßseufzer" des bayerischen Volkssängers Weiß Ferdl zitiert:

"I woaß net wia ma is!"

Internet:
https://www.br.de/radio/bayern2/sendungen/radiowissen/psychologie/ambivalenz-konflikt-100.html

3. Damit wären wir bei der Planung der Veränderungen. Hierbei kann uns unser SORKC-Modell weiterhelfen, indem es uns hinsichtlich seiner Komponenten mögliche **Ansatzpunkte** bietet. Darüber hinaus kommt es auf die **Reihenfolge** an, in der wir die gewünschten Veränderungen umsetzen wollen.

4. Bei der Umsetzung können die bisherigen Empfehlungen und Tabellen in den Arbeitsblättern **„TN | INFO | Stressmanagement mit SORKC"** und **„TN | ANLEITUNG | Stressmanagement mit SORKC"** helfen, um im Detail mögliche Alternativen und Entscheidungen zu finden. Und denken Sie an das bekannte Sprichwort, das auch für jede geplante Veränderung gilt „Auch der längste Weg beginnt mit dem ersten Schritt". Auch für Ihren Weg!

Bei der Entwicklung Ihrer eigenen **Lebensphilosophie**, mit der Landkarte Ihrer eigenen Lebenswege, die Sie gehen möchten, sind Sie nie allein. Neben Ihren Eltern, Ihren Lieben, Ihren Freunden und anderen vertrauten Menschen, die Ihnen die ersten Wegmarkierungen zeigen und die ersten Pforten öffnen, gibt es eine Vielzahl an Ratgebern und Lebensphilosophen zu diesem Thema. Wenn Sie Experte Ihrer selbst sind, Ihr eigener Ratgeber in Sachen Lebensphilosophie, mit Vertrauen in die eigenen Fähigkeiten, sind Sie auf dem besten Weg zur Insel der Glückseligen, die von

TN | INFO | Work-Life-Balance und Life-Work-Balance

Psychologen „**Selbstwirksamkeit**" genannt wird. Doch wird diese Insel nur derjenige erreichen, der auch die richtigen Schiffe dafür hat und die Seewege kennt, also über die erforderlichen Verhaltenskompetenzen und Ressourcen verfügt, die zu den gewünschten Erfolgserlebnissen führen.

Dabei sind Lebensphilosophie und Selbstbestimmung keinesfalls eine Sache nur für Philosophen.

„Autonom ist man niemals allein"

In einem Interview zum Thema „selbstbestimmtes Leben" wies die Philosophin Beate Rössler darauf hin, „dass Autonomie immer mit anderen gelebt wird – autonom ist man nie allein." Und auf die weitere Frage:

„SPIEGEL ONLINE: Können Sie noch einen Tipp geben, wie man Autonomie im Alltag leben kann?

Rössler: Lieber nicht. Ich bin Philosophin, nicht Lebensratgeberin. Das ist nicht meine Nische, das machen andere.

SPIEGEL ONLINE: Einen zumindest?

Rössler: Es hilft immer, das eigene Leben zu reflektieren, darüber nachzudenken, ob Entscheidungen richtig waren oder ob man sich etwas vormacht. Doch die meisten Menschen denken sowieso über ihr Leben nach. Philosophen meinen zwar häufig, sie würden sich Gedanken machen, die normale Menschen nicht kennen – aber das halte ich für arrogant."

(Im Internet: Spiegel Online, zitierter Artikel nicht mehr verfügbar).

Wir sehen also, dass Work-Life-Balance auch immer eine Balance zwischen unserer Autonomie und unserer Zugehörigkeit zu einer Gemeinschaft bedeutet. Im Alltag erleben wir dies z. B. dann, wenn wir als Team eine Gemeinschaftsaufgabe erfolgreich erledigt oder als Mannschaft ein Spiel gewonnen haben. Oder mit anderen Worten:

Leitsatz „Autonomie in der Gemeinschaft"

„Selbstwirksamkeit alleine ist wichtig! Aber Mehrwirksamkeit zusammen mit anderen macht meist mehr Spaß!"

TN | ANLEITUNG | Persönliches Work-Life-Balance-Profil

Persönliches Work-Life-Balance-Profil

Bitte entscheiden Sie anhand Ihrer aktuellen Lebenssituation für jeden dieser **Lebensbereiche**:

1. Wie **wichtig** ist dieser Bereich für mein Leben?
2. Wie sehr will ich in diesem Bereich etwas **ändern**?
3. Wie **dringlich** ist eine Änderung in diesem Bereich?

Bitte kreuzen Sie die **für Sie** zutreffenden Bewertungen an:

LEBENSBEREICH	Wichtig?				Ändern? Falls ja →				Dringlich?			
	nein	eher nein	eher ja	ja	nein	eher nein	eher ja	ja	nein	eher nein	eher ja	ja
1 Gesundheit												
1.1 Schlaf												
1.2 Ernährung												
1.3 Bewegung, Sport												
1.4 Erholung, Entspannung												
1.5 Umgang mit Genuss- und Suchtmitteln												
1.6 Umgang mit Gesundheitsrisiken												
1.7 Umgang mit einer chronischen Krankheit												
1.8 Umgang mit einer Behinderung												
2 Beziehungen privat												
2.1 Herkunftsfamilie, Eltern												
2.1 Eigene Familie, Kinder												
2.2 Verwandte, sonstige Angehörige												

TN | ANLEITUNG | Persönliches Work-Life-Balance-Profil

	LEBENSBEREICH	Wichtig?				Ändern? Falls ja →				Dringlich?			
		nein	eher nein	eher ja	ja	nein	eher nein	eher ja	ja	nein	eher nein	eher ja	ja
2.3	Partnerschaft, Sexualität												
2.4	Freunde, gute Bekannte												
2.5	Nachbarn, Ortsbekannte												
2.6	Tiere, Pflanzen, Natur												
3	Arbeit, Beruf, Ausbildung												
3.1	Eigene Qualifikation/Beruf												
3.2	Art der Erwerbstätigkeit												
3.3	Ort der Erwerbstätigkeit (Institution)												
3.4	Eigener Arbeitsplatz (Gestaltung)												
3.5	Arbeitszeit (Umfang, Dauer, Verteilung)												
3.6	Arbeitstätigkeit (Gestaltung)												
3.7	Beziehung zu Vorgesetzten												
3.8	Beziehung zu Kolleg(inn)en												
3.9	Beziehung zu Untergebenen												
3.10	Beziehungen zu Geschäftspartnern												
3.11	Verdienst, Entlohnung, Gehalt												
4	Finanzielle Lage und Absicherung												
4.1	Gesamtheit der Finanzmittel												
4.2	Verteilung der Finanzmittel												

TN | ANLEITUNG | Persönliches Work-Life-Balance-Profil

LEBENSBEREICH		Wichtig?				Ändern? Falls ja →				Dringlich?			
		nein	eher nein	eher ja	ja	nein	eher nein	eher ja	ja	nein	eher nein	eher ja	ja
4.3	Absicherung, Versicherungen												
5	**Wohnsituation**												
5.1	Wohnort												
5.2	Wohnart												
5.3	Haushalt												
6	**Freizeit**												
6.1	Umfang und Zeit für Freizeitaktivitäten												
6.2	Art der Freizeitaktivitäten												
6.3	Ort der Freizeitaktivitäten												

Ergänzen Sie ggf. weitere Zeilen mit Gegebenheiten, die für Sie persönlich einen wichtigen Lebensbereich darstellen!

TN | ANLEITUNG | Persönliches Work-Life-Balance-Profil

Bringen Sie nun bitte die **Lebensbereiche**, für die Sie eine **Änderung** wünschen, in eine **Reihenfolge**, indem Sie sich an der Wichtigkeit und Dringlichkeit orientieren. Was möchten Sie zuerst anpacken, was danach, usw.?

Beschreiben Sie dann in Ihren eigenen Worten das gewünschte **Änderungsziel** möglichst „SMART" (= spezifisch, messbar, akzeptiert, realistisch, terminierbar).

Kreuzen Sie anschließend die Komponenten des SORKC-Schemas an, wo Sie am ehesten ansetzen sollten, um die gewünschte Änderung zu erreichen (**Änderungsansatz**).

Für eine **detaillierte Planung** mit Beschreibung der IST-Situation, der Analyse möglicher Alternativen und der Entscheidung für die SOLL-Situation und deren Umsetzung können Sie auf die Tabellen des Moduls „Stressmanagement mit SORKC" zurückgreifen. **VIEL ERFOLG!**

LEBENSBEREICH	Änderungsziel	Änderungsansatz				
		S*	O*	R*	K*	C*
1						
2						
3						
4						
5						

Ergänzung

Siehe hierzu auch die Ergänzung zu den Modulen »Langfristiges Stressmanagement« sowie »Burnout«. Die für unser Leben sicher auch relevanten Bereiche »Wohnen« sowie »Finanzen« behandeln wir hier nicht weiter und verweisen auf die diesbezügliche Fachliteratur.

Übersicht und Diagnostik

Eine gute *Übersicht* zum Thema »Work-Life-Balance« mit vielen Verweisen auf weiterführende Literatur und Testverfahren bietet das Leibniz-Zentrum für Psychologische Information und Dokumentation (ZPID) (siehe https://www.psyndex.de/psychologie/work-life-balance.php).

In einer eigenen Übersicht zum Thema »Stressmanagement als Burn-out-Prophylaxe« (Günthner und Batra 2012) geben wir auf der Basis einer Literaturrecherche zu verfügbaren Originalarbeiten und Metaanalysen entsprechende Empfehlungen, verbunden mit Kernaussagen.

Kaum hat sich der Begriff »Work-Life-Balance« eingebürgert, machen sich Wissenschaftler daran, dieses »Konstrukt« zu messen, z. B. mit der Trierer Kurzskala zur Messung von Work-Life-Balance (TKS-WLB) (Syrek et al. 2011). Fragen zu mehreren Lebensbereichen enthält auch das Stress- und Coping-Inventar (SCI) von Satow (2012). Und im »Differentiellen Lebensbelastungsfragebogen (DLB)« von Linden und Ritter (2018) werden die Gefühle zu wichtigen Lebensbereichen erfragt. Auch viele Stressmanagementprogramme enthalten Fragen zu verschiedenen stressrelevanten Lebensbereichen, z. B. mit einem Fragebogen zu alltäglichen Belastungen (Kaluza 2018) oder mit dem »Haus des Lebens« mit den KASB-Komponenten »Körper/Gesundheit/Bewegung«, »Arbeit/Leistung/Weiterbildung«, »Sicherheit (Geld, Wohnung, Essen)« sowie »Beziehungen (Familie, Freunde, Tiere)« im Rahmen eines Trainingsprogramms für Arbeitsteams (Busch et al. 2015).

Der *»Indikatoren des Reha-Status«-Fragebogen (IRES-Fragebogen)* führt zwar Work-Life-Balance nicht im Titel, bietet jedoch mit seiner Abdeckung zentraler Lebensbereiche, seiner wissenschaftlichen Fundierung und seiner breiten Anwendung im Bereich der Rehabilitation inhaltlich eine gute Grundlage für die Diagnostik zur Work-Life-Balance, vor allem auch im Hinblick auf die Reintegration in das Berufsleben (Leonhart und Gerdes 2005).

Work (Arbeit)

Mit der gesetzlich vorgeschriebenen *Gefährdungsbeurteilung psychischer Belastungen* bei der Arbeit gemäß dem deutschen Arbeitsschutzgesetz ist zu erwarten, dass dem Thema Stress und Stressmanagement in Betrieben, Unternehmen und Behörden zunehmende Bedeutung zukommen wird (siehe z. B. Bundesanstalt für Arbeitsschutz und Arbeitsmedizin 2014). Zur Erhebung der diesbezüglichen Daten existiert eine Vielfalt von Verfahren, z. B. das *Screening psychischer Arbeitsbelastung (SPA)* von Metz und Rothe (2017).

Breitgefächerte Ansätze in der Arbeitswelt laufen oft unter dem Begriff »*Management*« und schließen »Stressmanagement« mit ein (z. B. Sarges 2013). Darüber hinaus gibt es kaum einen Arbeitsbereich oder Berufszweig, in dem Stressmanagement keine Rolle spielt, auch wenn hierfür z. T. andere Bezeichnungen wie Human Resources, Kommunikation und Organisation usw. verwendet werden.

Bei der Implementation von Stressmanagementprogrammen in der Arbeitswelt kann man sich an entsprechenden Projekten orientieren, möglichst auf der Basis evaluierter Programme, z. B. im Rahmen von Forschungsprojekten. Als Beispiel hierfür sei das Projekt »Stress- und Ressourcenmanagement für un- und angelernte Beschäftigte: Entwicklung eines Multiplikationskonzeptes (ReSuM)« erwähnt, in dem ein Konzept für die betriebliche Gesundheitsförderung umgesetzt wurde. Die Ergebnisse und Erfahrungen sind in das »Stressmanagement für Teams« (Busch et al. 2015) eingeflossen, mit vielen Arbeitshilfen, z. B. ein Betriebsscreening zur Vorbereitung, ein Kalkulationstool für die Kostenanalyse, ein Beurteilungsfragebogen für Ressourcen in der Teamarbeit oder Problemlösen im Team.

Auch an Einzelwerken kann man sich orientieren. So widmet sich Zwack (2014) den Strategien für Resilienz im Beruf. Scherrmann (2015) behandelt in seinem Werk zu *Stress und Burnout in Organisationen* eine Vielzahl an Stressfaktoren auf den verschiedensten Systemebenen, von der Politik/Gesellschaft/Welt über den Markt und die jeweilige Organisation bis zum Individuum. Weiterhin schließen seine Arbeitshilfen einen Burnout-Ampel-Fragebogen ein, einen Fragenkatalog für den Praxisalltag in Organisationen, einen Stresstest in Bezug auf betriebliche Stressfaktoren sowie eine Check-Liste zur Zielerreichung im Rahmen des betriebliches Gesundheitsmanagements.

Auch für umschriebene Aufgabenbereiche existieren stressreduzierende Hilfen. So ist eine häufige Stressquelle bei der Arbeit, sei es für den unmittelbar betroffenen Mitarbeiter oder für seine Arbeitskollegen oder den ganzen Betrieb oder für Geschäftspartner wie Kunden, dass die *Anforderungen* einer konkreten Position nicht mit der *Eignung* des Positionsinhabers übereinstimmen. Deshalb hat die »Auswahl geeigneter Bewerber« eine wichtige stresspräventive Funktion, nicht nur für den Einzelnen, sondern oft auch für mehrere Systemebenen. Um eine fehlende Passung zwischen Anforderungen und Eignung zu vermeiden, können praxisrelevante und verhaltensnahe Erhebungsinstrumente hilfreich sein (siehe z. B. Westhoff und Koch 2013).

Life (Leben), soziale Beziehungen, Kommunikation

Unser »Leben« ist zu einem großen Teil soziales Leben. Trainingsprogramme zum »*sozialen Stressmanagement*« laufen oft unter anderem Titel wie z. B. soziales Kompetenztraining, Social-Skills-Training, Selbstsicherheitstraining. Deshalb sei an dieser Stelle auf die entsprechende Spezialliteratur verwiesen. Exemplarisch sei das von Therapeuten häufig angewandte Gruppentraining sozialer Kompetenzen GSK (Hinsch und Pfingsten 2015) erwähnt.

Menschliche *Kommunikation* bietet beides, die Stressquelle für eine Vielzahl an Missverständnissen, Auseinandersetzungen und anderen sozialen Konflikten, aber auch das Heilmittel für das Beilegen von Konflikten, für Aufklärung und hilfreiche Verhaltensanweisungen, sei es im Einzelfall oder in der Gemeinschaft. Sie spielt eine große Rolle für unser kognitives, unser regelgeleitetes und unser soziales Verhalten. Vielfach laufen Stressmanagement-Strategien für Kommunikation unter anderen Begriffen wie z. B. Gesprächs- oder Kommunikationstraining usw. und beziehen sich oft auf bestimmte Handlungsfelder (z. B. beim Deeskalationstraining für Ordnungskräfte) oder sind Teil komplexerer Trainingsprogramme für soziale Fertigkeiten. An dieser Stelle sei deshalb auf die reichhaltige Literatur zu diesem Thema verwiesen. Wer sich für dieses Thema interessiert, wird bei Paul Watzlawick fündig, der sich grundlegend mit menschlicher Kommunikation beschäftigt und viel hierzu publiziert hat, wobei er dabei oft auch die heiteren Seiten menschlicher Fehlkommunikation illustriert (siehe z. B. Watzlawick et al. 2017). Auch das Kommunikationsmodell von Friedemann Schulz von Thun (2019) hat im deutschen Sprachraum viel Aufmerksamkeit erhalten.

Für die Kommunikation, Beziehungsgestaltung und (im Vergleich zu konfrontativen Verfahren) Stressreduktion im therapeutischen Rahmen sei hier vor allem auf die sog. *motivierende Gesprächsführung* verwiesen, die nicht nur im angelsächsischen, sondern auch im deutschen Sprachraum viel Aufmerksamkeit erfahren hat. Hierfür existieren inzwischen zahlreiche Trainingsprogramme (Miller und Rollnick 2015).

Das *transtheoretische Modell*, das bei der motivierenden Gesprächsführung in vielen klinischen Anwendungsfeldern als Grundlage dient, wurde auch den Interventionen eines *Stressmanagementprogramms* zugrunde gelegt, um Verhaltensänderungen zu bewirken (Evers et al. 2006). Dabei wurde für jeden Teilnehmer dieses Programms ein individuelles Interventionspaket zusammengestellt, mit einem Stressmanagement-Manual, das auf die Verhaltensänderungsstufe dieses Teilnehmers abgestimmt war, sowie einem individuellen Rückmeldebericht auf der Basis eines Expertensystems.

Eine systematische, professionelle, aber auch zugleich sehr persönliche Einführung in das Stressmanagement in *Familien*, bei der die Autoren auch ihre eigene Familiengeschichte beschreiben, stellt das Werk von Boss et al. (2017) dar. Entsprechend ihrem US-amerikanischen Hintergrund behandeln sie Themen wie die Bedeutung multikultureller Einflüsse auf die Familie, die auch in unserer Gesellschaft angesichts aktueller Entwicklungen immer mehr zum Thema werden.

Krankheit und Behinderung

Das Stressmanagement beim Umgang mit Erkrankungen, vor allem lebensbedrohlichen und chronischen, läuft oft unter Begriffen wie »Krankheitsverarbeitung« und »Krankheitsbewältigung« (engl. *coping*). Für fast jede dieser Erkrankungsformen sowie für die gängigen »Volkskrankheiten« gibt es spezielle Hilfen und Unterstützungsangebote, sei es durch professionelle Helfer oder Institutionen, sei es im Rahmen der Selbsthilfe, die hier Beträchtliches leistet (siehe z. B. die Deutsche Herzstiftung).

Beim *Umgang mit psychischen Störungen*, die sich meist auf alle Verhaltensebenen auswirken, spielt ein verhaltensorientiertes Stressmanagement eine besonders große

Rolle. Dies gilt sowohl für klinische Störungen im engeren Sinne wie z. B. Depressionen, Angststörungen und Psychosen (zu Arbeitshilfen hierzu siehe z. B. Kircher 2019) als auch für Persönlichkeitsstörungen (zu Arbeitshilfen siehe hierzu z. B. Sendera und Sendera 2016) sowie für Abhängigkeitserkrankungen (zu Arbeitshilfen hierzu siehe Schober et al. 2022, Torchalla et al. 2013).

Sonstiges

Eine philosophische Abhandlung, ohne den Begriff »Work-Life-Balance« im Titel zu führen, bietet Rössler (2019) mit ihrem Werk »Autonomie. Ein Versuch über das gelungene Leben.«

Weniger akademisch, jedoch gleichfalls philosophisch ausgerichtet und mit akzentuiert britischem Humor behandelt Kultautor Tom Hodgkinson (2014) die Kunst der Lebensführung anhand seiner »Anleitung zum Müßiggang«. Die von ihm initiierte Bewegung der Müßiggänger (engl. *idler*) steht im Einklang mit vielen Ratgebern von Entschleunigungsexperten, darunter auch solchen, die sich zuvor als Zeitmanagementexperten profiliert hatten. Historisch kenntnisreiche Leser wissen jedoch, dass im Vereinigten Königreich einst ein berühmter Philosoph namens Bertrand Russell lebte, der bereits im 20. Jahrhundert ein »Lob des Müßiggangs« schrieb, »very british«, amüsant und mit philosophischem Scharfsinn (siehe auf Deutsch: Russell 2019).

5.10.4 Hausaufgabe »Work-Life-Balance und Life-Work-Balance«

Lernziele

- Die Teilnehmer haben sich für ihre aktuelle Lebenssituation mit den für sie selbst *wichtigen Lebensbereichen* auseinandergesetzt, um zu beurteilen, ob sie mit allen diesen Bereichen in ihrem Arbeits- und Privatleben im äußeren und inneren Gleichgewicht sind.
- Sie haben jeden der für sie wichtigen Lebensbereiche dahingehend beurteilt, ob sie für diesen Bereich eine *Änderung* wünschen und haben hierfür ggf. Änderungsziele formuliert.
- Sie haben bei der Analyse und Beurteilung ihrer Lebensbereiche sowie der Festlegung ihrer Änderungsziele das Werkzeug (Tool) »*Persönliches Work-Life-Balance-Profil*« verwendet.

Vorbereitung

Für die Bearbeitung der Hausaufgabe sind folgende Arbeitsblätter erforderlich:

- *TN | INFO | Work-Life-Balance und Life-Work-Balance.*
- *TN | ANLEITUNG | Persönliches Work-Life-Balance-Profil.*

Durchführung

Führen Sie in diese Hausaufgabe ein, z. B. mit den Worten: »*Analysieren und beurteilen Sie anhand Ihrer Unterlagen und mithilfe des Tools »Persönliches Work-Life-Balance-Profil« die für Sie wichtigen Lebensbereiche und Ihre ganz persönliche Work-Life-Balance. Entscheiden Sie dabei, in welchen Lebensbereichen Sie eine Änderung wünschen, formulieren Sie hierfür Ihre Änderungsziele und überlegen Sie für Ihre weitere Planung anhand des SORKC-Schemas, an welchen Komponenten Sie dabei jeweils ansetzen möchten.*«

5.11 Sitzung 11: Stress begleitet unser Leben – Lebensphasen und Entwicklungsaufgaben

Begrüßen Sie die Teilnehmer, z. B. mit den folgenden Worten: »*In der heutigen Sitzung werden wir nach der Besprechung Ihrer letzten Hausaufgabe eine Fallbesprechung durchführen, in der wir Ihre persönliche Work-Life-Balance behandeln. Hierzu betrachten wir Ihre aktuellen Lebensbereiche im Querschnitt. Dies ist zugleich eine gute Vorbereitung für das Thema »Stressmanagement in wichtigen Lebensphasen – Entwicklungsaufgaben«, dem wir uns danach widmen werden und bei dem wir Ihr Stressmanagement im Längsschnitt betrachten. Und am Schluss erhalten Sie dann wieder Ihre Hausaufgabe bis zum nächsten Mal.*«

5.11.1 Erfahrungen bei der Hausaufgabe »Work-Life-Balance und Life-Work-Balance«

Besprechen und protokollieren Sie diese Hausaufgabe gemäß den Hinweisen in den Informationsblättern, v. a. im Arbeitsblatt *KL | INFO | Bedeutung der Hausaufgaben*.

5.11.2 Fallbesprechung 13: »Work-Life-Balance und Life-Work-Balance«

Lernziele

Die Teilnehmer haben in der Gruppe ein *Fallbeispiel zur Work-Life-Balance* besprochen und dabei unter Berücksichtigung des Tools »Persönliches Work-Life-Balance-Profil« erörtert, inwieweit die wichtigen Lebensbereich bei diesem Fall im *Gleichgewicht* zueinander stehen, inwieweit *Änderungen* angezeigt sind und wie die entsprechenden *Änderungsziele* unter Berücksichtigung des SORKC-Modells formuliert werden können.

Vorbereitung

Halten Sie die Arbeitsblätter *TN | INFO | Work-Life-Balance und Life-Work-Balance* und *TN | ANLEITUNG | Persönliches Work-Life-Balance-Profil* und die beiden Informationsblätter zur »*Bedeutung der Fallbesprechungen*« (*KL* und *TN*) sowie die Anleitung zum »*Stressmanagement mit SORKC*« bereit, sowie zusätzlich ein Arbeitsblatt mit einem *alternativen Stress-Szenario*:

- *TN | FALLBESPRECHUNG | Arbeit Wandel Überforderung.*

Durchführung

Führen Sie die Teilnehmer in diese Fallbesprechung ein, z. B. mit den Worten: »*In der heutigen Fallbesprechung behandeln wir Ihre persönliche Work-Life-Balance. Hierzu betrachten wir am konkreten Fall und unter Berücksichtigung des Tools, »Persönliches Work-Life-Balance-Profil«, ob die für Sie wichtigen Lebensbereiche aktuell im Gleichgewicht zueinander stehen, ob in bestimmten Bereichen Änderungen angezeigt sind und wie die entsprechenden Änderungsziele aussehen. Nutzen Sie die Gelegenheit, uns Ihr Stressmanagement im Rahmen Ihrer aktuellen Work-Life-Balance vorzustellen.*«

Falls Sie keinen Freiwilligen finden oder es aber aus didaktischen Gründen vorziehen, so verwenden Sie ggf. ein *beispielhaftes Stress-Szenario* aus der Retorte (siehe Arbeitsblätter).

TN | FALLBESPRECHUNG | Arbeit Wandel Überforderung

Arbeit Wandel Überforderung

– Fallbesprechung –

Freie Beschreibung

Arbeitnehmer A., 58 Jahre alt, verheiratet, mit zwei erwachsenen Kindern, arbeitet seit mehr als 20 Jahren in einem Großunternehmen in der Produktion. Seine fachliche Qualifikation als Meister und seine Kollegialität werden allgemein geschätzt und er fühlt sich im Kollegenkreis akzeptiert. Probleme bereiten ihm seit einiger Zeit Umstellungen im Produktionsprozess, vor allem neue Arbeitsvorgänge mit Einführung neuer Maschinen und Instrumente und zunehmender Digitalisierung der Abläufe. Er hat das Gefühl, manchmal nicht mehr mithalten zu können, fühlt sich von Neuerungen überfordert und hat Angst, dass seine ihm eigentlich wohlgesonnenen Vorgesetzten ihm deshalb Vorwürfe machen könnten, obgleich dies bisher nicht der Fall war. Seine meist jüngeren Kollegen, gegenüber denen er vorsichtig ein paar Andeutungen über die besonderen Anforderungen durch die Neuerungen gemacht hatte, versuchen ihn mit aufmunternden Worten zu unterstützen, indem sie darauf hinweisen, dass alles seine Zeit brauche und auch er sich an die Neuerungen schon noch gewöhnen werde. Allerdings verstärkt dies teilweise seine Angst, nicht mithalten zu können, da er den Eindruck hat, dass diese jüngeren Kollegen sich sehr viel leichter mit den Umstellungen tun als er selbst.

A. überlegt, ob er angesichts dieser Belastungen in den vorzeitigen Ruhestand gehen soll. Auf der anderen Seite macht ihm sein Beruf Spaß, und auch der Umgang mit Kolleginnen und Kollegen, von denen er viel Wertschätzung und Anerkennung seiner beruflichen Erfahrung erfährt, würde ihm doch sehr fehlen. Im Gespräch mit seiner Frau macht diese ihm Mut und weist ihn darauf hin, dass er auch früher schon manche Klippe gemeistert habe, obwohl er zuvor Zweifel gehabt hätte. Z. B. habe er sich nach seiner Meisterprüfung erst nicht auf eine ausgeschriebene Vorgesetztenstelle in der Firma bewerben wollen, weil er Angst vor den damit verbundenen Führungsaufgaben hatte und die Zusammenarbeit mit liebgewonnenen Kollegen nicht aufgeben wollte. Doch als er dem Rat und dem Zuspruch seiner Frau nachgegeben und sich erfolgreich um diese Stelle beworben habe, hätten sich gerade diese Kollegen mit ihm gefreut, ihm gratuliert und seien froh gewesen, dass gerade er jetzt diese Vorgesetztenfunktion innehatte. Und noch dazu hätte sich sein Gehalt erhöht. Deshalb ermutigt ihn seine Frau, auch jetzt nicht die Flinte ins Korn zu werfen und die Angelegenheit erst einmal mit seinem direkten Vorgesetzten zu besprechen. Aber auch davor hat A. etwas Bammel.

Beschreibung und Analyse mit SORKC
Nachfolgend wird hier gleich eine mögliche "Musterlösung" (Entscheidung für eine Soll-Situation) in Tabelle 3 aufgeführt. Tabelle 1 (Beschreibung) und Tabelle 2 (Veränderungs-möglichkeiten) sind zusätzlich in dem ONLINE verfügbaren Arbeitsblatt enthalten (siehe dort).

TN | FALLBESPRECHUNG | Arbeit Wandel Überforderung

Tabelle 3: Analyse mit SORKC: ENTSCHEIDUNG für eine SOLL-Situation

Komponente		Entscheidung (Für was habe ich mich entschieden?)
S*		Neuer Arbeitsplatz im bisherigen Unternehmen.
	Setting	Verbleib im Unternehmen!
	Situation	Neuer Arbeitsplatz, neue Aufgaben, unter Berücksichtigung der eigenen Stärken.
	Stimulus	Schulungsangebote für ältere Arbeitnehmer.
O*		Altersgemäßer Kompetenzzuwachs durch „sanfte" innerbetriebliche Schulung für Mitarbeiter im Seniorenalter.
	kognitiv	Positive und realistische Erwartungen: „Man kann Probleme ansprechen!", „Das Unternehmen nimmt Rücksicht auf ältere Mitarbeiter".
	emotional	Aufrechterhaltung der bisherigen Zufriedenheit. Größere emotionale Sicherheit.
R*		Tätigkeit mit neuem Schwerpunkt (Lehrlingsausbildung) unter Erhalt der bisherigen Stärken und Vermeidung großer Umstellungserfordernisse.
	kognitiv	„Ich werde hier weiter gebraucht!" Bewältigen altersgerechter Anforderungen am PC (durch Schulung und Entlastung).
	emotional	(begleitend:) Zuversicht auch bei neuen Anforderungen („altersgerecht").
C*		
	kurzfristig	Positiv: verständnisvolle Reaktion des Vorgesetzten; Unterstützung durch den Betriebsrat; Eröffnung von Perspektiven.
		Negativ:
	langfristig	Positiv: Neuer Arbeitsplatz, an dem die Stärken zur Geltung kommen und die (relative) Schwäche keine Rolle spielt.
		Negativ:
K*		Bestehende Stärken und Kompetenzen im Verhaltensrepertoire (R1) kommen am neuen Arbeitsplatz verstärkt zur Geltung und erfahren weitere und sogar zusätzliche Wertschätzung (C+↑), wohingegen Überforderung, Versagen oder Fehlverhalten (R2), das am alten Arbeitsplatz zu aversiven Konsequenzen führte (C-), am neuen Arbeitsplatz nicht mehr auftritt, da dort keine diesbezüglichen Anforderungen mehr existieren.

Anmerkungen

Die Geschichte des obigen Fallbeispiels geht weiter:

Eines Tages fasst sich A. ein Herz und bespricht seine Sorgen im Rahmen eines persönlichen Mitarbeitergesprächs mit seinem Vorgesetzten V. Dieser reagiert überrascht, aber verständnisvoll, und bespricht mit A. mögliche Lösungen. Zu diesen zählen eine weitergehende Unterstützung bzw. erweiterte Schulung zu den neuen Anforderungen an seinem Arbeitsplatz, eine andere Arbeitsverteilung in seinem Team, Arbeitsverschiebungen zu Bereichen, die nicht so sehr von Innovationen betroffen sind,

TN | FALLBESPRECHUNG | Arbeit Wandel Überforderung

u. U. auch ein Wechsel des Arbeitsplatzes selbst. Ermutigt durch die prinzipiell verständnisvolle Reaktion seines Vorgesetzten stimmt A. zu, dass man im erweiterten Kreis nach Lösungen suche, da er die erweiterte Unterstützung und Schulung notfalls als Lösung akzeptieren könne, er jedoch lieber eine andere Lösung hätte. Auch einer anderen Arbeitsverteilung in seinem Team seien relativ enge Grenzen gesetzt und er wolle die anderen Kollegen nicht unter Druck setzen. Bei der erweiterten Lösungssuche wird von Seiten des Betriebsrats angemerkt, dass ihm ähnliche Probleme auch von anderen, zumeist älteren Arbeitnehmern, berichtet worden seien. Nach weiteren Gesprächen wird für A. eine Lösung gefunden, die seine „Schwäche" (im Sinne einer relativen Überforderung durch zunehmende Erfordernisse, die durch seine bisherige Qualifikation nicht abgedeckt und aufgrund seines Alters weniger kompensiert werden) und seine Stärken berücksichtigt. Zu diesen Stärken gehört die langjährige Kenntnis des Betriebs und der Abläufe, sein freundlicher und behutsamer Umgang mit Anderen und seine große Akzeptanz bei den Kollegen. An seinem neuen Arbeitsplatz ist er für die Lehrlingsausbildung zuständig, v. a. in den Bereichen, bei denen es auf fachliches Grundlagenwissen, Basisfertigkeiten sowie auf die Kenntnis grundlegender Betriebsabläufe ankommt. Weiterhin arbeitet er in einer Arbeitsgruppe mit, die von der Geschäftsführung und dem Betriebsrat neu eingerichtet wurde mit dem Ziel, für das Unternehmen altersgerechte Arbeitsplätze zu entwickeln, auch unter Berücksichtigung der demografischen Entwicklung mit steigender Zahl älterer Arbeitnehmer.

In diesem Beispiel sind eine Reihe verschiedener Kontingenzen zu erkennen, die das Verhalten am Arbeitsplatz bzw. im Unternehmen kontrollieren. Natürlich ist die graduelle Änderung der O-Komponente, nämlich das zunehmende Alter von A. mit nachlassenden Kompensationsfähigkeiten für neue Situationsanforderungen, zu beachten. In einem traditionellen kleinen Familienbetrieb hätte dies angesichts seiner hohen Qualifikation und langjährigen Erfahrungen vielleicht keine Probleme bereitet. In einem dynamischen, systematisch auf Wachstum, Innovationen und Effizienz ausgerichteten Unternehmen dagegen kann eine solche nachlassende Kompensationsfähigkeit u. U. rasch sichtbar werden, wenn vielleicht auch erst nur für den Betroffenen. Die O-Komponente ist auch wesentlich dafür, wann, wie und wem gegenüber A. seine subjektiven Überlastungsprobleme anspricht. In unserem Beispiel sind die sozialen Konsequenzen und Kontingenzen einer Lösungsfindung förderlich, sei es durch die positive Reaktion des Vorgesetzten, sei es durch die erweiterte Lösungsfindung zusammen mit Geschäftsführung und Personalvertretung – sowie die Sensibilität des Unternehmens für die soziodemografische Entwicklung und deren Berücksichtigung in der Arbeitswelt.

5.11.3 Stressmanagement in wichtigen Lebensphasen – Entwicklungsaufgaben

Lernziele

- Die Teilnehmer kennen die Situationen, Verhaltenskontingenzen und Entwicklungsaufgaben in den drei Lebensphasen »Kindheit und Jugend«, »Erwachsenenalter« und »Seniorenalter und Ruhestand« (im Längsschnitt).
- Sie kennen fünf Leitfragen, die sich in jeder Lebensphase stellen, wenn sich maßgebliche Verhaltenskontingenzen ändern.
- Sie haben sich in einer Übung mit ihrem eigenen »Übergang in die Seniorenphase« auseinandergesetzt und hierfür den SOLL-Zustand anhand des S*O*R*K*C*-Modells beschrieben.

Vorbereitung

Halten Sie für die Durchführung die folgenden *Arbeitsmaterialien* bereit:

- *KL | FOLIEN | Stressmanagement Lebensphasen Entwicklungsaufgaben* (Musterpräsentation für den Kursleiter online).
- *TN | INFO | Stressmanagement Lebensphasen Entwicklungsaufgaben* (Informationsblatt für die Teilnehmer).

Durchführung

Führen Sie in dieses Informationsmodul ein, z. B. mit den Worten: »*Heute betrachten wir unser Stressmanagement im Längsschnitt über unsere Lebensphasen hinweg. Dabei werden wir sehen, dass sich in jeder dieser Lebensphasen bestimmte Entwicklungsaufgaben stellen, die mit dem Älterwerden und den Änderungen unserer Lebenssituation und unserer Verhaltenskontingenzen zusammenhängen. Um auch hier immer wieder unser Gleichgewicht aufrecht zu erhalten, müssen wir uns mit diesen Änderungen auseinandersetzen und unser Verhalten entsprechend anpassen. Auch für dieses Thema erhalten Sie ein Arbeitsblatt mit den entsprechenden Informationen sowie einer kleinen Übung am Ende. Lesen Sie dieses Arbeitsblatt zuhause in Ruhe durch und machen Sie zum Schluss die Übung hierzu.*«

- Teilen Sie das Arbeitsblatt *TN | INFO | Stressmanagement Lebensphasen Entwicklungsaufgaben* aus.
- Verwenden Sie dann die Musterpräsentation in der Datei *KL | FOLIEN | Stressmanagement Lebensphasen Entwicklungsaufgaben*.

Für die Diskussion können Sie folgende Leitfragen verwenden:

- Welche Entwicklungsaufgaben stellen sich uns im Laufe unseres Lebens?

- Wie können wir mit diesen Entwicklungsaufgaben in den verschiedenen Lebensphasen am besten umgehen?
- Wie können wir uns auf mögliche oder wahrscheinliche Entwicklungen vorbereiten? (Als Einzelner oder als Mitglied einer Gemeinschaft)

TN | INFO | Stressmanagement Lebensphasen Entwicklungsaufgaben

Stressmanagement in wichtigen Lebensphasen – Entwicklungsaufgaben

Während wir bei der Work-Life-Balance die Querschnittsperspektive einnahmen, betrachten wir nun den **Längsschnitt** unseres Stressmanagements. Denn jede Lebensphase stellt uns vor Herausforderungen, die wir als „**Entwicklungsaufgaben**" bezeichnen.

Lebensphasen sind Entwicklungsstadien eines Organismus. Dies beginnt bereits vor unserer Geburt, in einer Zeit, in der der Uterus unserer Mutter und deren Organismus Teil unserer frühesten Umwelt darstellen, und setzt sich nach unserer Geburt fort in verschiedenen Entwicklungswelten bis hin zu unserem Tod.

Jede dieser Entwicklungs- und Lebensphasen kann mit typischen Anforderungen, Belastungen und Überlastungen einhergehen. Auch viele Erkrankungen zeigen ein zeitliches Risikoprofil für das Auftreten innerhalb bestimmter Entwicklungszeiten.

Natürlich hängt unser Stressmanagement in sehr hohem Maß von den konkreten Umweltbedingungen ab, in die wir hineingeboren werden, aufwachsen, sozialisiert werden und unser Leben gestalten. Dies gilt es prinzipiell zu beachten, wenn wir uns in typisierender Weise dem Stressmanagement in verschiedenen Lebensphasen widmen.

Betrachten wir alle Lebensphasen zusammengenommen, sehen wir am Anfang als Embryo im Mutterleib eine völlige *Abhängigkeit* von unserer Umwelt, und auch nach unserer Geburt bestimmt die *Fremdkontrolle* zunächst unsere weitere Entwicklung, bis wir im Kindesalter mehr und mehr *Selbstkontrolle* erwerben, die im Erwachsenenalter in hohem Maß unser Leben bestimmt, bevor wir im Alter wieder mehr und mehr von dieser Selbstkontrolle abgeben müssen und auf die Unterstützung unserer Umwelt angewiesen sind. Analog hierzu öffnet sich im Kindes- und Jugendlichenalter immer mehr die Welt für uns, vom Elternhaus über Kita, Schule und Ausbildung bis hin in die Lebens- und Arbeitswelt der Erwachsenen. Auch unsere soziale Mobilität kann uns über den ganzen Globus führen, bevor im Alter unser Bewegungs- und Lebensraum wieder enger wird, bis hin zu unserer letzten Phase in einem Senioren- oder Pflegeheim. Während dieser ganzen Entwicklung bestimmten die Bindungen und gelernten Verhaltensweisen in jeder Phase unser weiteres Leben, wobei gerade die frühen Entwicklungen und Bindungen mit ihren Weichenstellungen bis ins hohe Alter reichen können.

Im Folgenden wollen wir beispielhaft einige dieser typischen Anforderungen und Entwicklungsaufgaben betrachten und bedienen uns hier einer pragmatischen Einteilung in drei Lebensphasen.

TN | INFO | Stressmanagement Lebensphasen Entwicklungsaufgaben

Kindheit und Jugend

Die ersten Jahre unseres Lebens sind von zentraler Bedeutung für unsere weitere Entwicklung. Verhaltensforschung, Entwicklungspsychologie, Bindungstheorie, die Theorie des sozialen Lernens und andere Disziplinen liefern hierfür klare Belege.

Situation und Verhaltenskontingenzen im Kindes- und Jugendalter

In westlichen Industrienationen wachsen Kinder in relativ **gesicherten Lebensverhältnissen** auf, meist in **Kleinfamilien** und mit „älteren Eltern" aufgrund deren längerer Ausbildungs- und beruflichen Entwicklungszeiten. **Erziehungs-, Schul- und Ausbildungszeiten** sind institutionell hoch geregelt und flexibel gestaltet, prinzipiell offen für alle, jedoch faktisch bestimmen das **Elternhaus** und die frühen Sozialisationsbedingungen oft den späteren Erfolg im Leben der Heranwachsenden. In vielen Fällen bedingen soziale und berufliche **Mobilität** der Eltern auch den entsprechenden Wechsel der Lebens- und Entwicklungswelt ihrer Kinder, die in ihrer eigenen Ausbildung bis hinein in das Erwachsenenalter für ihr eigenen Fortkommen oft ebenso sozial mobil sein müssen. Die **Vielfalt** der heutigen Lebensbedingungen und die **multikulturelle Gesellschaft** schlägt sich auch in der Welt der Kinder und Jugendlichen nieder, werden diese doch durch Freundschaften, Schul- und Freizeitkameradschaften mit einer Vielzahl unterschiedlicher Kontingenzen und Entwicklungsmöglichkeiten konfrontiert.

Entwicklungsaufgaben und Anforderungen im Kindes- und Jugendalter

Frühere „Anforderungen" im Sinne von Kinderarbeit oder gar Überlebenskampf wie bei Straßenkindern gehören bei uns der Vergangenheit an. Ihre **„Einsatz- und Anstreng- ungsbereitschaft"** lernen unsere Kinder im Rahmen institutionell geregelter Ausbildungs- stufen, verstärkt durch Elternhaus und Institutionen wie Kita, Schule, Betrieb, aber auch unter frei wählbaren Kontingenzen wie z.B. Sportvereinen oder Musikschulen, die für die Persönlichkeitsentwicklung wichtige Bedingungen darstellen können. Die relativ lange Dauer von Schule und Ausbildung vermittelt eine Vielzahl lebensrelevanter **Kompetenzen.** Abgesicherte Verhältnisse und ein hohes Maß an „Verwöhnung", d. h. Gratifikationen, ohne dafür eine Leistung erbringen zu müssen, können aber u. U. auch motivationale Nebenwirkungen haben und die Leistungsbereitschaft beeinträchtigen.

Häufige Umzüge der Familie erfordern **soziale Flexibilität** und die Fähigkeit, neue soziale Beziehungen aufzubauen. Das Leben in Großfamilien oder „Clans" ist bei uns heute eher die Ausnahme, so dass die Kleinfamilie mit geringer Kinderzahl und relativ bald die Außenkontakte zu Gleichaltrigen in Kita, Schule, Vereinen, Cliquen usw. eine große Rolle für die Sozialisation spielen. Insgesamt bietet die Vielfalt der Kontingenzen also eine Vielfalt an Entwicklungsmöglichkeiten, erfordert aber auch die entsprechenden Kompetenzen im Hinblick auf die **Orientierung** und **Entscheidung**. Dies gilt für be- deutsame Weichenstellungen wie Ausbildungs- und Berufswahl, aber auch für Freund- schaften, Partnerschaft, sexuelle Orientierung, Freizeitgestaltung, gesunde Lebensweise und andere Lebensziele. Dabei spielen die Aufrechterhaltung konsistenter, verlässlicher Kontingenzen, tragfähige soziale Bindungen und Beziehungen sowie adäquate „Modelle" für das soziale Lernen und das eigene künftige Verhalten eine große Rolle.

TN | INFO | Stressmanagement Lebensphasen Entwicklungsaufgaben

Dies ist oft besonders deutlich in der Zeit der Pubertät, in der die Jugendlichen ihre eigene Identität suchen und finden müssen.

Erwachsenenalter

Im Erwachsenenalter erfolgt meist die **Loslösung von der Primärfamilie** mit Etablierung eines **selbständigen** und oft auch mobilen **Lebensstils**. Allerdings beobachten wir in unserer Gesellschaft auch, dass nicht wenige Menschen selbst im weiteren Erwachsenenalter im Elternhaus bleiben und sich dort ihr Leben einrichten, was umgangssprachlich oft als „Hotel Mama" umschrieben wird.

Situation und Verhaltenskontingenzen im Erwachsenenalter

Was im Kindesalter beginnt, setzt sich im Erwachsenenalter fort, mit einer großen Zahl an **Freiheitsgraden** zur Gestaltung unseres Lebens. Dabei kann aus funktionaler Sicht selbst ein Verbleiben im Elternhaus sinnvoll sein, wenn es auf der Grundlage einer prinzipiell selbständigen Lebensführung erfolgt und nicht im Rahmen einer Vermeidungsstrategie. Auch finanzielle Überlegungen können eine Rolle spielen, oder die Delegation entsprechender Verantwortlichkeiten, z. B. die Delegation der Kindererziehung an Opa und Oma bei berufstätigen Alleinerziehenden. Entscheidend sind also auch hier der funktionale Zusammenhang und die Konsequenzen des Verhaltens der Beteiligten. So kann es sogar sinnvoll sein, Opa und Oma als kompensatorische Entlastung in der Nähe zu haben, wenn beide Eltern berufstätig sind und dennoch wollen, dass ihre Kinder in einer liebevollen Umgebung aufwachsen. So gibt es durchaus auch Fälle, wo Großeltern im Ruhestand umziehen, um für die Enkel-Miterziehung, aber ggf. auch für ihre eigene, spätere Pflege, in der Nähe ihrer Kinder zu sein.

Entwicklungsaufgaben und Anforderungen im Erwachsenenalter

Auch die Entwicklung eines **selbständigen Lebensstils** muss funktional nicht an eine berufliche Selbständigkeit mit ihren Freiheitsgraden gebunden sein, sondern kann ebenso im Rahmen eines „gesicherten Arbeitsplatzes" als Beamter erfolgen. Natürlich sind die Kontingenzen diesbezüglich verschieden und können gerade in „unsicheren Zeiten" wie z. B. einer Pandemie zu sehr unterschiedlichen Konsequenzen führen. Jedoch gilt für den „Normalfall", dass eine selbständige Lebensführung vielerlei Gestalt annehmen kann.

Berufseinstieg mit **Existenzsicherung** ist sicher eine der Hauptanforderungen im Erwachsenenleben, zusammen mit der **aktiven Gestaltung** des eigenen Lebens, sei es als **Single,** in einer **Partnerschaft** oder im Rahmen einer eigenen **Familie** mit Kindern.

Konnte früher ein Auszubildender noch sagen, er habe „ausgelernt", so bleibt von einer solchen Aussage heutzutage in den meisten Berufen nur noch die Floskel übrig. Ständige bzw. regelmäßige **Fort- und Weiterbildung** gehört heute für viele Berufstätige zum selbstverständlichen Arbeits- und Lebensstil. Auch **Berufe** sind keine Dauerinstitution mehr, ebenso wenig der jeweilige **Arbeitsplatz** oder die Institution **Ehe und Familie**. Mobilität, Flexibilität und Übergänge in jeder Form sind heute nicht selten der Standard. Dies schafft zum einen Freiräume, aber auch Unsicherheiten und Ängste.

TN | INFO | Stressmanagement Lebensphasen Entwicklungsaufgaben

Patchwork-Familien können nicht weniger glücklich sein wie die Standard-Familie herkömmlicher Prägung, häufige Wechsel des Arbeitsplatzes oder der Wohnumgebung bereichernd sein für die Erfahrungsbildung. Entscheidend sind auch hier die funktionalen Aspekte, z. B. die Sicherung der eigenen Existenz, die Erhaltung der eigenen Gesundheit, positive soziale Beziehungen und das Gefühl der Lebenszufriedenheit.

Seniorenalter und Ruhestand

Mit der zunehmend längeren **Lebenserwartung** und Flexibilisierung des Übergangs in den Ruhestand, mit der zumindest in unserer Gesellschaft häufigen sozialen **Absicherung** im Alter und mit der **soziodemografischen Entwicklung** stellt der Eintritt in den Ruhestand den Beginn einer neuen Lebensphase dar, für die der Begriff „Ruhe" in vielen Fällen irreführend ist. Nicht nur, dass viele Menschen in dieser Lebensphase ausgesprochen aktiv sind, auch die Gesellschaft insgesamt muss sich politisch, wirtschaftlich und sozial auf diese Entwicklung einstellen, bis hin zu möglichen Generationenkonflikten, z. B. bei der Gestaltung unseres sozialen Sicherungssystems.

Situation und Verhaltenskontingenzen im Seniorenalter

Auch beim **Übergang vom Berufsleben in den Ruhestand** bewegen wir uns in gesellschaftlich gestalteten Bahnen, z. B. im Rahmen gesetzlicher Bestimmungen, die, zumindest bei Beamten und Angestellten, diesen Übergang regeln und auch zur sozialen Sicherung in dieser Lebensphase beitragen sollen. Selbständige haben in unserer Gesellschaft meist größere Spielräume für die Ausübung, Reduzierung oder Beendigung ihrer beruflichen Tätigkeit, doch ist auch gesamtgesellschaftlich eine immer größere Flexibilisierung bei diesen Übergängen zu beobachten.

Die Kontingenzen im Ruhestand hängen meist entscheidend davon ab, wo und wie wir bisher gelebt haben. Wenn der Beruf „Ein und Alles" war, verlieren wir auch Alles.

Entwicklungsaufgaben und Anforderungen im Seniorenalter

Damit sind wir bei den Entwicklungsaufgaben, die mit den Kontingenzen zusammenhängen, die wir aus dem Erwachsenenalter „mitnehmen" bzw. den veränderten Kontingenzen, denen wir uns neu stellen müssen.

Höheres Alter ist oft mit **Verstärkerverlust** verbunden, z. B. durch zunehmende, altersassoziierte Krankheitsentwicklungen und Behinderungen, nachlassende körperliche und geistige Leistungsfähigkeit, geringere finanzielle Mittel im Ruhestand, Versterben geliebter Menschen usw. Dem stehen **Ressourcen** und **Kompensationsmöglichkeiten** gegenüber, z. B. Zeit und Muße für Enkel, Hobbys und andere befriedigende Aktivitäten, Prothesen und Hilfsmittel aller Art, barrierefreies und seniorengerechtes Wohnen, u. v. a. Auch hier ist die Balance zwischen diesen beiden Polen entscheidend für die verbleibende Lebensqualität trotz aller Einschränkungen.

TN | INFO | Stressmanagement Lebensphasen Entwicklungsaufgaben

Stressmanagement in allen Lebensphasen

Unser „Stressmanagement mit SORKC" können wir auch auf unsere Lebensphasen anwenden. An der Beschreibung der IST-Situation wird sich dabei funktional wenig ändern, jedoch an der Analyse der Alternativen und der Entscheidung für die SOLL-Situation. Denn als Kind, Jugendlicher und Erwachsener wird diese SOLL-Situation in der Regel von unseren zahlreichen **Freiheitsgraden** und deren Nutzung bestimmt. Mit zunehmendem Alter „diktieren" die Biologie sowie damit einhergehende schwindende Ressourcen die Zahl und Art der uns verbleibenden Freiheitsgrade, aber auch die verbleibenden Ressourcen unserer Kultur (bis hin zu Hospizen) und unserer Gemeinschaft mit den Menschen, die uns lieben und für uns da sind.

Wenn sich unsere Lebenssituation ändert, wenn „wir" uns ändern, also „reifer", älter oder alt werden, und sich die Kontingenzen unseres Verhaltens ändern, stellen sich für jede Lebensphase Fragen wie die folgenden:

1. Sind die **neuen Situationen und Kontingenzen** mit dem Maß an Verhaltensmöglichkeiten, Verhaltenskonsequenzen und Lebensqualität verbunden, die wir uns wünschen und die wir für unsere Gesundheit und unser Wohlergehen brauchen?

2. Verfügen wir für diese neuen Situationen über die erforderlichen oder wünschenswerten **Verhaltenskompetenzen**, oder können wir diese in einer angemessenen Zeit und unter angemessenen Bedingungen erwerben?

3. Werden diese neuen Situationen und Kontingenzen unserer „**Person**" und **Persönlichkeit** gerecht, d. h. unserem Alter, unserer Erfahrung, unserer körperlichen und geistigen Verfassung, unseren Entwicklungsmöglichkeiten, bis hin zu unserer Würde?

Und im Hinblick darauf, dass „Änderungen" für jede Lebensphase ihre eigenen Konsequenzen mit sich bringen:

4. Eröffnen sich mit den neuen Lebenssituationen auch **neue positive Perspektiven** für unser Leben, und neue Türen, durch die wir gerne gehen wollen?

5. Können wir das, was wir durch die Änderung der bisherigen Lebenssituation an Positivem verlieren, in ausreichendem oder – wenn nicht anders möglich – zumindest in erträglicher Weise **kompensieren**?

Übung „Übergang in die Seniorenphase"

Sie stehen voll im Leben, mit allem, was dazu gehört, sei es Beruf und Arbeit, Partnerschaft und Familie, Freundschaften und Freizeit usw.

Wie stellen Sie sich Ihren Übergang in den Ruhestand vor? Orientieren Sie sich dabei am SORKC-Modell: SORKC (aktuell) sowie S*O*R*K*C* im Ruhestand.

Ergänzung

Stressbewältigung kann nicht früh genug beginnen und ist auch für Kinder und Jugendliche ein Thema. In einer Metaanalyse von Kraag et al. (2006) wird die Effektivität und Bedeutung von Schulprogrammen für das *Stressmanagement bei Kindern und Jugendlichen* positiv bewertet.

Ohne in die Hoheitsrechte von Pädagogen, Kinderpsychologen, Erziehungswissenschaftlern und anderen Experten eingreifen zu wollen, soll hier nur darauf hingewiesen werden, dass in der Entwicklung der *Verhaltensmodifikation* das Verhalten und die Probleme von Kindern und Jugendlichen eine große Rolle gespielt haben. Kinder reagieren in der Regel sehr rasch und unmittelbar auf bestehende Verhaltenskontingenzen und werden durch diese »geprägt« (im Sinne etablierter Verhaltensmuster), nicht zuletzt durch soziale Bindungsmuster, die sie oft in ihrem weiteren Leben begleiten.

In ihrem Manual zum *Stresspräventionstraining für Kinder im Grundschulalter* greifen Klein-Heßling und Lohaus (2012) auf Methoden wie Rollenspiel, Entspannungsübungen, Fallgeschichten und Comics zurück, inklusive einer Anleitung zur Gestaltung von trainingsbegleitenden Elternabenden.

Aus derselben Institution stammt ein Trainingsprogramm zur *Stressbewältigung im Jugendalter* (Beyer und Lohaus 2018), speziell für Jugendliche, die unter Stresssymptomen leiden, ebenfalls mit begleitenden Teilnehmer- und Trainermaterialien.

Die meisten der existierenden Stressmanagementprogramme gelten für das Erwachsenenalter. Dies wurde bereits in den anderen Modulen behandelt, weshalb hier nicht weiter darauf eingegangen wird.

Sucht man nach Literatur zu *Stressmanagement im Alter*, geht es einem wie manchem Goldgräber: Man weiß um den wertvollen Gehalt des Gesuchten, aber es liegt oft tief im Verborgenen. Das mag zum einen an der Marktsituation liegen: Dass Senioren ihr Hauptaugenmerk auf Stressmanagementprogramme legen, ist eher unwahrscheinlich. Auf der anderen Seite verbergen sich viele Ratgeber und Arbeitshilfen zu diesem Thema unter anderen Titeln. So sind *Gesundheitsförderung und Krankheitsprävention* gerade für Menschen im fortgeschrittenen Alter ein wichtiges Thema, und viele Ratgeber und Präventionsprogramme beschäftigen sich mit diesen alterskorrelierten Erkrankungen und Stressfaktoren. Des Weiteren gibt es ein breites Literaturangebot zum »Glück der späten Jahre«, dem »Alter als Geschenk« oder ähnlichen Themen für »erfolgreiches« oder »gesundes« Älterwerden oder entsprechende »Anti-Aging«-Programme. Auf der anderen Seite sind Verlusterlebnisse und die Angst vor Verlusten, inklusive dem Verlust der Selbständigkeit, sowie Vereinsamung, Armut im Alter und zunehmende Beschwerden und Erkrankungen »typische« *Stressfaktoren des Alters*, auch wenn sie nicht jeden treffen. Doch akzeptieren wir, wenn viele Unterstützungs- und Hilfsangebote und Programme nicht unter dem Titel »Stressmanagement« laufen.

Das Buch von FallCreek und Mettler (1984) zur *Gesundheitsförderung bei älteren Erwachsenen* zeigt, dass die Gesundheitsförderung älterer Menschen auch Jahrzehnte später immer noch ein wichtiges Thema ist, angesichts der demografischen Entwicklung und der immer längeren aktiven Lebenszeit von Senioren in unserer Gesellschaft.

Neueren Datums, immer noch aktuell und praxisbezogen und mit vielen Materialien, ist das Buch von Meier-Baumgartner et al. (2006) zur *aktiven Gesundheitsförderung im Alter*, in dem ein neuartiges und in der Praxis bewährtes Präventionsprogramm für Senioren dargestellt wird.

Aus der eigenen Feder (Günthner 2008) stammen eine Arbeit zur Stressbewältigung im Alter und wie man mit Freude älter werden kann, sowie weiterhin ein Studienbegleitbrief »Stress im Alter« (Günthner 2019).

5.11.4 Hausaufgabe »Wichtige Lebensphasen und Entwicklungsaufgaben«

Lernziele

Die Teilnehmer haben sich mit ihrem »Übergang in die Seniorenphase« auseinandergesetzt (bzw. für diejenigen, die bereits in dieser Phase sind, mit der Lebensphase, die sie in ihrem Leben voraussichtlich als *nächste* erwarten wird).

Sie haben dabei für die IST-Beschreibung ihrer aktuellen Lebenssituation das SORKC-Schema verwendet sowie für die SOLL-Beschreibung ihrer künftigen Lebensphase das S*O*R*K*C*-Schema.

Vorbereitung

Für die Bearbeitung der Hausaufgabe sind folgende Arbeitsblätter erforderlich:

- *TN | INFO | Stressmanagement Lebensphasen Entwicklungsaufgaben.*
- *TN | ANLEITUNG | Stressmanagement mit SORKC.*

Durchführung

Führen Sie in diese Hausaufgabe ein, z. B. mit den Worten: »*Am Ende des Arbeitsblatts zum »Stressmanagement in wichtigen Lebensphasen« finden Sie die »Entwicklungsaufgabe«, die Sie künftig erwarten wird, wenn Sie in die Seniorenphase eintreten. Wie stellen Sie sich Ihren Übergang in den Ruhestand vor? Oder wenn Sie bereits in diesem Ruhestand sind: Wie wird Ihre nächste wichtige Lebensphase für Sie aussehen, welche Erwartungen haben Sie hierzu? [z. B. wenn das selbständige Leben zum Problem wird und die Frage eines Übergangs in eine seniorengerechte Lebensform ansteht].*
*Verwenden Sie bitte das SORKC-Schema für die Beschreibung der IST-Situation in Ihrer aktuellen Lebensphase und das S*O*R*K*C*-Schema für die SOLL-Situation in Ihrer künftigen Lebensphase.*«

5.12 Sitzung 12: Stressmanagement, Nachhaltigkeit und die Kunst der Lebensführung

Begrüßen Sie die Teilnehmer, z. B. mit den folgenden Worten: »*Heute darf ich Sie zu unserer letzten Sitzung in diesem Kurs sehr herzlich begrüßen. Nach der Besprechung Ihrer allerletzten Hausaufgabe werden wir eine ebenfalls letzte Fallbesprechung durchführen, in der wir Ihr Stressmanagement beim Übergang in neue Lebensphasen besprechen. Da der Übergang in die Seniorenphase und in den Ruhestand eine wichtige Entwicklungsaufgabe für fast alle von uns darstellt, wollen wir diesem Übergang unsere besondere Aufmerksamkeit widmen.*

Mit der heutigen Sitzung wird zwar Ihr Kurs enden, nicht jedoch Ihr Stressmanagement. Denn dieses wird Sie Ihr weiteres Leben begleiten, bis zu Ihrem »letzten Schnauferl«. Danach können Sie jeglichen weiteren Stress getrost und mit Trost der lieben Nachwelt überlassen.

Nachdem wir uns über viele Sitzungen hinweg mit den Niederungen des stressigen Alltags beschäftigt haben, wollen wir uns dem letzten Thema unseres Stressmanagements, nämlich der Nachhaltigkeit und der Kunst der Lebensführung, heute aus einer etwas philosophisch angehauchten Vogelperspektive nähern. Auch hierzu erhalten Sie wieder ein letztes Arbeitsblatt, und vielleicht können Sie den einen oder anderen Gedanken darin auch für Ihre eigene Lebensphilosophie gebrauchen.

Zum Schluss werden wir eine gemeinsame Rückmelderunde durchführen, um zu hören, welche Erfahrungen wir zusammen gemacht haben und was jeder von uns aus diesem Kurs mitnimmt.«

5.12.1 Erfahrungen bei der Hausaufgabe »Wichtige Lebensphasen und Entwicklungsaufgaben«

Besprechen und protokollieren Sie diese Hausaufgabe gemäß den Hinweisen in den Informationsblättern, v. a. im Arbeitsblatt *KL | INFO | Bedeutung der Hausaufgaben*.

5.12.2 Fallbesprechung 14: »Wichtige Lebensphasen und Entwicklungsaufgaben«

Lernziele

Die Teilnehmer haben in der Gruppe ein *Fallbeispiel* zum Stressmanagement beim *Übergang in die Seniorenphase und den Ruhestand* besprochen und dabei anhand eines IST-SOLL-Vergleichs die entsprechenden *Entwicklungsaufgaben* erörtert.

Vorbereitung

Halten Sie die Arbeitsblätter *TN | INFO | Stressmanagement Lebensphasen Entwick-lungsaufgaben* und die beiden Informationsblätter zur *»Bedeutung der Fallbespre-chungen«* (*KL* und *TN*) sowie die Anleitung zum *»Stressmanagement mit SORKC«* bereit, sowie zusätzlich ein Arbeitsblatt mit einem *alternativen Stress-Szenario*:

- *TN | FALLBESPRECHUNG | Seniorenheim.*

Durchführung

Führen Sie die Teilnehmer in diese Fallbesprechung ein, z. B. mit den Worten: *»In der heutigen Fallbesprechung behandeln wir die Entwicklungsaufgaben, die sich uns beim Übergang in eine neue Lebensphase stellen. Dabei wollen wir vor allem den »Übergang in das Seniorenalter« ins Auge fassen, der für fast alle von uns eine Herausforderung darstellt. Nutzen Sie die Gelegenheit, uns Ihr Stressmanagement im Rahmen Ihrer aktuellen Work-Life-Balance vorzustellen«.*

Da zu diesem Thema fast jeder etwas zu sagen hat, kann man die Schilderung eines Teilnehmers als »Kernbeitrag« nehmen und die anderen Teilnehmer bitten, ihre eigenen Gedanken hierzu als kurze »Satelliten«-Beiträge mitzuteilen.

Falls Sie keinen Freiwilligen finden oder es aber aus didaktischen Gründen vor-ziehen, so verwenden Sie ggf. ein *beispielhaftes Stress-Szenario* aus der Retorte (siehe Arbeitsblätter).

TN | FALLBESPRECHUNG | Seniorenheim

Seniorenheim

– Fallbesprechung –

Freie Beschreibung

Nach dem Tod seiner Ehefrau, die lange krank war und von ihm versorgt wurde und die er jeden Tag vermisst, wohnt M., 75 Jahre alt, allein in seinem Haus. Seinen Herzinfarkt vor einigen Jahren hat er überstanden, muss aber wegen seiner koronaren Herzkrankheit und anderen Begleiterkrankungen regelmäßig Medikamente nehmen. Sein Sohn S. ist verheiratet, lebt mit seiner Frau und seinen kleinen Kindern ca. 200 km entfernt und bietet seinem Vater an, zu ihm zu ziehen. M. hängt jedoch an seiner gewohnten Umgebung und an den sozialen Kontakten, die allerdings während der langen Krankheitsphase seiner Frau weniger geworden sind, und möchte trotz eigener gesundheitlicher Probleme in seiner alten Umgebung bleiben. Bereits vor über einem Jahr hat er auf Drängen seines Sohnes sein Auto abgeschafft, als er aus Unachtsamkeit auf ein stehendes Auto vor ihm aufgefahren war und bei der Unfallaufnahme auf Außenstehende einen leicht verwirrten Eindruck gemacht hatte. Von Nachbarn erfährt der Sohn, dass M. bei seinen kleinen Spaziergängen gerne den Kontakt suche und immer zu einem kleinen Schwätzchen aufgelegt sei. Er mache stets einen sehr freundlichen, umgänglichen Eindruck. Obwohl er manchmal etwas vergesslich wirke und einmal ziemlich durcheinander gewesen sei, als er im Haus etwas gesucht und nicht gefunden habe, habe man den Eindruck, dass M. seinen Alltag im Großen und Ganzen bewältigen könne, auch wenn er manchmal über Einsamkeit klage. Von Nachbarn lasse er sich gerne helfen, wenn Not am Mann sei. Es komme immer mal wieder zu Situationen, in denen er auf Hilfe angewiesen sei. So hätten die Nachbarn eines nachts Hilferufe von M. gehört, als er in seinem Haus die Treppe heruntergefallen sei. Und bei den Besuchen seines Sohnes stellt dieser fest, dass M. vermutlich seine Medikamente nicht immer regelmäßig einnimmt. Auch mit dem Essen scheint M. Probleme zu haben. So ist kaum Obst oder Gemüse im Haus und im Kühlschrank liegen immer wieder Lebensmittel mit abgelaufenen Haltbarkeitsdatum und alte Essensreste. Ein Essen auf Rädern möchte M. eher nicht in Anspruch nehmen, da es ihm nicht schmecke. Da aufgrund der fortschreitenden gesundheitlichen Probleme immer deutlicher wird, dass der eigenständigen Lebensführung von M. Grenzen gesetzt sind, bespricht sein Sohn mit ihm die weiteren Möglichkeiten, wobei er seinen Vater gerne in seiner Nähe hätte. M. sieht selbst, dass es zuhause für ihn immer schwieriger wird, hat aber Angst davor, in ein Seniorenheim zu ziehen. Sein Sohn äußert Verständnis und erklärt seinem Vater, dass er ihn auch bei der gegenwärtigen Lebensführung unterstütze, so lange es eben gehe.
Nachfolgend wird hier gleich eine mögliche "Musterlösung" (Entscheidung für eine Soll-Situation) in Tabelle 3 aufgeführt. Tabelle 1 (Beschreibung) und Tabelle 2 (Veränderungs-möglichkeiten) sind zusätzlich in dem ONLINE verfügbaren Arbeitsblatt enthalten (siehe dort).

TN | FALLBESPRECHUNG | Seniorenheim

Tabelle 3: Analyse mit SORKC: ENTSCHEIDUNG für eine SOLL-Situation

Komponente		Entscheidung (Für was habe ich mich entschieden?)
S*		Seniorenheim.
	Setting	(Umzug in ein) Seniorenheim (mit eigenen Möbeln).
	Situation	Weitgehender Erhalt der Selbständigkeit bei geregelter Versorgung in einer altersgerechten, barrierefreien Umgebung mit vielen sozialen Kontakten.
O*		Verbesserter Gesundheitszustand (körperlich, psychisch, sozial).
	physisch	Bessere körperliche Verfassung (durch regelmäßige Versorgung, auch ärztlich; Gewährleistung der Medikamenteneinnahme).
	motorisch	Mehr Verhaltensaktivitäten und größere Verhaltenssicherheit in barrierefreier Umgebung. Gewohnte Spaziergänge, auch in neuer Umgebung.
	kognitiv	Erhalt kognitiver Fähigkeiten (mentales Training; Heimangebote).
	emotional	Frohe Grundstimmung. Gefühl des Aufgehobenseins.
R*		Aktiveres Verhalten und befriedigende Aktivitäten in seniorengerechter und barrierefreier Umgebung mit zusätzlichem Anregungsgehalt (Angebote im Heim).
	physisch	Teilnahme am heiminternen Fitnessprogramm für Senioren.
	motorisch	Teilnahme an Heimangeboten (z. B. Singstunde; begleitete Ausflüge).
	kognitiv	Mentales Training: Kreuzworträtsel lösen. Zeitung lesen.
	emotional	Freude im Zusammensein mit Anderen und beim Besuch von Angehörigen. Sicherheitsgefühl. Gefühl der Unterstützung und Hilfe im Bedarfsfall.
C*		
	kurzfristig	Positiv: sofortige Entlastung von kritischer Alltagssituation.
		Negativ: fremde Umgebung, Unsicherheit.
	langfristig	Positiv: Dauerhafte Entlastung von Alltagsproblemen. Regelmäßige Versorgung. (Möglichkeiten für) befriedigende Aktivitäten.
K*		Durchgehende Versorgung mit Verbesserung des Gesundheitszustandes; Geringere Gefährdung durch kritische Ereignisse aufgrund barrierefreier Umgebung: Soziale Verstärkung durch Mitbewohner und Personal sowie durch Besuch von Angehörigen. Aktivierung und Verstärkung durch befriedigende Aktivitäten (Heimangebote).

TN | FALLBESPRECHUNG | Seniorenheim

Anmerkungen

Dieses Beispiel lehnt sich an wahre Begebenheiten an und berührt die Änderung der Lebenssituation im Alter, mit zunehmendem Verlust der Selbständigkeit und der Frage, ob bzw. wann und wie der Umzug in ein Seniorenheim erfolgen soll.

In der Beispielsituation sieht die „Lösung" wie folgt aus:

Der Sohn S. hat am eigenen Wohnort alle Seniorenheime in der näheren Umgebung besichtigt, um sich zu informieren, da es z. T. sehr lange Wartezeiten gibt. Deshalb macht er seinem Vater den Vorschlag, mit ihm zusammen zu jedem dieser Seniorenheime zu fahren, damit dieser sich zunächst selbst ein Bild machen könne, ohne sich zum jetzigen Zeitpunkt festlegen zu müssen. Danach würde er ihn wieder nach Hause fahren und mit ihm in Ruhe die Eindrücke besprechen. M. stimmt nach einigem Zögern der Besichtigungstour zu und lässt sich versichern, dass er danach wieder nach Hause gebracht werde. Einige Tage später holt S. seinen Vater ab und sie fahren vorangemeldet zu den verschiedenen Seniorenheimen. Bei manchen Heimen erklärt M. sofort, dass er hier auf keinen Fall wohnen möchte. Bei anderen Heimen jedoch ist er positiv überrascht von der dortigen Atmosphäre, kommt auch mit einigen Bewohnern ins Gespräch und erkundigt sich interessiert nach den dort verfügbaren Möglichkeiten der Tagesgestaltung. Besonders gefällt ihm ein Heim, bei dem man sein Zimmer mit eigenen, gewohnten Möbeln einrichten kann, das mit nahe gelegenem Kiosk und kleineren Geschäften gut in die Gemeinde integriert ist und die Möglichkeit für viele soziale Aktivitäten bietet. Dennoch ist er froh, dass er danach wieder nach Hause gehen kann, erklärt sich aber einverstanden, sich für das Heim, das ihm am besten gefallen hat, auf die Warteliste setzen zu lassen, da hiermit keine weitere Verpflichtung verbunden ist.

Nachdem M. wieder zu Hause ist, kann er dort noch geraume Zeit sein relativ eigenständiges Leben führen, wobei ihn bei Bedarf die Gemeindepflege sowie sein Hausarzt unterstützen und sich auch Nachbarn und Freunde um ihn kümmern, ebenso sein Sohn, der ihn immer wieder besucht.

Als es in der Folgezeit zu einigen kritischen Situationen kommt und M. nach einem weiteren Sturz schließlich für etliche Tage in ein Krankenhaus muss, kann sein Sohn ihn mit sanftem Druck davon überzeugen, in das Seniorenheim seiner Wahl zu ziehen. Da aufgrund der langen Voranmeldezeit ein gerade frei gewordenes Zimmer zur Verfügung steht, organisiert S. noch während des Krankenhausaufenthaltes seines Vaters den Umzug, so dass M. nach seiner dortigen Entlassung sofort in ein Zimmer mit eigenem Teppich und eigenen Möbeln einziehen kann.

M. gewöhnt sich überraschend schnell an die neue Situation, freut sich über die Gesellschaft seiner Mitbewohner und schließt schnell Freundschaften. Sein Sohn, der in der Nähe arbeitet, kann ihn immer mal wieder zwischendurch besuchen und ihn an Wochenenden oder Festtagen auch abholen, damit er im Kreis der Familie mit seinen Enkeln zusammen sein kann.

Dieses Beispiel zeigt die **Entwicklungsaufgabe**, die sich vielen Menschen im Alter stellt. Die bisherige „normale" Umwelt (S) ist meist auf Verhaltenserfordernisse eingestellt, die der nicht oder nur wenig behinderte Durchschnittsbürger im Alltag zu

TN | FALLBESPRECHUNG | Seniorenheim

erfüllen vermag (R) und die demzufolge zu positiven Konsequenzen (C+) führen, die wir mit der für uns „normalen" Wohn- und Arbeitssituation „meines Zuhauses" verbinden. Mit zunehmendem Alter bzw. den damit oft einhergehenden Krankheiten und Behinderungen ändern sich jedoch die Konsequenzen und Kontingenzen, mit denen unser Zuhause verbunden ist. Treppen, die wir bisher bzw. früher mit Leichtigkeit genommen haben, werden plötzlich zu Barrieren oder zu Stolperfallen (S-). Die moderne Küchentechnologie überfordert (C-) uns zunehmend oder wir vergessen das Ein- oder Ausschalten des Herdes oder anderer Geräte, und im Straßenverkehr ist unsere Teilnahme mit immer mehr Risiken für uns und/oder Andere (C-) verbunden. Zum Glück haben viele Menschen die Möglichkeit, sich im Rahmen des Älterwerdens (O) an diese Änderung der Konsequenzen und Kontingenzen ihrer Lebenswelt anzupassen (R'), auch schrittweise. Viele ältere Menschen reagieren jedoch auf diese Änderungen eher reaktiv, und leider erst dann, wenn bereits merkliche aversive Konsequenzen (C-) aufgetreten sind bzw. sich häufen. Partner und nahe Angehörige sowie Freunde können hier hilfreich sein, diese Probleme wie am obigen Beispiel gezeigt frühzeitiger, geplanter und proaktiver anzugehen (R', C+'). Dies kann auch das Selbstbestimmungsverhalten der Betroffenen (R') stärken bzw. verstärken (C+), da ihr Handeln planvoll und gezielt erfolgt und nicht nur reaktiv und hilflos angesichts nicht mehr tragbarer oder bewältigbarer Umstände.

5.12.3 Stressmanagement, Nachhaltigkeit und die Kunst der Lebensführung

Lernziele

Die Teilnehmer haben Stressmanagement als Teil ihrer Lebensführung kennengelernt und wissen, dass ihr eigenes Stressmanagement auf einer langen Entwicklung beruht, die von der Natur über ihre Kultur bis zu ihrer eigenen individuellen Entwicklung reicht.

Vorbereitung

Halten Sie für die Durchführung die folgenden *Arbeitsmaterialien* bereit:

- *KL | FOLIEN | Stressmanagement, Nachhaltigkeit und die Kunst der Lebensführung* (Musterpräsentation für den Kursleiter online).
- *TN | INFO | Stressmanagement, Nachhaltigkeit und die Kunst der Lebensführung* (Informationsblatt für die Teilnehmer).

Durchführung

Führen Sie in dieses Informationsmodul ein, z. B. mit den Worten: »*Heute betrachten wir Stressmanagement in der Zusammenfassung über unser ganzes Leben hinweg. Dabei sehen wir, dass die Grundlagen für Ihr persönliches Stressmanagement weit zurückreichen in Ihre Stammes- und Lebensgeschichte. Das Arbeitsblatt hierzu soll Sie auf Ihrem eigenen weiteren Weg begleiten.*«

- Teilen Sie das *Arbeitsblatt TN | INFO | Stressmanagement, Nachhaltigkeit und die Kunst der Lebensführung* aus.
- Verwenden Sie dann die Musterpräsentation in der Datei *KL | FOLIEN | Stressmanagement, Nachhaltigkeit und die Kunst der Lebensführung*.

Für die Diskussion können Sie folgende Leitfragen verwenden:

- Wie können wir unser Leben nachhaltig gestalten?
- Auf was müssen wir dabei besonders achten?

Heben Sie hervor, dass wir für die *Nachhaltigkeit unserer Lebensführung* deren Grundlagen schützen müssen, also die Kontingenzen der *Natur*, unserer *Kultur*, unseres engeren *sozialen Umfeldes* und unserer *eigenen Person*.

TN | INFO | Stressmanagement, Nachhaltigkeit und die Kunst der Lebensführung

Stressmanagement, Nachhaltigkeit und die Kunst der Lebensführung

„Leben oder gelebt werden", „Haben wir unser Leben im Griff oder hat uns unser Leben im Griff?", „Wem sollen wir vertrauen, uns selbst, den Anderen, dem lieben Gott, dem wie auch immer definierten ‚Schicksal'?", „Ist der Weg das Ziel, oder sind wir schon am Ende?". Die Reihe solcher Fragen zu unserer „conditio humana" (lat.), unseres Menschseins und unserer Natur, ließe sich beliebig fortführen.

Wenn wir, wie der Philosoph Karl Popper, alles Leben als Problemlösen ansehen, sind Problemlösen und Stressmanagement die Verhaltensseite unserer menschlichen Existenz. Die Natur hat uns hierzu mit einzigartigen Voraussetzungen ausgestattet, und zwar genau mit denen, die es uns ermöglichen, genau die Probleme zu lösen, die sich uns in unserer Lebenswelt stellen. Charles Darwin hat erkannt, dass sich unsere Umwelt durch Mutation und Selektion in unseren Genen und in unserem Verhalten abbildet, wodurch wir für diese Umwelt wie „geschaffen" sind. Ob wir allerdings die „beste" Lösung sind, wird sich wohl erst in der Zukunft zeigen, wenn sich herausstellt, ob wir mit den von uns Menschen geschaffenen Kontingenzen genauso zurechtkommen wie mit den naturgegebenen.

Ähnlich ist es mit unserem persönlichen Stressmanagement. Welche „Mutationen", sprich Änderungen unseres Verhaltens, sinnvoll sind und welche wir auswählen sollten („Selektion"), um das beste von uns gewünschte Ergebnis zu erreichen, zeigt in vielen Fällen nur die Zukunft. Was uns dabei unsere Kultur, unsere Eltern und andere Modelle mit auf den Weg geben, müssen wir selbst vervollständigen, an unsere Kinder und Andere weitergeben und schließlich abgeben, wenn mit unserem Leben auch jedwedes Problemlösen und jeder Stress endet, zumindest auf der Ebene unserer individuellen Existenz.

Die Natur sagt uns, was „richtig" oder „falsch" ist, wenn es um das Überleben geht. Autoritäten sagen uns, was „richtig" und „falsch" ist, wenn es um den Codex ihrer Macht geht. Wir jedoch müssen und dürfen selbst herausfinden, was „für uns" richtig oder falsch ist, angesichts der Vielfalt der Freiheitsgrade und Möglichkeiten, die uns unsere natürlichen und kulturellen Kontingenzen nachhaltig, aber nicht ewig bieten. So tun wir für die Nachhaltigkeit unseres eigenen Verhaltens sowie das künftiger Generationen gut daran, unseren Planeten Erde sowie unsere Kultur zu bewahren. Und vielleicht finden wir dabei Wege, auch mit uns und den Anderen fürsorglich, wenn nicht sogar liebevoll umzugehen.

Oder wie es Albert Schweitzer (2013) einst genannt hat:
„Die Ehrfurcht vor dem Leben!"

5.12.4 Rückmeldung und Verabschiedung

Lernziele

Alle Beteiligten, Teilnehmer und Kursleiter, haben sich gegenseitig Rückmeldung gegeben, welche wichtigen Erfahrungen sie in diesem Kurs gemacht und was sie aus diesem Kurs mitgenommen bzw. gelernt haben (insbesondere im Hinblick auf ihr persönliches Stressmanagement).

Vorbereitung

Vergegenwärtigen Sie sich als Kursleiter Ihre Eindrücke über den gesamten Kursverlauf hinweg, z. B. anhand der folgenden Fragen:

- Was waren die wichtigsten Themen, die wir in diesem Kurs behandelt haben? (Beschränken Sie sich auf max. drei Themen, wenn passend!).
- Was waren die eindrücklichsten Erfahrungen, die Teilnehmer von sich geschildert haben?
- Was habe ich selbst als Kursleiter in diesem Kurs mitgenommen/gelernt?
- Was möchte ich zum Abschluss den Teilnehmern mitgeben?

Halten Sie für die Durchführung ggf. die *Arbeitsmaterialien* bereit, die Sie zum Schluss ausgeben wollen, z. B. Evaluationsbögen, Teilnahmebescheinigungen, weiterführende Hinweise, usw.

Durchführung

Führen Sie die Rückmeldung und Verabschiedung mit Ihren eigenen Worten und Ihrem eigenen authentischen Stil durch. Sie haben über den Kurs hinweg alle Teilnehmer intensiv kennengelernt und wissen, welche Worte in welcher Form zum Schluss angebracht sind.

Geben Sie den Teilnehmern ausreichend Zeit für die Rückmeldung, z. B. im Rahmen einer Blitzlichtrunde. Ermutigen Sie dabei die Teilnehmer zu persönlichen Bemerkungen. Insbesondere die Frage, ob, bzw. inwieweit, ihnen der Kurs für ihre persönliche Stress-Situation weitergeholfen hat, kann dabei eine wichtige Rolle spielen. Wenn dies so war, so kann und darf das hervorgehoben werden, auch dadurch, dass Sie als Kursleiter Ihre Freude darüber zum Ausdruck bringen. Falls ein Teilnehmer keinen Erfolg mit seinem Stressmanagement berichten kann, ist es u. U. möglich, die Gründe hierfür kurz anzusprechen, besonders dann, wenn es vor allem an den Begleitumständen lag, oder die Aufgabe zu komplex für solch einen Kurs war oder die Zeit hierfür nicht ausreichte. Und selbst in den Fällen, wo ein Teilnehmer die Gründe bei sich selbst sucht, kann man ermutigen, indem man hervorhebt, dass ein erfolgreiches Stressmanagement oft auch Geduld erfordert, um langfristig die

Verhaltenskompetenzen zu erwerben, die man braucht, oder manchmal auch, um auf den richtigen Augenblick zu warten.

Wählen Sie zur Verabschiedung lobende und ermutigende Worte und sprechen Sie aus, was *Sie* in diesem Kurs bewegt hat. Und danken Sie hierfür den Teilnehmern mit Ihren eigenen Worten!

6   Ausblick: »Stressmanagement for future!«

»Stress« ist und war in der Medizin immer schon ein Thema, gilt doch der Wissenschaftler und Mediziner Hans Selye als »Vater der Stressforschung«. Allerdings ist die »Stressmedizin« keine offizielle Schwerpunkt- oder Zusatzbezeichnung nach der Musterweiterbildungsordnung. Sie kann als Teil der »Verhaltensmedizin« angesehen werden und ist wie diese interdisziplinär ausgerichtet.

Dass Stress, unser Verhalten und unsere aktuellen und künftigen Lebensbedingungen einschließlich zu erwartender Pandemien und Klimaänderungen eng zusammenhängen, wird gerade in diesen Tagen wieder deutlich. Das wird auch in der Zukunft so sein, denn: »Nach der Pandemie ist vor der Pandemie!«, in Anlehnung an eine bekannte Fußballer-Weisheit des früheren Nationaltrainers Sepp Herberger. Und wenn wir schon mit »Geisterspielen« leben müssen, so sollten wir doch dafür sorgen, dass nicht die »bösen Geister« die Oberhand gewinnen, sondern die »guten Geister« unser Verhalten, unser Leben und unsere Zukunft bestimmen.

Hierzu kann die Stressmedizin ihren und wir alle unseren Teil beitragen.

»Curriculum Stressmedizin«

Neben vielen anderen Veranstaltungen zum Thema »Stress« bieten mehrere Landesärztekammern interdisziplinär ausgerichtete Fortbildungsveranstaltungen im Rahmen eines »Curriculum Stressmedizin« an.

Hinweis zum Downloadmaterial

Die im Buch abgedruckten sowie weitere Arbeitsmaterialien können Sie als Zusatzmaterial kostenfrei herunterladen[3]:
Link: https://dl.kohlhammer.de/978-3-17-024251-7

---

3 Wichtiger urheberrechtlicher Hinweis: Alle zusätzlichen Materialien, die im Download-Bereich zur Verfügung gestellt werden, sind urheberrechtlich geschützt. Ihre Verwendung ist nur zum persönlichen und nichtgewerblichen Gebrauch erlaubt. Jede Verwendung außerhalb der engen Grenzen des Urheberrechts ist ohne Zustimmung des Verlags unzulässig und strafbar. Das gilt insbesondere für Vervielfältigungen, Übersetzungen, Mikroverfilmungen und für die Einspeicherung und Verarbeitung in elektronischen Systemen.

Literatur

Alsleben H, Hand I (Hrsg.) (2013). Soziales Kompetenztraining. Leitfaden für die Einzel- und Gruppentherapie bei Sozialer Phobie. Wien: Springer.

Barnow S, Reinelt E, Sauer C (2016). Emotionsregulation. Manual und Materialien für Trainer und Therapeuten. Berlin, Heidelberg: Springer.

Bech P (2004). Measuring the dimensions of the psychological general well-being by the WHO-5. Quality of Life Newsletter, 32, 15-16.

Berger M, Linden M, Schramm E, Hillert A, Voderholzer U, Maier W (2012) Positionspapier der Deutschen Gesellschaft für Psychiatrie, Psychotherapie und Nervenheilkunde (DGPPN) zum Thema Burnout. Berlin: DGPPN. Die Psychiatrie 2012; 9(02): 119-126. DOI: 10.1055/s-0038-1671782

Bergner T (2016). Burnout-Prävention. Erschöpfung verhindern – Energie aufbauen. Selbsthilfe in 12 Stufen. 3. Auflage. Stuttgart: Schattauer.

Beyer A, Lohaus A (2018). Stressbewältigung im Jugendalter. Ein Trainingsprogramm. 2. Auflage. Göttingen: Hogrefe.

Blumenthal JA, Sherwood A, Smith PJ, Watkins L, Mabe S, Kraus WE, Ingle C, Miller P, Hinderliter A (2016). Enhancing Cardiac Rehabilitation with Stress Management Training: A Randomized, Clinical Efficacy Trial. Circulation, 33(14), 1341-1350.

Boss P, Bryant CM, Mancini JA (2017). Family Stress Management: A Contextual Approach. Third Edition. London: Sage Publications.

Brantley P, Waggoner CD, Jones GN, Rappaport NB (1987). A daily stress inventory: Development, reliability, and validity. Journal of Behavioral Medicine, 10, 61-74.

Bundesanstalt für Arbeitsschutz und Arbeitsmedizin (Hrsg.) (2014). Gefährdungsbeurteilung psychischer Belastung. Erfahrungen und Empfehlungen. Berlin: Erich Schmidt Verlag.

Busch C, Roscher S, Ducki A, Kalytta T, Liedtke G (2015). Stressmanagement für Teams in Service, Gewerbe und Produktion – Ein ressourcenorientiertes Trainingsmanual. Berlin, Heidelberg: Springer.

D'Zurilla TJ, Goldfried MR (1971). Problem solving and behavior modification. J Abnorm Psychol, 78, 107–126.

DeLongis A (2014). Hassles and Uplifts Scale. In: Michalos AC (eds.) Encyclopedia of Quality of Life and Well-Being Research. Dordrecht: Springer, 1491.

DeLongis A, Coyne JC, Dakof G, Folkman S, Lazarus RS (1982). Relationship of Daily Hassles, Uplifts, and Major Life Events to Health Status. Health Psychology ,1 (2), 119-136.

DeLongis A, Folkman S, Lazarus R (1988). The impact of daily stress on health and mood: Psychological social resources as mediators. Journal of Personality and Social Psychology, 54, 486–495.

Dickerson SS, Kemeny ME (2004). Acute Stressors and Cortisol Responses: A Theoretical Integration and Synthesis of Laboratory Research. Psychological Bulletin, 130(3), 355-391.

Erdmann G, Janke W (2008). SVF – Stressverarbeitungsfragebogen. 4. Auflage. Göttingen: Hogrefe.

Evers KE, Prochaska JO, Johnson JL, Mauriello LM, Padula JM, Prochaska JM (2006). A Randomized Clinical Trial of a Population- and Transtheoretical Model–Based Stress-Management Intervention. Health Psychology, 25(4), 521–529.

FallCreek S, Mettler M (1984). A Healthy Old Age: A Sourcebook for Health Promotion with Older Adults. Revised Edition. New York London: The Haworth Press Inc.

Fengler J (2013). Burnout-Prävention im Arbeitsleben: Das Salamander-Modell. – Leben Lernen 258. Stuttgart: Klett-Cotta.

Franke GH, Jagla M, Salewski C, Jäger S (2007). Psychologisch-diagnostische Verfahren zur Erfassung von Stress und Krankheitsbewältigung im deutschsprachigen Raum. Z Med Psychol, 16, 41–55.

Frisch D (2018). Stressbewältigung und Burnout Prävention im Kurort. Entwicklung und Evaluierung eines dreiwöchigen, multimodalen Programms zur Stressbewältigung und Sekundärprävention bei der Risikogruppe Burnout. Dissertation zum Erwerb des Doktorgrades der Humanbiologie an der Medizinischen Fakultät der Ludwig-Maximilians-Universität zu München.

Gawande A (2013). Checklist-Strategie. Wie Sie die Dinge in den Griff bekommen. München: btb.

Geuenich K, Hagemann W (2014). Burnout-Screening-Skalen (BOSS). 2. Auflage. Göttingen: Hogrefe.

Goodman WK, Janson J, Wolf JM (2017). Meta-analytical Assessment of the Effects of Protocol Variations on Cortisol Responses to the Trier Social Stress Test. Psychoneuroendocrinology, 80, 26-35.

Günthner A (2008). Stressbewältigung im Alter – mit Freude älter werden. Dem Leben nicht nur Jahre, sondern den Jahren auch Leben hinzufügen. Psychiatrie, 4, 26-31.

Günthner A, Batra A (2012). Stressmanagement als Burn-out-Prophylaxe. Bundesgesundheitsbl, 55, 183–189.

Günthner A (2019). Stress im Alter. Studienheft. Bremen: APOLLON Hochschule der Gesundheitswirtschaft GmbH.

Güroff E (2019). Selbstsicherheit und soziale Kompetenz: Das Trainingsprogramm mit Basis- und Aufbauübungen. Stuttgart: Klett-Cotta.

Heidenreich T, Michalak J (2003). Achtsamkeit (»Mindfulness«) als Therapieprinzip in Verhaltenstherapie und Verhaltensmedizin. Verhaltenstherapie; 13, 264–274.

Heidenreich T, Michalak J (2009). Achtsamkeit. In: Margraf J, Schneider S (Hrsg.). Lehrbuch der Verhaltenstherapie. Berlin: Springer, 569-578.

Heinrichs M, Stächele T, Domes G (2015). Stress und Stressbewältigung. Göttingen: Hogrefe.

Hinsch R, Pfingsten U (2015). Gruppentraining sozialer Kompetenzen GSK. Weinheim: Beltz.

Hobson, CJ, Kamen J, Szostek J, Nethercut CM, Tiedmann JW, Wojnarowicz S (1998). Stressful life events: a revision and update of the Social Readjusment Rating Scale. International Journal of Stress Management, 5, 1–23.

Hodgkinson T (2014). Anleitung zum Müßiggang. Berlin: Insel-Verlag.

Holmes TH, Rahe RH (1967). The social readjustment rating scale. Journal of Psychosomatic Research, 11, 213–218.

Jacobson E (1924). The technique of progressive relaxation. The Journal of Nervous and Mental Disease, 60(6), 568-578.

Kabat-Zinn J (2013). Gesund durch Meditation: Das große Buch der Selbstheilung mit MBSR. München: Knaur.

Kallus KW, Kellmann M (Hrsg.) (2016). RESTQ/EBF. The Recovery-Stress Questionnaires/Erholungs-Belastungs-Fragebögen. Göttingen: Hogrefe Pearson.

Kaluza G (2018). Stressbewältigung. Trainingsmanual zur psychologischen Gesundheitsförderung. Berlin, Heidelberg: Springer.

Kanfer FH, Reinecker H, Schmelzer D (2012). Selbstmanagement-Therapie. Ein Lehrbuch für die klinische Praxis. Berlin, Heidelberg: Springer.

Kästner E (2015). Es gibt nichts Gutes, außer: Man tut es: Kurz und bündig. Epigramme. Zürich: Atrium.

Kircher T (Hrsg.) (2019). Kompendium der Psychotherapie. Für Ärzte und Psychologen. 2. Auflage. Berlin: Springer.

Kirschbaum C, Hellhammer D (1993). The ›Trier Social Stress Test‹ – A Tool for Investigating Psychobiological Stress Responses in a Laboratory Setting. Neuropsychobiology, 28(1-2), 76-81.

Klein-Heßling J, Lohaus A (2012). Stresspräventionstraining für Kinder im Grundschulalter. 3. Auflage. Göttingen: Hogrefe.

Koch S, Lehr D, Hillert A (2015). Burnout und chronischer beruflicher Stress. Göttingen: Hogrefe.

Korczak D, Kister C, Huber B (2010). Differentialdiagnostik des Burnout-Syndroms. Schriftenreihe Health Technology Assessment, Bd. 105. Köln: Deutsches Institut für Medizinische Dokumentation und Information (DIMDI).

Korczak D, Wastian M, Schneider M (2012). Therapie des Burnout-Syndroms. Schriftenreihe Health Technology Assessment, Bd. 120. Köln: Deutsches Institut für Medizinische Dokumentation und Information (DIMDI).

Kraag G, Zeegers MP, Kok G, Hosman C, Abu-Saad HH (2006). School programs targeting stress management in children and adolescents: A meta-analysis. Journal of School Psychology, 44: 449–472.

Lehrer PM, Woolfolk RL, Sime WE (eds.) (2007). Principles and Practice of Stress Management, Third Edition. New York: Guilford Press.

Lenzen-Schulte M, Schenk M (2019). Den Schall, den man nicht hört. Deutsches Ärzteblatt, 116 (6): A264-A268.

Leonhart R, Gerdes N (Hrsg.) (2005). Der IRES-Fragebogen in Theorie und Praxis. Regensburg: Roderer.

Linden M, Ritter K (2018). DLB. Differentieller Lebensbelastungsfragebogen [Verfahrensdokumentation aus PSYNDEX Tests-Nr. 9007493 und Fragebogen]. In: Leibniz-Zentrum für Psychologische Information und Dokumentation (ZPID) (Hrsg.) Elektronisches Testarchiv. Trier: ZPID. Internet: https://doi.org/10.23668/psycharchives.825.

Lindenmeyer J (Hrsg.) (2015). Therapie Tools Offene Gruppen 1. Weinheim, Basel: Beltz.

Lohaus A, Domsch H (2015). Die Förderung psychosozialer Kompetenzen im Schulalter. In: Wild E, Möller J (Hrsg.) Pädagogische Psychologie. Berlin Heidelberg: Springer, 421-440.

Lütz M (2009). Irre – Wir behandeln die Falschen: Unser Problem sind die Normalen – Eine heitere Seelenkunde. Gütersloh: Gütersloher Verlagshaus.

Maier-Diewald M, Wittchen HU, Hecht H, Werner-Eilert K (1983). Die Münchner Ereignisliste (MEL) – Anwendungsmanual. München: Max-Planck-Institut für Psychiatrie.

Marsland AL, Walsh C, Lockwood, K, John-Henderson NA (2017). The effects of acute psychological stress on circulating and stimulated inflammatory markers: A systematic review and meta-analysis. Brain, behavior, and immunity, 64, 208–219.

Maslach C, Jackson SE, Leiter MP (1996). Maslach Burnout Inventory manual (3rd ed.). Palo Alto: Consulting Psychologists Press.

Maslach C, Leiter MP, Schaufeli W (2009). Measuring Burnout. In: Cartwright S, Cooper CL (eds.) The Oxford Handbook of Organizational Well-being. Oxford, New York: Oxford University Press, 86-108.

Maslach C, Schaufeli WB, Leiter MP (2001). Job burnout. Annual Review of Psychology, 52, 397-422.

Meier-Baumgartner HP, Dapp U, Anders J (2006). Aktive Gesundheitsförderung im Alter: ein neuartiges Präventionsprogramm für Senioren. 2. Auflage. Stuttgart: Kohlhammer.

Metz A-M, Rothe H-J (2017). Screening psychischer Arbeitsbelastung. Ein Verfahren zur Gefährdungsbeurteilung. Wiesbaden: Springer Fachmedien.

Michalak J, Heidenreich T, Ströhle G, Nachtigall C (2008). Die deutsche Version der Mindful Attention and Awareness Scale (MAAS). Psychometrische Befunde zu einem Achtsamkeitsfragebogen. Zeitschrift für Klinische Psychologie und Psychotherapie, 37 (3), 200-208.

Michalak J, Heidenreich T, Williams JMG (2012). Achtsamkeit. Göttingen: Hogrefe.

Miller WR, Rollnick S (2015). Motivierende Gesprächsführung: Motivational Interviewing. Freiburg im Breisgau: Lambertus.

Morgan N, Irwin MR, Chung M, Wang C (2014). The Effects of Mind-Body Therapies on the Immune System: Meta-Analysis. PLOS ONE, 9(7), e100903.

Nübling M, Stößel U, Hasselhorn H-M, Michaelis M, Hoffmann (2005). Methoden zur Erfassung psychischer Belastung. Dortmund, Berlin, Dresden: BAuA.

Pascoe MC, Thompson DR, Ski CF (2017). Yoga, Mindfulness-Based Stress Reduction and Stress-Related Physiological Measures: A Meta-Analysis. Psychoneuroendocrinology, 86, 152-168.

Popper KR (1994). Alles Leben ist Problemlösen: Über Erkenntnis, Geschichte und Politik. München, Zürich: Piper.

Richter V, Guthke J (1996). Leipziger Ereignis- und Belastungsinventar – LEBI. Göttingen: Hogrefe.

Rinck M (2016). Lernen: Ein Lehrbuch für Studium und Praxis. Stuttgart: Kohlhammer.

Rössler B (2019). Autonomie. Ein Versuch über das gelungene Leben. Berlin: Suhrkamp.

Russell B (2019). Lob des Müßiggangs. 2. Auflage. München: dtv.

Sarges W (Hrsg.) (2013). Management-Diagnostik. Göttingen: Hogrefe.

Satow L (2012). Stress- und Coping-Inventar (SCI): Testmanual und Normen. Internet: http://www.drsatow.de.

Sandlund ES, Norlander T (2000). The Effects of Tai Chi Chuan Relaxation and Exercise on Stress Responses and Well-Being: An Overview of Research. International Journal of Stress Management, 7(2), 139-149.

Schaeffer D, Berens E-M, Vogt D (2017). Gesundheitskompetenz der Bevölkerung in Deutschland. Ergebnisse einer repräsentativen Befragung. Deutsches Ärzteblatt, 114(4), 53-60.

Scherrmann U (2015), Stress und Burnout in Organisationen. Ein Praxisbuch für Führungskräfte, Personalentwickler und Berater. Berlin, Heidelberg: Springer.

Schmidt-Atzert L (1989). Ein Fragebogen zur Erfassung emotional relevanter Alltagsereignisse. Diagnostica, 35, 354–358.

Schnell T (2020). Verhaltenstherapie der Sucht. Stuttgart: Kohlhammer.

Schober F, Wernz F, Batra A (2022). Psychoedukatives Training bei Abhängigkeitserkrankungen. 2. Aufl. Stuttgart: Kohlhammer.

Schulenburg Graf vd JM, Claes C, Greiner, W, Uber A (1998). Die deutsche Version des Euro-Qol-Fragebogens. Zeitschrift für Gesundheitswissenschaften, 6 (1), 3–20.

Schultz JH (1932). Das autogene Training (konzentrative Selbstentspannung). Versuch einer klinisch-praktischen Darstellung. Leipzig: Thieme.

Schultz JH (2016). Autogenes Training. Das Original-Übungsheft: Die Anleitung vom Begründer der Selbstentspannung. Stuttgart: Trias.

Schulz P, Schlotz W, Becker P (2004). Trierer Inventar zum chronischen Stress (TICS). Göttingen: Hogrefe.

Schulz von Thun F (2019). Miteinander reden 1-4 (Faltschachtel): Störungen und Klärungen/Stile, Werte und Persönlichkeitsentwicklung/Das »Innere Team« und situationsgerechte Kommunikation/Fragen und Antworten. Reinbek bei Hamburg: Rowohlt.

Schweitzer A (2013). Die Ehrfurcht vor dem Leben: Grundtexte aus fünf Jahrzehnten. 10. Auflage. München: Beck.

Selye H (1956). The Stress of Life. New York, Toronto, London: McGraw-Hill.

Sendera A, Sendera M (2016). Skills-Training bei Borderline- und Posttraumatischer Belastungsstörung. 4. Auflage. Berlin, Heidelberg: Springer.

Siegrist J (2013). Burn-out und Arbeitswelt. Psychotherapeut, 58(2): 110–116.

Siegrist J, Geyer S (2002). ILE – Inventar zur Erfassung lebensverändernder Ereignisse. In: Brähler E, Schumacher J, Strauß B (Hrsg.). Diagnostische Verfahren in der Psychotherapie. Göttingen: Hogrefe, 211–213.

Siegrist J, Li J, Montano D (2014). Psychometric Properties of the Effort-Reward Imbalance Questionnaire. Department of Medical Sociology, Faculty of Medicine, Düsseldorf University, Germany.

Solera A, Solera M (2012). Skills-Training bei Borderline- und Posttraumatischer Belastungsstörung. Wien: Springer.

Stetter F, Kupper S (2002). Autogenic training: a meta-analysis of clinical outcome studies. Applied Psychophysiology and Biofeedback, 27(1), 45-98.

Syrek CJ, Bauer-Emmel C, Antoni C, Klusemann J (2011). Entwicklung und Validierung der Trierer Kurzskala zur Messung von Work-Life Balance (TKS-WLB). Diagonstica, 57 (3), 134–145.

Teigen KH (1994). Yerkes-Dodson: A Law for all Seasons. Theory & Psychology, 4(4), 525-547.

Topp CW, Østergaard SD, Søndergaard S, Bech P (2015). The WHO-5 Well-Being Index. A Systematic Review of the Literature. Psychotherapy and Psychosomatics. 84, 167-176.

Torchalla I, Schröter M, Batra A (2013). Individualisierte Tabakentwöhnung: Verhaltenstherapeutisches Material. Stuttgart: Kohlhammer.

Traue HC, Hrabal V, Kosarz P (2000). Zur inneren Konsistenz, Validierung und Stressdiagnostik mit dem deutschsprachigen Daily Stress Inventory. Verhaltenstherapie und Verhaltensmedizin, 21(1), 15-38.

Wagner-Link A (2001). Kommunikation als Verhaltenstraining. Arbeitsbuch für Therapeuten, Trainer und zum Selbsttraining. Stuttgart: Pfeiffer bei Klett-Cotta.

Wassmann R (2013). Operante Verfahren. In: Batra A, Wassmann R, Buchkremer G (Hrsg.). Verhaltenstherapie. Grundlagen – Methoden – Anwendungsgebiete. Stuttgart, New York: Thieme, 82-91.

Watzlawick P, Beavin J, Jackson D (2017). Menschliche Kommunikation: Formen, Störungen, Paradoxien. Bern: Hogrefe.

Weisweiler S, Dirscherl B, Braumandl I (2013). Zeit- und Selbstmanagement. Ein Trainingsmanual – Module, Methoden, Materialien für Training und Coaching. Berlin Heidelberg: Springer.

Westhoff K, Koch A (2013). Erfassung der Anforderungen einer konkreten Position – am Beispiel eines praxistauglichen Erhebungsinstruments. In: Sarges W (Hrsg.). Management-Diagnostik. Göttingen: Hogrefe, 184-191.

Williams M, Penman D (2015). Das Achtsamkeitstraining. München: Goldmann.

Wilz G, Risch AK, Töpfer NF (2017). Das Ressourcentagebuch. Eine ressourcenaktivierende Schreibintervention für Therapie und Beratung. Berlin: Springer.

Wolf-Arehult M, Beckmann C (2018). Achtsamkeitstraining. Stuttgart: Kohlhammer.

Yerkes RM, Dodson JD (1908). The relation of strength of stimulus to rapidity of habit-formation. Journal of Comparative Neurology and Psychology, 18, 459-482.

Zwack J (2014). Resilienz im Beruf. Strategien für einen nachhaltigen Umgang mit organisationalen Wirklichkeiten. Systeme, 28(1), 47-76.

Weitere Literaturhinweise finden sich im begleitenden Lehrbuch:

Arthur Günthner (2022) Stress und Burnout. Ein verhaltenstherapeutisches Lehrbuch zu Stressmanagement und Burnout-Prävention. Stuttgart: Kohlhammer Verlag.